岐黄针疗法

精选医案集

主编　陈振虎

中国科学技术出版社

· 北京 ·

U0335765

图书在版编目（CIP）数据

岐黄针疗法精选医案集 / 陈振虎主编 . －北京 : 中国科学技术出版社，
2022.3（2024.6 重印）
ISBN 978-7-5046-9378-5

Ⅰ . ①岐… Ⅱ . ①陈… Ⅲ . ①针刺疗法－医案－汇编 Ⅳ . ① R245.3

中国版本图书馆 CIP 数据核字（2021）第 251178 号

策划编辑	韩　翔　于　雷
责任编辑	史慧勤
文字编辑	靳　羽
装帧设计	华图文轩
责任印制	徐　飞

出　　版	中国科学技术出版社
发　　行	中国科学技术出版社有限公司
地　　址	北京市海淀区中关村南大街 16 号
邮　　编	100081
发行电话	010-62173865
传　　真	010-62179148
网　　址	http://www.cspbooks.com.cn

开　　本	787mm×1092mm　1/32
字　　数	212 千字
印　　张	12
版　　次	2022 年 3 月第 1 版
印　　次	2024 年 6 月第 3 次印刷
印　　刷	河北环京美印刷有限公司
书　　号	ISBN 978-7-5046-9378-5/R·2822
定　　价	53.00 元

（凡购买本社图书，如有缺页、倒页、脱页者，本社销售中心负责调换）

编著者名单

主　编　陈振虎

副主编　张　昆　杨　娟　刘凌云　刘秀峰

编　者（以姓氏笔画为序）

王叶青　王澍欣　方　芳　朱海玲

刘秀峰　刘凌云　闫　兵　许铠瀚

许嘉玲　孙士玉　李　杰　李心雨

李杨湄　杨　娟　杨生玲　杨联胜

吴　融　吴秀凤　何人秀　余小江

张　昆　张小梅　张瑞琳　陈雨婷

陈娇莹　陈振虎　林妙君　金炳旭

周丹凤　周虎邦　郑立夫　赵瑞斌

胡　婷　钟默默　保善录　贺　君

黄丽娟　黄嘉慧　崔韶阳　偶鹰飞

梁嘉惠　廖穆熙　Michael Berger

内容提要

岐黄针疗法是陈振虎教授在临床中不断实践思考，在钻研《黄帝内经》的过程中逐渐创立的。陈振虎教授首先进行了针具的革新，在《灵枢》九针的基础上发明了岐黄针，其具有创伤性小、效果显著的特点；其次是操作手法的创新，在《灵枢》五刺法的实践中，选用"输刺""合谷刺"相结合的复合刺法，刺激虽轻但针感到位，临床效果良好。

本书分为两篇，共9章。岐黄针疗法医话篇阐述了对《黄帝内经》中有关针刺相关内容的认知；临床诊治医案篇乃岐黄针医案精选，其中收集了100多个岐黄针临床治疗病例。书末还附有岐黄针疗法操作规范，为岐黄针疗法的初学者提供了理论指导。本书内容原则，真实可参，适合广大针灸爱好者及临床工作人员研读参阅。

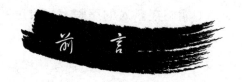

前　言

　　不知不觉进入中医针灸界已快 30 年了，我在临证中有诸多感悟，也常参对中医经典丛书，希望能识契真要，以陈其道，而明其要。我在众多针友们的大力支持下，著成此书，在此表示感谢！全书主要以病例分享的形式呈现，希望能起到"法于往古，验于来今；观于窈冥，通于无穷"的作用。

为什么会想到改良针具

　　很多人曾问过我，为什么会想到改良针具？对于一名针灸临床医生来讲，最关心的是如何在保证安全性的基础上，提高疗效。相信很多从事针灸的医生，在工作过程中都会想到这个问题。通常比较认可的因素有两个：一是医生的水平，所以大家看病都喜欢找年龄稍大、经验丰富、技术水平高的医生；二是针刺的穴位，当然这其中还包括针刺操作手法，如针刺方向、角度和深度等。因此，很多年轻医生会积极争取各种机会，获取前辈的效穴或效方，以期站在巨人的肩膀上，快速实现突破，成就自己的名医梦。

与绝大多数的医生一样，我也是这样一路走过来的，但在经历过这些后，仍然很难达到古人所说的"如风吹云""如汤泼雪"的境界。不单是我，我身边很多的医生亦是如此，到底问题出在哪里？如果单纯从治病经验或穴位使用程度方面分析，很难解释，毕业至今二十几年的临床一线针刺诊疗工作，自认为不应该存在这方面的问题，但在这两个因素之外，会不会还有其他的原因我们没有想到？

我重新梳理了针刺的过程，包括谁做的针刺、针刺哪些穴位，以及用什么针刺工具。其中"针刺工具"是之前没有考虑过的，这个因素是否会影响疗效？在对古代九针和现代九针针具的材料、形状对比研究过程中，我认识到针具的粗细及形状可能与疗效有着密切关系。如针具在从粗到细的变化过程中，针体的一个重要物理特性（硬度）发生了很大变化。"硬度"或"刚度"是指物体的抗变形能力。硬度高的针具可以更好地将施术者的刺激手法信息通过针体传递到穴位深处，即可以更好地推动经气运行。而过于细的针，这种刺激的信息或信号因为穴位深部组织的夹持，往往由于针体变形而被抵消掉了。

此外，针具的形状与疗效也有密切的关系。《灵枢·九针十二原》说："病各有所宜，各不同形，各以任其所宜"；《灵枢·官针》说："九针之宜，各有所为，长短大小，各有所施也，不得其用，病弗能移"，均指出了不同针具治病的重要性。如九针中的第二种圆针——针如卵形；第三种锟针——锋如黍粟之锐，大其身，而圆其锋；第六种圆利针——尖如氂，且圆且锐；第九种大针——尖如梃，其锋微圆，其针尖均为类卵圆形。九针成形于春秋战国至南北朝时期，以当时的材料和工艺，制作的针具必然是比较粗的。按照常理来讲，为了便于进针，这么粗的针具应该是针尖越细越利于进针，为何却将九针中四种针具的针尖设计成类卵圆形？明代张景岳说过："针如卵形，以利导于分间气。盖恐过伤肌肉，以竭脾气，故用不在锐，而主治分间气。"就是说锐利的针尖，易损伤组织，伤及卫气，而卵圆形的针尖有利于疏导分肉间的经气。

鉴于此，岐黄针在设计方面充分考虑了这些要素，在保证针体细度的同时，既要考虑针体的硬度，又要兼顾针尖的形状，做到使之便于进针，利于疏导，而真正体现气至病所而有效。

为什么叫岐黄针

"岐黄"作为中医学的代名词,已深入人心。很多人曾当面或者私下与我探讨,认为不能用或不适合用"岐黄针"这个名字。我个人经历了系统而完整的针灸本科、硕士及博士教育过程,加之毕业后二十多年如一日地在广州中医药大学第一附属医院针灸科临床一线工作,对传统的针灸疗法有所领悟,对于这个问题,我是这么认为的。

就岐黄针针具的设计而言,利用了现代的材料和工艺,融合了古代九针的针具理念,并借鉴现代的针具特色。因此针具有两个特点:第一,易得气且易于针感传导。第二,在诊疗操作方面,岐黄针疗法以中医理论为指导,以经络辨证和脏腑辨证为诊疗依据,选用传统经穴,是一种以《灵枢·官针》中"五刺法"为指导的古典针刺法。

之所以称其为岐黄针,是希望能有别于众多以现代医学为理论基础的针刺疗法,充分体现传统针灸之美,再现经典岐黄之效,进而能使此至精至微之道,广生于无穷。

内容安排

在内容结构安排方面，岐黄针疗法医话篇，以个人诵读《黄帝内经》并将其与针灸临床相结合所得之领悟为主，包括一些散记，如什么是针灸、针灸为什么能治疗疾病、如何看待经和穴的相关性、关于经络辨证和脏腑辨证在针灸临床中的思考等。临床诊治医案篇，收纳了在临床中运用岐黄针的医者分享的100多个临床病例，以针灸科常见病和多发病为主，同时还有内科、皮肤科、妇科及儿科病症，供广大学者参考。书末附录是由团队核心成员集体拟定的岐黄针疗法操作规范，后期我们会尽可能将岐黄针适应证中的各个病种进行标准化和规范化，方便更多学者学习使用。

关于书中新增加的调养和防护

《灵枢·九针十二原》说："毫针者，尖如蚊虻喙，静以徐往，微以久留之而养，以取痛痹。"《灵枢·九针论》说："故为之治针，令尖如蚊虻喙，静以徐往，微以久留，正气因之，真邪俱往，出针而养者也。"这两篇均明确指出，针刺后应"养"，这个"养"是疗效保持长久及病情治疗后进一步好转的重要保障。《素问·五常政大论》说："谷肉果菜，食养尽之，无使过之，伤其正也"，又"夫经络已通，血气已从，复其不足，与众齐同，养之和之，静以待时，谨守其气，无使倾移，其形乃彰，生气以长，命曰圣王"。一直以来民间都有疾病"三分治，七分养"之说，也就是说针刺治疗后，应通过调和康养，使其实现进一步恢复。因此，在每一篇具体医案的结束部分，均有调护的相关内容，这是针刺疗效长久保持的一个重要前提，希望能引起大家重视。

由于书稿均来自针灸科相关医生，因此收集的病例多是针灸科常见的颈肩腰腿痛病例，此外虽有内外妇儿等病种分类，但收录病例不全面，主要与目前临床分科较细有关，尤其在大型医院更是如此，患者多在就诊早期就被分入各相关科室就诊，因而书中所列仅是部分相关分类病种。

另外，文中描述的合谷刺法针刺角度多为15°～30°，深度则根据腧穴部位的不同，界于0.8～1.2寸，临证应根据不同患者的具体情况来决定，如《灵枢·经水》所说："其少长大小肥瘦，以心撩之，命曰法天之常"。

针刺有风险，临证需精研！与诸针友共勉。

陈振虎

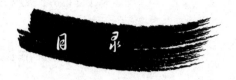

岐黄针疗法医话篇

临床诊治医案篇

岐黄针疗法 医话篇

法于往古，验于来今。
观于窈冥，通于无穷！

——《灵枢·官能》

第1章　针灸疗法简介

一、针灸疗法探讨

根据教材可以明确，针灸疗法必须符合四个条件：①在中医理论指导下；②使用针具或灸具；③通过刺激一定的部位（或者穴位）；④达到防治疾病的作用。

中医理论是指在整体观念指导下，以脏腑、经络的生理和病理为理论基础，以辨证论治为诊疗特点的医学理论体系。

从上述对针灸疗法概念的理解，大家就可以根据是否符合以上条件来明确一种治疗方法，是否属于针灸疗法的范畴。

（一）什么是整体观念

所谓整体观念，是指完整性和统一性。中医学认为人体是一个完整统一的整体，各部分的组织结构在生理上不可分割，相互协调，相互为用，病理上相互影响。同时人体与所生存的自然环境也是一个完整统一的整体，人类在适应自然和改造自然的过程中产生适应性，即"人与天地相参，与日月相应"（《灵枢·岁露》），如果人体适应能力减弱，就会产生疾病。如《灵枢·五变》："夫天之生风者，非以私百姓也。其行公平正直，犯者得之，避者得无殆，非求人而人自犯之。"《灵枢·五癃津液别》："水谷入于口，输于肠胃，其液别为五，天寒衣薄则为溺与气，天热衣厚则为汗，悲哀气并则为泣，中热胃缓则为唾。"

（二）关于脏腑、经络理论

藏象理论是指研究人体五脏和六腑生理功能和病理变化及其相互关系的理论。其内容首见于《素问·六节藏象论》，"藏"指藏于体内的内脏；"象"指表现于外的生理和病理现象。张景岳在《类经》中提到："藏居于内，形见于外，故曰藏象。"其中五脏的功能主要是化生和贮藏精气；六腑的功能主要是受盛和传化水谷。故在《素问·五脏别论》中说："所谓五脏者，藏精气而不泻也，故满而不能实。六腑者，传化物而不藏，故实而不能满也。"这里讲的"虚"与"实"，主要是针对精气与水谷各自的特点而言的。如王冰说："精气为满，水谷为实。五脏藏精气，故满而不实；六腑不藏精气，但受水谷，故实而不能满也。"这种生理上的特点，对于指导临床诊疗也具有重要指导意义，如脏病多虚，腑病多实;脏实者可泻其腑，腑虚者可补其脏。

经络理论是研究人体经络的循行分布、生理功能、病理变化，及其与脏腑相互关系的基本理论。《灵枢·本脏》篇："经脉者，所以行血气而营阴阳，濡筋骨，利机关者也。"说明经络有运行气血、沟通表里上下内外、调节各脏腑组织生理功能等作用。是故血和则经脉流行，营复阴阳，筋骨劲强，关节清利矣。当致病因素直接或间接作用于经络系统时，会出现经络气血的偏盛偏虚、逆乱、运行不畅及衰竭等，进而出现经络中气血的运行障碍。《灵枢·脉度》说："气之不得无行也，如水之流，如明之行不休。"《难经·二十二难》曰："气留而不行者，为气先病也;血壅而不濡者，为血后病也。故先为是动，后所生病也。"因此，经络理论的核心和物质基础是经络气血的正常运行。这也是经络辨证指导治疗的核心内容，即气血行，经络通。正如《灵枢·经脉》所说："经脉者，所以能决死生，处百病，调虚实，不可不通。"

关于经络辨证和脏腑辨证，东汉末年著名医家张仲景在这方面有杰出贡献。他在《黄帝内经》与《难经》的基础上，进一步总结前人的医学成就，并结合自己的临床经验，写成了《伤寒杂病论》，可以说是中医学成功运用辨证论治的第一部专书。其中《伤寒论》主要是针对外感疾病提出了分经辨证的原则，而《金匮要略》针对内伤杂病进行了论治，为脏腑辨证奠定了基础。宋代钱乙的《小儿药证直诀》开创了脏腑辨证的先河。

从上面解析可以明确体现出，经络学说是和脏腑学说相对独立和联系的理论体系。而经络系统的存在，其中气血的正常输布运行是脏腑发挥正常生理功能的重要前提和保障。针灸疗法直接作用的是经络系统，并通过对经络气血的疏通而间接达到对脏腑功能的调节作用。因此，经络辨证对临床实践具有更大的指导意义。即使是脏腑辨证，治疗时也是按照气穴—经络—脏腑这个顺序，通过调整相应的穴位，使经络气血输布运行正常，实现脏腑气血的调和畅达。

《灵枢·海论》说："夫十二经脉者，内属于腑脏，外络于肢节。"古人把十二经脉，比作自然界的十二经水。《灵枢·经水》曰："夫经水者，受水而行之；五脏者，合神气魂魄而藏之；六腑者，受谷而行之，受气而扬之；经脉者，受血而营之。"人体的各个脏腑组织器官均需要气血的温润濡养，才能发挥其正常的作用。气血是人体生命活动的物质基础，必须依赖经络的传导，才能输布周身，以温养濡润全身各脏腑组织器官，维持机体的正常功能。如营气之和调于五脏，洒陈于六腑，这就为五脏藏精、六腑传化的功能活动提供了物质基础。《灵枢·经水》所言："凡此五脏六腑十二经水者，外有源泉，而内有所禀，此皆内外相贯，如环无端，人经亦然。"

因此在临床上，针对肢节病变，如疼痛、拘挛、屈伸不利、麻痹等等，可以根据其经脉循行，以经络辨证的方式来进行治疗。如膝关节疼痛，如果疼痛的部位位于膝关节外侧，属于少阳经循行的部位，取足少阳胆经穴；如疼痛位于膝关节后侧，属于太阳经所过之处，取足太阳膀胱经穴；如疼痛位于前侧和内侧，分属阳明经和厥阴经循行之处，可取相应经穴进行治疗。而对于脏腑而言，其为经脉深入胸腹后属络于相应的脏腑。其相应的杂病，可取其背俞穴或者募穴进行治疗。如睡眠障碍，可取心包的背俞穴厥阴俞来治疗，便秘可取天枢和大肠俞治疗等。

二、经与穴的相关性

在针灸临床的诊疗过程中，经与穴相互关系如何？到底谁更重要？临床诊疗过程中如何鉴定两者之间的关系？要搞清楚这些问题，需要先从经络和腧穴的起源，以及两者的定位和作用谈起。

（一）经和穴谁在前

在经络和穴位的形成过程中，到底先出现的是经，还是穴？关于这一问题，从1973年湖南马王堆三号汉墓出土的帛书《足臂十一脉灸经》和《阴阳十一脉灸经》来看，其形成年代远早于《黄帝内经》，是迄今发现最早的、较全面记载了人体十一条经脉循行路线及所主疾病的著作，揭开了经络起源的神秘面纱。之所以叫"灸经"，是因为其记录的仅有灸法。其循行多从四肢走向躯体中心。其经脉的起点多在腕踝部附近，且经脉循行路线的描述非常简单，有的经脉甚至只有起点与终点的两点连一线的最简单形式。各脉之间不相接续，而且与内脏不相联系。这个可以看作是经络的雏形，与《黄帝内经》时期完善的经络系统不同，反映了当时经脉的概念很原始、很简单，还没有形成上下纵横联络成网的经络系统的概念，与《灵枢·经脉》中十二经脉的理论有密切的渊源关系，为我们了解在《黄帝内经》成书以前的经络形态提供了非常宝贵的资料。

对于穴位的起源，通常认为是古人在长期的生产生活和医疗实践中逐渐发现并积累形成的。它的发展大致经历了无定位→定名→定位→系统分类等阶段。如身体发生不适时，按压或者刺激肢体的某一部位后会出现舒适或疼痛的感觉后，即言"阿是"时，局部或者远离部位的病痛会得到缓解或消失，当再出现类似这种病痛时，人们就有意识地刺激这些部位来缓解或者治疗病痛，久而久之就总结形成了一系列治疗疾病的特定治疗点，即"以痛为腧"。这些治疗点有些位置相对固定且治疗作用清晰的，就被记录下来，形成了腧穴的雏形和起源。随着对体表治疗点及其治疗作用的深入了解，逐步对这些"以痛为腧"的治疗点作了固定和命名。后面又通过历代医学家的整理及分类，并且由于经络学说的形成，人们发现这些穴位并非是孤立的、散在的治疗点，而是相互之间有特定联系的，如有些主治作用相似的往往规律排列在一条线路上，古人将之归纳分类分属不同经脉。**由此可见，穴位的形成早期也是"以痛为腧"，后期逐步定名、定位、归经的。从这一点来说，现在的 361 个经穴也多是从"以痛为腧"的方式发展来的。**

从文献的源流来看，我个人倾向于经络的形成可能稍早，是古人在长期的生活生产实践中，发现人体内有相当多的管状或者索状组织，且其中还有液体流动，而且还有部分可以出现感传现象，就把其归结为经，这其中主包含了诸多如现代的神经、血管、淋巴等组织。但这并不影响穴位的发现和形成，两者也可能是并存出现的，相辅相成的。

（二）关于经的认识

《灵枢》中有关经的论述分述在多篇中，如《灵枢·本输》说："凡刺之道，必通十二经脉之所终始，络脉之所别处，五输之所留，六腑之所与合，四时之所出入，五脏之所溜处。"这里指出针刺治病，必须要明白十二经脉之循行；《灵枢·根结》说："九针之玄，要在终始。故能知终始，一言而毕，不知终始，针道咸绝。"所谓"终始"，在《灵枢·终始》中说："终始者，经脉为纪。持其脉口人迎，以知阴阳有余不足，平与不平，天道毕矣。"再次强调了九针治病，其核心和关键在于要知道经脉的循行，做到"有道以来，有道以去，审知其道，是谓身宝"（《灵枢·五乱》）。

而在《灵枢·经脉》和《灵枢·禁服》中均有记载："凡刺之理，经脉为始。营其所行，制其度量。内次五脏，外别六腑。"并认为"经脉者，所以能决死生，处百病，调虚实，不可不通。"《灵枢·本脏》说："经脉者，所以行血气而营阴阳，濡筋骨，利机关者也。"这些均说明了经脉在人体的重要性，是人体运行气血、濡养周身、抗御外邪、保卫机体免受外邪入侵的关键。因此古人认为经络是十分重要的，如《灵枢·经别》说："夫十二经脉者，人之所以生，病之所以成，人之所以治，病之所以起，学之所始，工之所止也。粗之所易，上之所难也。"《医学入门》说："不诵十二经脉，开口动口便错"，喻家言有"凡治病不明十二经脉，开口动手便错"之说。由此可以看出历代医家对于经的重视程度，故《针灸大成》有："宁失其穴，勿失其经；宁失其时，勿失其气"之说。

（三）关于穴的认识

穴在《黄帝内经》中有很多相关的名字，如"门""神乎，神客在门"（《灵枢·九针十二原》），以及"是故工之用针也，知其气之所在，而守其门户，明于调气，补泻所在，徐疾之意，所取之处"（《灵枢·官能》）等；还有《灵枢·卫气》中说："能别阴阳十二经者，知病之所生；候虚实之所在者，能得病之高下；知六腑之气街者，能知解结绍于门户。能知虚实之坚软者，知补泻之所在；能知六经标本者，可以无惑于天下"，均以"门"作为穴的别称。此外还有以"空"来命名的，如《灵枢·九针十二原》："机之动，不离其空。空中之机，清静而微，其来不可逢，其往不可追。"以"节"来命名的，如《灵枢·九针十二原》："节之交，三百六十五会。所言节者，神气所游行出入也，非皮肉筋骨也"，同时也提示了穴位的本质，是神气所游行出入之处，而不是皮肉筋骨等结节或者条索之组织。

还有如"气穴"一词，也是在《黄帝内经》中常出现的，如在《素问·气穴论》中说："余闻气穴三百六十五以应一岁"。所谓气穴，就是经脉之气输注之处，故名气穴。在《灵枢·四时气》中说："四时之气，各有所在，灸刺之道，得气穴为定。"《灵枢·邪气脏腑病形》中说："刺此者，必中气穴，无中肉节。中气穴则针游于巷，中肉节则皮肤痛。"《灵枢·胀论》中说："此言陷于肉肓而中气穴者也。不中气穴则气内闭，针不陷肓则气不行；上越中肉则卫气相乱，阴阳相逐。"

此外还有如"孔穴"等的名词也比较常见，如《针灸甲乙经》就是参注已失的《明堂孔穴针灸治要》一书。还有《备急千金要方》中说"凡孔穴在身，皆是脏腑荣卫血脉流通，表里往来，各有所主。"《千金翼方》中也有："凡诸孔穴，名不徒设，皆有深意。"

从穴的众多别名，以及其文献释义来讲，穴当有三层含义：①是反映经脉气血的一个窗口；②是一些组织的孔隙或者间隙之处；③是调节经络气机的一个靶点。

（四）关于阿是穴

"阿是穴"的名称最早见于唐代孙思邈的《备急千金要方·灸例》中，原文记载："有阿是之法，言人有病痛，即令捏其上，若里当其处，不问孔穴，即得便快成痛处,即云'阿是',灸刺皆验,故曰'阿是穴'也。"这与《灵枢·经筋》中有关"以痛为腧"的记载和描述是完全吻合的。

因此,在临床上提到"筋病"取穴应"以痛为腧"的原则,**其强调的应是腧穴的近治作用。**

众所周知,近治作用是一切腧穴主治作用的基本规律,经筋病以痛为主,以局部病症为主,因此宜局部取穴,此即"以痛为腧"。而很多情况下的痛点是相对固定的、是既往已归经的常用腧穴。这也应是广泛针灸实践的基本方法,从腧穴作用角度来说,即是基于腧穴的近治(局部)作用。

因此,腧穴的治疗作用和意义,首先体现在腧穴普遍具有的近治作用方面。这种提法不是变相否认腧穴的存在,认为筋病无须腧穴,或腧穴无用;如果理解有误的话,易将穴位泛化,处处皆有可能是(阿是)穴,也即为无穴。这样的临床效果,相信很多针友都有体会。

(五)关于经与穴在临床上的运用

《灵枢·官能》说:"审于调气,明于经隧,左右肢络,尽知其会。"《灵枢·刺节真邪》说:"用针者,必先查其经络之实虚,切而循之,按而弹之,视其应动者,乃后取之而下之。"《素问·缪刺论》说:"凡刺之数,先视其经络,切而从之,审其虚实而调之。不调者,经刺之，有痛而经不病者，缪刺之。因视其皮部有血络者，尽取之。此缪刺之数。"以上均指出，在进行针刺治疗前应先审查经脉，视经脉的虚实，再进行针灸治疗。即我在岐黄针疗法中反复提到的三步法中第一步——辨经。

《灵枢·刺节真邪》说："用针之类，在于调气。气积于胃，以通营卫，各行其道。"《灵枢·官能》说："是故工之用针也，知气之所在，而守其门户。明于调气，补泻所在，徐疾之意，所取之处。"《素问·痹论》说："五脏有俞，六腑有合，循脉之分，各有所发，各治其过，则病瘳也。"等等，这些内容均指出，针刺治疗的关键是要调气，使经脉气血通调畅达，即无论虚实补泻，最终针刺治疗的目的即为《难经·七十六难》所述："营卫通行，此其要也"。而要使经脉中气血调畅，输布运行正常，是需要通过刺激一些特定的靶点——即气穴，亦即《灵枢·九针十二原》中所说的："所言节者，神气之所游行出入也"，正是这些分布在经脉上的气穴，可以作为反映经络气血的一个窗口，同时也可以作为针刺治疗的靶点，从而实现气血畅达，营卫通行。这一步也恰恰是岐黄针疗法三步法中的第二步，选穴。

皮、脉、筋、肉、骨五体作为经络和穴位的载体，二者均附着嵌合于五体中，如《灵枢·经脉》说："经脉十二者，伏行于分肉之间，深而不见"。其中"皮肉筋脉，各有所处，病各有所宜，各不同形，各以任其所宜"（《灵枢·九针十二原》），也即意味着针刺所选的气穴时，针体直接接触的是皮、肉、筋、脉、骨五体组织。针尖所到达不同组织结构，与所治疗的疾病有密切关系，这也是《灵枢·官针》所说："凡刺有五，以应五脏"，人以五体，以应五脏。这样要根据病情判断（病各有所宜，各不同形），选择相应的刺法——五刺法（岐黄针疗法第三部——刺法）。

希望以上所述能使大家对经穴的理解有所帮助！

术法无定数，临证需精研！与针友共勉！

三、诊脉与针刺的相关性

在《灵枢》和《素问》中，多处提及脉诊的信息。因《灵枢》所载的针灸理论更为丰富和系统，故又称为《针经》，其中多处提及针刺与诊脉的相关性，以及脉诊在针刺中的重要性，今削繁去简，以存其要，希能终而不灭，久而不绝，工徒勿误，学者惟明。

（一）为什么针刺前必须诊脉

《灵枢·九针十二原》说："凡将用针，必先诊脉，视气之剧易，乃可以治也。"指出针刺治疗前应先行诊脉，根据脉诊探求判别经气的盛衰，然后才进行针刺施术。

古人将经脉比作是自然界的河流，如《灵枢·经水》篇说："经脉十二者，外合于十二经水，而内属于五脏六腑""夫经水者，受水而行之……经脉者，受血而营之"。经络中气血的正常运行，是人体四肢五官九窍、皮肤肌肉组织器官等发挥正常生理功能的前提和基础，这也是"五脏藏精，六腑传化"的重要保障。故有"经脉者，所以行血气而营阴阳，濡筋骨，利机关者也"（《灵枢·本脏》）。经脉中的气血是周流不息的，因此《灵枢·脉度》中说："气之不得无行也，如水之流，如日月之行不休，故阴脉荣其脏，阳脉荣其腑，如环之无端，莫如其纪，终而复始。"《灵枢·痈疽》说："经脉流行不止，与天同度，与地合纪""血和则孙脉先满溢，乃注于络脉，皆盈乃注于经脉，阴阳已张，因息乃行，行有经纪，周有道理，与天合同，不得休止"。

疾病的发生多与经络气血的运行出现异常有关，针刺治疗疾病，主要是通过刺激穴位，以通调相应经络气血，使经脉气血调畅，疏布运行恢复正常而发挥作用。

《灵枢·逆顺》："气之逆顺者，所以应天地阴阳、四时五行也。脉之盛衰者，所以候血气之虚实有余不足。刺之大约者，必明知病之可刺，与其未可刺，与其已不可刺也。"因此针刺前脉诊可以帮助判断经脉气血的盛衰，同时还有助于判断脏腑精气的强弱，知其预后死生。如《灵枢·根结》说："一日一夜五十营，以营五脏之精，不应数者，名曰狂生。所谓五十营者，五脏皆受气。持其脉口，数其至也。五十动而不一代者，五脏皆受气。四十动一代者，一脏无气；三十动一代者，二脏无气；二十动一代者，三脏无气；十动一代者，四脏无气；不满十动一代者，五脏无气，予之短期，要在终始。所谓五十动而不一代者，以为常也，以知五脏之期。予之短期者，乍疏乍数也。"

（二）为什么脉诊才可以判断经气的盛衰

《素问·脉要精微论》说："切脉动静而视精明，察五色，观五脏有余不足，六腑强弱，形之盛衰，以此参伍，决死生之分。"

经脉能运行气血、濡养周身、抗御外邪、保卫机体，使机体免受外邪入侵。《灵枢·经脉》说："经脉十二者，伏行于分肉之间，深而不见；其常见者，足太阴过于内踝之上，无所隐故也。"此处的足太阴，后世多数的校注多认为是笔误，实为手太阴之脉。就是说经脉的走行位置均较深，多位于深部的分肉之间，很难直接感知气血的盛衰。但十二经脉在如环无端的运行中，仅手太阴肺经在桡骨茎突（核骨）的位置，皮薄肉少，可以直接感知触摸到。因此有"经脉者常不可见也，其虚实也，以气口知之""脉出于气口，色见于明堂"之说。

此处之"气口"即为寸口。《素问·五脏别论》说："气口亦太阴也，是以五脏六腑之气味，皆出于胃，变见于气口。"王冰注所云："气口，则寸口也，亦谓脉口。以寸口可候气之盛衰，故云气口；可以切脉之动静，故云脉口；皆同取于手鱼际之后同身寸之一寸，是则寸口也。"张介宾《类经·三卷藏象类十一》说："气口之义，其名有三：手太阴肺经脉也，肺主诸气，气之盛衰见于此，故曰气口；肺朝百脉，脉之大会聚于此，故曰脉口；脉出太渊，其长一寸九分，故曰寸口。是名虽三而实则一耳。"

因此，脉诊非常重要，可以通过寸口脉象的变化来揣测经络、脏腑气血的盛衰，故有"气口独为五脏主""气口成寸，以决死生"之说。《灵枢·终始》特别指出："终始者，经脉为纪。持其脉口人迎，以知阴阳有余不足，平与不平，天道毕矣"，足见其重要性。

（三）脉象的变化有哪些体现、有何意义

在了解脉象诸多变化前，必须先清楚正常人的脉象如何，方可明白异常脉象的表现。在《灵枢·终始》中说："所谓平人者不病，不病者，脉口人迎应四时也，

第 1 章　针灸疗法简介

上下相应而俱往来也，六经之脉不结动也，本末之寒温相守司也，形肉血气必相称也。是谓平人。"《素问·平人气象论》中也介绍了正常人的脉象特点，如"人一呼脉再动，一吸脉亦再动。呼吸定息脉五动，闰以太息，命曰平人。平人者，不病也。常以不病调病人，医不病，故为病人平息以调之为法。"其中介绍了脉动数以呼吸计数，五为平数，以此参伍，决死生之数。"人一呼脉一动，一吸脉一动，曰少气。人一呼脉三动，一吸脉三动而躁……人一吸脉四动以上曰死，脉绝不至曰死，乍疏乍数曰死。"在《素问·脉要精微论》里详细介绍了不同的脉象及其含义，"夫脉者，血之府也。长则气治，短则气病，数则烦心，大则病进。上盛则气高，下盛则气胀。代则气衰，细则气少，涩则心痛。浑浑革至如涌泉，病进而色弊，绵绵其去如弦绝者死。"在《灵枢·邪气脏腑病形》也说："黄帝曰：病之六变者，刺之奈何？岐伯曰：诸急者多寒，缓者多热。大者多气少血，小气血气皆少。滑者阳气盛，微有热；涩者多血少气，微有寒。"

（四）临床诊疗中运用脉诊及其指导意义

《素问·脉要精微论》中说："切脉动静而视精明，察五色，观五脏有余不足，六腑强弱，形之盛衰，以此参伍，决死生之分。"说明临床脉诊的重要性。同

岐黄针疗法精选医案集

时还提出切脉的时机："诊法常以平旦，阴气未动，阳气未散，饮食未进，经脉未盛，络脉调匀，气血未乱，故乃可诊有过之脉"。即诊脉最好是在晨起时，这个时候的脉象最能反映人体的真实情况，但可操作性不强。

《灵枢·终始》中有一段话是关于"刺禁"的，"新内勿刺，新刺勿内；已醉勿刺，已刺勿醉；新怒勿刺，已刺勿怒；新劳勿刺，已刺勿劳。已饱勿刺，已刺勿饱。已饥勿刺，已刺勿饥。已渴勿刺，已刺勿渴。大惊大怒，必定其气乃刺之。乘车来者，卧而休之，如食顷乃刺之，步行来者，坐而休之，如行十里顷乃刺之。"为什么会这样呢？因为这十二种刺禁情况下，人体经脉的气血散乱，"凡此十二禁者，其脉乱气散，逆其营卫，经气不次。因而刺之，则阳病入于阴，阴病出为阳，则邪气复生。粗工勿察，是谓伐身，形体淫泺，乃消脑髓，津液不化，脱其五味，是谓失气也。"即在这些情况下针刺，容易加重病情，使邪气复生。

具体到临床脉诊在针刺中的指导意义，在《灵枢·终始》说："终始者，经脉为纪。持其脉口人迎，以知阴阳，有余不足，平与不平。天道毕矣。"针对具体的脉象在针刺中的运用，《灵枢·邪气脏腑病形》中提到："是故刺急者，深内而久留之；刺缓者，浅内而疾发针，以去其热；刺大者，微泻其气，无出其血；

刺滑者，疾发针而浅内之，以泻其阳气而去其热。刺涩者，必中其脉，随其逆顺而久留之，必先按而循之，已发针，疾按其痏，无令其血出，以和其脉。"《灵枢·根结》也提出："气滑则出疾，气涩则出迟；气悍则针小以入浅，气涩则针大以入深。深则欲留，浅则欲疾。"

《黄帝内经》中也提出，并不是所有的脉象情况都适合针刺治疗。古人将经脉中的气血，取类比像作自然界的水流，如《灵枢·经水》说："夫经水之应经脉也，其远近浅深，水血之多少各不同，合而以刺之奈何？足阳明，五脏六腑之海也，其脉大血多，气盛热壮，刺此者，不深弗散，不留不泻也。足阳明刺深六分，留十呼……"那么针刺治疗就类似于疏通河道、调节水流一样，河中无水，或者说脉中气血俱少，则无水可调，无气血可用。故《灵枢·邪气脏腑病形》说："诸小者，阴阳形气俱不足，勿取以针，而调以甘药也。"

《灵枢·终始》："少气者，脉口人迎俱少而不称尺寸也。如是者，则阴阳俱不足。补阳则阴竭，泻阴则阳脱。如是者，可将以甘药，不可饮以至剂。如是者，弗灸，不已者因而泻之，则五脏气坏矣。"因此对于脉小或者少气者，不建议针刺治疗，即使针刺后也预后不佳，且易加重病情。这种情况下建议用补益气血的药物，使机体气血充盈后再行针刺治疗。《素问·缪刺论》说："凡刺之数，先视其经脉，切而从之，审其虚实而调之，不调者经刺之；有痛而经不病者缪刺之。"
在临床运用中，还要根据左右脉象的三部九候察其原，
以明经病还是络病，经病者经刺，络病者缪刺之。

第 1 章　针灸疗法简介

第2章 针灸治疗过程中的思考

一、关于《灵枢经》中针具的思考

2020 年春节，因新冠肺炎疫情，我有很多空闲时间反复阅读《灵枢经》，效古人旦暮勤服之，希望能达到"近者编绝，久者简垢"的程度，然生性愚鲁，虽讽诵弗置，仍未尽解于其意。期间真正意会到"大者无外，小者无内，大小无极，高下无度"之博大深奥。对于《经》中涉及有关"九针"针具的构思；营气与卫气各自是如何运行的，其在针刺中所充当何种角色；针刺迎随补泻中何为迎，何为随；灸法的使用条文"陷下则灸之"中，如何判别脉"陷下"；在疾病的发生、发展过程中"神"的角色，即如何体现"凡刺之法，必先本于神"中"神"的重要性等一系列问题，进行了一定程度的思考，经总结整理后，将其中部分内容分享如下。

（一）关于针具的起源

《灵枢·九针论》："黄帝曰：余闻九针于夫子，众多博大矣，余犹不能寤，敢问九针焉生，何因而有名？岐伯曰：九针者，天地之大数也，始于一而终于九。故曰：一以法天，二以法地，三以法人，四以法时，五以法音，六以法律，七以法星，八以法风，九以法野。

黄帝曰：以针应九之数奈何？岐伯曰：夫圣人之起天地之数也，一而九之，故以立九野；九而九之，九九八十一，以起黄钟数焉，以针应数也。"

可见九针是古人参天地万物，以取类比象的方法而来的，古人认为天地之数，始为一而终于九，九为数之极，故设为九针；而其形质更是直接参考自然成物而名之，如四时、五音、六律、七星、八风、九野。

（二）关于针具的命名

《灵枢·九针十二原》："九针之名，各不同形，一曰镵针……二曰圆针……三曰锟针……四曰锋针……五曰铍针……六曰圆利针……七曰毫针……八曰长针……九曰大针。"

在《灵枢·九针论》中，将每一种针具的治针由来也进行了明确的介绍。

"一者天也，天者阳也，五脏之应天者肺，肺者五脏六腑之盖也。皮者肺之合也，人之阳也。故为之治针……

二者地也，地者土也。人之所以应土者肉也。故为之治针……

三者人也，人之所以成生者血脉也。故为之治针……

四者时也，时者四时八风之客于经络之中，为瘤病者也。故为之治针……

五者音也，音者冬夏之分，分于子午，阴与阳别，寒与热争，两气相搏，合为痈脓者也。故为之治针……

六者律也，律者调阴阳四时而合十二经脉，虚邪客于经络而为暴痹者也。故为之治针……

七者星也，星者人之七窍，邪之所客于经，舍于络，而为痛痹者也，故为之治针……

八者风也，风者人之股肱八节也，八正之虚风伤人，内舍于骨解腰脊节腠理之间，为深痹也。故为之治针……

九者野也，野者人之节解皮肤之间也，淫邪流溢于身，如风水之状，而溜不能过于机关大节者也。故为之治针……"

（三）关于针具的大小长短形状

《灵枢·九针十二原》：九针之名，各不同形，一曰镵针，长一寸六分，头大末锐；二曰圆针，长一寸六分，针如卵形；三曰锃针，长三寸半，锋如黍粟之锐；四曰锋针，长一寸六分，刃三隅；五曰铍针，长四寸，广二分半，末如剑锋；六曰圆利针，长一寸六分，尖如氂，且圆且锐，中身微大；七曰毫针，长三寸六分，尖如蚊虻喙；八曰长针，长七寸，锋利身长；九曰大针，长四寸，尖如梃，其锋微员。

《灵枢·九针论》载，"黄帝曰：针之长短有数乎？岐伯曰：一曰镵针者，取法于布针，去末半寸卒锐之，长一寸六分……二曰圆针，取法于絮针，筩其身而卵其锋，长一寸六分……三曰锃针，取法于黍粟之锐，长三寸半……四曰锋针，取法于絮针，筩其身，锋其末，长一寸六分……五曰铍针，取法于剑锋，广二分半，长四寸……六曰圆利针，取法于氂，微大其末，反小其身，令可深内也，长一寸六分。七曰毫针，取法于毫毛，长一寸六分……八曰长针，取法于綦针，长七寸……九曰大针，取法于锋针，其锋微员，长四寸……针形毕矣，此九针大小长短法也。"

关于九针的形状、大小、形态方面的内容，主要见于《灵枢·九针十二原》和《灵枢·九针论》两篇中，

第2章　针灸治疗过程中的思考

在对比其内容中有以下两方面体会。

1. 长短

长短方面，有关毫针的描述两篇有出入。《灵枢·九针十二原》中认为毫针为"长三寸六分"；而《灵枢·九针论》中记载的为："长一寸六分"。查阅多个《黄帝内经》版本均为如此。按照当时的度量尺折换算成现代的尺寸，一寸六分约等于现在的 3.5cm，而三寸六分约等于现在的 8.3cm，约相当于现代针具的 1.5～3 寸长。参考后面诸书，如《针灸甲乙经》和《类经》等著作，其记载均为一寸六分。

2. 针尖形状

针尖形状方面，《灵枢经》所记载九针中针尖卵圆形的针具有四种，如第二针圆针、第三针锭针、第六针圆利针、第九针大针。春秋至南北朝时期所用的针具材质为铁质，以当时的材料和工艺水平，所用的针具均比较粗，为了使进针容易，针尖应该锋利才会方便针刺，为何会将九针中的四种针尖设计为卵圆形？明代杰出医家张景岳释疑"针如卵形，以利导于分肉间，盖恐过伤肌肉，以竭脾气，故用不在锐，而主治分间之邪气也。因此锐利的针尖易伤卫气，而卵形针尖更易疏导分肉间的经气。"

其次在锋针的描述上,《灵枢·九针十二原》中是"刃三隅",而在《灵枢·九针论》中是"取法于絮针,筩其身,锋其末",两篇描述虽有出入,但结合其"发痼疾,治痈热出血"的作用,其针尖应该是锋利针尖。

3. 关于针具的不同治疗作用

《灵枢·九针十二原》:"针各有所宜,各不同形,各任其所为。"

《灵枢·官针》:"凡刺之要,官针最妙。九针之宜,各有所为,长短大小各有所施也,不得其用,病弗能移。疾浅针深,内伤良肉,皮肤为痈。病深针浅,病气不泻,反为大脓。病小针大,气泻太甚,疾必为害。病大针小,气不泄泻,亦复为败。夫针之宜,大者大泻,小者不移。"

上述两段原文简明扼要地说明了九针在使用时应充分考虑不同针具的特点,以及适应证和禁忌证。

关于九针的临床使用,散见于《灵枢》各篇章中,如《灵枢·四时气》:"徒㽷,先取环谷下三寸,以铍针针之。已刺而筩之,而内之,入而复出,以尽其㽷,必坚。来缓则烦悗,来急则安静。间日一刺之,㽷尽乃止。"《灵枢·热病》:"偏枯,身偏不用而痛,言不变,志不乱,病在分腠之间,巨针取之。益其不足,损其有余,乃可复也。"《灵枢·杂病》:"膝中痛,取犊鼻,以圆利针,发而间之。针大如氂,刺膝无疑。"

《灵枢·玉版》："黄帝曰：其已有脓血而后遭乎？不导之以小针治乎？岐伯曰：以小治小其功小，以大治大其功大，以小治大者多害。故其已成脓血者，其唯砭石铍锋之所取也。"《灵枢·刺节真邪》："黄帝曰：官针奈何？岐伯曰：刺痈者用铍针，刺大者用锋针，刺小者用圆利针，刺热者用镵针，刺寒者用毫针也。"《灵枢·官针》："病在皮肤无常处者，取以镵针于病所，肤白勿取。病在分肉间，取以圆针于病所。病在经络痼痹者，取以锋针。病在脉，气少当补之者，取以鍉针于井荥分输。病为大脓者，取以铍针。病痹气暴发者，取以圆利针。病痹气痛而不去者，取以毫针。病在中者，取以长针。病水肿不能通关节者，取以大针。病在五脏固居者，取以锋针，泻于井荥分输，取以四时。"

可见九针的主要作用早期主要还是以针刺切割、放血排脓，以实现治疗寒热痹痛、深邪远痹及关节肿痛等病症。

在《灵枢·玉版》将针具与古代的五种兵器比较，"夫大于针者，唯五兵者焉。五兵者，死之备也，非生之具。"使用不当，"其如刀剑之可以杀人，如饮酒使人醉也"。临床上要正确认识其作用，"能杀生人，不能起死者"。针具不是万能的，若妄用针刺，也可以像兵器一样置人于死地。

在临床使用时应该充分考虑不同的患者、不同的病情，而采用适合的针具！

二、《灵枢经》刺法析

在《灵枢经》中有关刺法的论述有很多种，主要集中在《灵枢·官针》，如九刺、十二刺、五刺及三刺法，该篇详细介绍了各种刺法。其中三刺法在《灵枢·终始》亦有提及。各种刺法出发点和侧重点不同，有些按针刺的部位分类，有些按治疗的病证分类，有些按针刺的深度分类，有些按对应的脏腑分类。从内容上看，这些刺法之间有相互重叠之处，名称也有相同之处，是古人根据不同的理论做出的总结，以指导不同病情的治疗。

（一）九刺

"凡刺有九，以应九变。"九刺法主要针对的是九种不同病情所采取的刺法，重点在刺的部位。

如输刺法是"刺诸经荥俞、脏俞也"；远道刺主要强调的是"刺腑腧也"，且"病在上，取之下"，临床中多见于取下合穴治疗腑病，即"合治内府"；经刺是"刺大经之结络经分也"；而络刺法是"刺小络之血脉也"，也即放血疗法；分刺法是"刺分肉之间也"；大泻刺是"刺大脓以铍针也"，以放血排脓；毛刺法针对的是浅刺表皮，以取"浮痹"；巨刺法强调的是经病中，左病取右，右病取左；焠刺法是指用火烧针来治疗痹证（寒）。

九刺法经文中重点介绍针刺的作用部位，所治疗的病证以脏病（输刺）、腑病（远道刺）、经病（经刺）、络病（络刺）、肌痹（分刺）、痛脓（大泻刺）、皮痹（毛刺）、邪客于经左盛而右病右盛而左病（巨刺，巨刺之巨有"互"之疑）、寒痹（焠刺）。

（二）十二刺

"凡刺有十二节，以应十二经"。十二刺主要针对的是十二种病症，详细描述的是操作方法。

偶刺法指针刺时一前一后，阴阳相配，用于治疗心痹，临床可见于俞募配穴；报刺亦可称为重刺，指根据疼痛的部位进行重复针刺，主要针对痛无固定部位、呈游走性的病证；恢刺法不刺筋而刺其旁，数举其针，或前或后，以治筋痹。齐刺法亦称三刺，直刺一，旁刺二，治寒气（痹气）小深者；扬刺法，正内一，傍内四，浮而取之，治寒气博大者；直针刺，引皮而刺，治寒气之浅者。这三种刺法，均属于浅刺法，作用的面积较大，微而浮之，多用于治疗皮痹。浮刺法傍入而浮之，以治肌急而寒者也；赞刺者直入直出，浅刺而疾发针，用于泻热出血，治疗痈肿。这两种刺法，刺入也较浅，亦属于浅刺法之一。输刺法，直入直出，稀发针而深之，用于输泻热邪，以治气盛而热者也；短刺法，至针骨所，上下摩骨，以治骨痹；阴刺，左右率刺之，双侧深刺，治寒厥；傍针刺，直刺傍刺各一，深刺而久留，以治留痹久居者也；此四种均为深刺。

（三）三刺

三刺法并未专门列出，其内容见于《灵枢·官针》与《灵枢·终始》两篇中，按照针刺深度皮－肉－分肉来区分。《灵枢·官针》中提到："先浅刺绝皮，以出阳邪；再刺则阴邪出者，少益深绝皮，致肌肉，未入分肉间也；已入分肉之间，则谷气出。故刺法曰：始刺浅之，以逐邪气，而来血气；后刺深之，以致阴气之邪；最后刺极深之，以下谷气。"《灵枢·官针》明确了针刺的深度不同时，主要分为三层，皮－肉－分肉，其所起的作用不同。首先浅刺破皮，其入浅不深，专于泄阳气；再次稍深至肉分，则致阴分之邪出；最后针刺深至分肉间，即腘肉间，则"谷气至"。所谓"谷气至"，《灵枢·终始》中提到："所谓谷气至者，已补而实，已泻而虚，故以知谷气至也。"经脉伏行于分肉间，深而不见，通过针刺后补虚泻实，针下出现"徐而和"，即达到治疗目的。

（四）五刺

"凡刺有五，以应五脏。"五刺法主要是根据针尖所达到的皮、脉、筋、肉和骨不同组织结构，而主治不同的病症。

五刺法是相对比较系统完整的刺法指导，从五体与五脏相应的角度出发，分别主治所对应的病证。如皮为肺之合，故浅刺而疾发针，无伤肉分，如拔毛状，以取皮气，为半刺法；脉为心之合，中脉为故，左右前后针之，以取经络之血者，为豹文刺；筋为肝之合，故直刺左右尽筋上，以取筋痹，为关刺；肉为脾之合，分肉之间，左右鸡足者，此筋痹，为合谷刺；骨为肾之合，直入直出，深内之至骨，治骨痹者，为输刺法。

《灵枢·九针十二原》说："皮肉筋脉，各有所处，病各有所宜，各不同形，各以任其所宜。"临床治疗中，应结合症状、体征，判断属于五体中何体，或累及五脏中的哪一脏，来判定所用的刺法。如对于一些皮肤病，如带状疱疹、湿疹等，或咳嗽、气促等辨病属于"肺病"者，即可采用半刺法进行治疗，"如拔毛状，以取皮气"；对于急性软组织损伤，或者辨证归属于"脾病"者，可以选用合谷刺法进行针刺操作；对于中风、帕金森、截瘫等筋病患者，或者辨证归属于"肝病"者，均可以考虑用关刺法进行治疗；而对于一些退行性疾病，如骨质增生，或者骨质疏松患者，或者辨证归属于"肾病"者，可考虑采用输刺法，"直入直出、深内之至骨"。

上述各种刺法，是古人从不同理论角度进行的总结分类，相互之间有重叠之处，如九刺中的毛刺，与十二刺中的齐刺、扬刺、直针刺，以及五刺中的半刺，三刺中的"浅刺绝皮"相类似，均属于浅刺，为微而浮之，用于治疗"皮痹"，去泄阳气。十二刺中的恢刺与五刺中的关刺，均为筋旁针刺，治疗筋痹；短刺与输刺均治骨痹，针尖均至骨所。还有些刺法名同而质不同，如九刺、十二刺和五刺中，均有输刺，其操作与主治均不同，临床也应注意区别。

在诸多刺法中，笔者个人认为五刺法最为系统和完整，较全面体现作用于不同组织结构及相对应的脏腑属络关系，更好地与临床结合使用。《灵枢·卫气失常》记载："夫病变化，浮沉浅深，不可胜穷，各在其处。"《素问·刺要论》提到："病有浮沉，刺有浅深，各至其理，无过其道。过之则内伤，不及则生外壅，壅则邪从之。浅深不得，反为大贼，内动五脏，后生大病。"在临床诊疗中，五刺法可以系统且完整地体现出不同组织结构出现病证后针刺所要作用的部位，且简单易记，不易相互混淆，更好地实现明确指导治疗的作用，因此在岐黄针的治疗中，首要的刺法就选择了五刺法，且验之临床，疗效颇佳。

第2章 针灸治疗过程中的思考

三、"刺之要，气至而有效"

相信这是每一位针灸专业的从业人员都耳熟能详的一个词，它强调了针刺时得气的重要性，指出针刺起效的关键和核心所在之处——气至。如《金针赋》说："气速效速，气迟效迟。"《针灸大成》说："只以得气为度，如此而终不至者，不可治也。"《难经·第七十八难》说："不得气，十死而不治也。"这些充分说明了得气对于针刺临床疗效的重要性。

《灵枢·终始》说："所谓气至则有效者，泻则益虚。虚者，脉大如其故而不坚者。坚如其故者，适虽言快，病未去也。补则益实，实者，脉大如其故而益坚也。夫如其故而不坚者，适虽言快，病未必去。故补则实，泻则虚。痛虽不随针减，病必衰去。必先通十二经脉之所生病，而后可得传于终始也。故阴阳不相移，虚实不相倾，取之其经。"指出气至而有效的目标，是实现补虚泻实，并且通过治疗后的脉象可以反映出预后结果。在临床中必须要首先明白十二经脉气血运行不利而出现的病症情况，才能了解其本质和核心。因此阴阳不相互转化，虚实不相互倾移，可以取其所属的经脉进行治疗。

（一）得气

什么是"得气"呢？得气亦称针感，是指将针刺入穴位后所产生的经气感应，当经气感应产生时，医者会感到针下徐和或沉紧的感觉；同时患者也会在相应部位出现酸麻胀重等感觉。《灵枢·终始》说："深居静处，占神往来，闭户塞牖，魂魄不散。专意一神，精气之分，毋闻人声，以收其精，心一其神，令志在针。浅而留之，微而浮之，以移其神，气至乃休。男内女外，坚拒勿出，谨守勿内，是谓得气。"

（二）得气与气至

"得气"是否相当于"气至"？在西晋史学家陈寿的《三国志·方技传》中有一段描述华佗针刺治病的一个医案，"若当针，亦不过一两处。下针言，当引某许，若至，语人。患者言已到，应便拔针，病亦行差。"这个病案提到东汉名医华佗在针刺治疗时，也特别重视得气，而且这种得气的针感会预设传至某处，实现气至病所，则针去病止。可见，所谓"气至则有效"中的"气至"应包括两个方面，第一首先要得气，第二还要让得到的气，即针感气至病所，方才完整有效。

先说第一步得气，得气的产生，就是针刺入穴位一定深度的过程中，针尖和针身对穴位深部感受器的扩张挤压和分离而形成的。所以在临床中，当得气感不明显时，医者会反复提插捻转，以获得针感，这种针感就是因为反复的提插捻转活动，针体对穴位深部组织的刺激产生的。

经常会有人问到，岐黄针的操作很少看到提插和捻转，为什么？这要从行针的手法说起，提插和捻转是基本的行针手法，其目的有三：①促使得气；②加强针感；③施行一定的补泻手法。

岐黄针针尖的特殊圆弧形设计，使之在进针的过程中，在保持针体一定细度的情况下，最大程度实现对穴位深部组织感受器的扩张挤压和分离效应，非常易于得气，故无须进一步反复提插捻转。而反复的提插捻转，会将已得到的针感"丢失"，同时还会因反复刺激，造成穴位局部的不适感，甚至因刺激过强而出现晕针。在《素问·针解篇第五十四》说："经气已至，慎守勿失者，勿变更也"，《灵枢·卫气行第七十六》："刺实者，刺其来也，刺虚者，刺其去也。是故谨候其气之所在而刺之"均指出的是，进针得气后，要慎守其气而勿失（勿变更）。因此，在针刺的过程中得气后应尽量守住气。

《灵枢·九针十二原》说："皮脉筋肉各有所处，病各有所宜，各不同形，各以任其所宜。"因此在针刺治疗时应根据患者的不同症状体征，确定针刺的深度。故《灵枢·卫气失常》说："夫病变化，浮沉浅深，不可胜穷，各在其处。病间者浅之，甚者深之，间者小之，甚者众之。随变而调气，故曰上工。"否则就是《灵枢·九针十二原》中所说的："刺之害，中而不去则精泄；不中而去则致气。精泄则病益甚而恇，致气则生为痈疡"。

那么第二步中的使气至病所，指的是将第一步中**得到且守住的气**或者称为针感的，向一定方向推动，使之气至病所。如《金针赋》中的飞经走气四法，又名通经接气大段之法，临床主要用于催气运气，使经气催关过节之用。《金针赋》："青龙摆尾，如扶船舵，不进不退，一左一右，慢慢拨动。"即将针刺入穴位一定深度后，压低针柄，使针尖指向患处，轻轻摆动针柄，可以起到推动经气运行，使气至病所。之所以不进不退，就是恐丢失已获得经气，慎守其气而勿失。

临床常规的针灸治疗多仅限第一步的治疗即得气，即操作者在进针施行手法后，患者针下有酸胀等针感时，接电针机加电刺激并照灯留针至完成治疗。而没有进一步守气并推动针感运行，使气至病所，以完成第二步治疗。因此在临床疗效并不如人意，大部分情况下很难实现《灵枢·九针十二原》中所说的"效之信，若风吹云，明乎若见苍天"的显著疗效。

那么如何才能在针刺的过程中，实现上述两个方面所表述的"气至"呢？这个除了与操作者的水平有一定关系外，还与所使用的针具有很大关系。合适的针具会使在进针过程中，既易于得气，且刺激小、痛感少而更易于接受，同时又具有较好的传导性，可以更易于将得到的针感向远处传导，实现"气至而有效"的目的。

四、关于补泻的描述

《素问·离合真邪论》："经言气之盛衰，左右倾移，以上调下，以左调右，有余不足，补泻于荥输，余知之矣。此皆荣卫之倾移，虚实之所生，非邪气从外入于经也。余愿闻邪气之在经也，其病人何如？取之奈何？岐伯对曰：夫圣人之起度数，必应于天地，故天有宿度，地有经水，人有经脉。天地温和，则经水安静；天寒地冻，则经水凝泣；天暑地热，则经水沸溢；卒风暴起，则经水波涌而陇起。夫邪之入于脉也，寒则血凝泣，暑则气淖泽，虚邪因而入客，亦如经水之得风也，经之动脉，其至也，亦时陇起，其行于脉中，循循然，其至寸口中手也，时大时小，大则邪至，小则平，其行无常处，在阴在与阳，不可不度，从而察之，三部九候，卒然逢之，早遏其路。吸则内针，无令气忤；静以久留，无令邪布；吸则转针，以得气为故；候呼引针，呼尽乃去。大气皆出，故命曰泻。

帝曰：不足者补之奈何？岐伯曰：必先扪而循之，切而散之，推而按之，弹而怒之，抓而下之，通而取之，外引其门，以闭其神。呼尽内针，静以久留，以气至为故。如待所贵，不知日暮，其气以至，适而自护，候吸引针，气不得出。各在其处，推阖其门，令神气存，大气留止，故命曰补。"

《素问·八正神明论》："帝曰：余闻补泻，未得其意。岐伯曰：泻必用方，方者，以气方盛者，以月方满也，以日方温也，以身方定也。以息方吸而内针，乃复候其方吸而转针，乃复候其方呼而徐引针。故曰泻必用方，其气乃行焉。补必用员。员者行也，行者移也，刺必中其荣，复以吸排针也。故员与方，非针也。"

《灵枢·官能》："是故工之用针也，知气之所在，而守其门户。明于调气，补泻所在，徐疾之意，所取之处。泻必用员，切而转之，其气乃行。疾而徐出，邪气乃出。伸而迎之，遥大其穴，气出乃疾。补必用方，外引其皮，令当其门。左引其枢，右推其肤，微旋而徐推之。必端以正，安以静，坚心无解。欲微以留，气下而疾出之。推其皮，盖其外门，真气乃存。用针之要，无忘其神。"

《灵枢·小针解》："言实与虚若有若无者，言实者有气，虚者无气也。察后与先若亡若存者，言气之虚实补泻之先后也，察其气之已下与常存也。为虚与实，若得若失者，言补者佖然若有所得也，泻者恍然若有所失也。"

《灵枢·终始》:"补须一方实,深刺之稀按其痏,以极出其邪气;一方虚,浅刺之,以养其脉,疾按其痏,无使邪气得入。

邪气来也紧而疾,谷气来也徐而和。脉实者深刺之,以泄其气;脉虚者,浅刺之,使精气无得出,以养其脉,独出其邪气。刺诸痛者,其脉皆实。"

《灵枢·九针十二原》:"凡用针者,虚则实之,满则泄之,宛陈则除之,邪胜则虚之。《大要》曰:徐而疾则实,疾而徐而虚。言实与虚,若有若无,察后与先,若存若亡,为虚为实,若得若失。虚实之要,九针最妙,补泻之时,以针为之。泻曰必持内之,放而出之,排阳得针,邪气得泄。按而引针,是谓内温,血不得散,气不得出也。补曰随之,随之意若妄之,若行若按,如蚊虻止,如留如还,去如弦绝。令左属右,其气故止,外门以闭,中气乃实。"

《素问·刺志论》:"夫实者,气入也;虚者,气出也。气实者,热也。气虚者,寒也。入实者,左手开针空也;入虚者,左手闭针空也。"

《素问·针解》:"刺虚则实之者,针下热也,气实乃热也。满而泄之者,针下寒也,气虚乃寒也。菀陈则除之者,出恶血也。邪胜则虚之者,出针勿按。徐而疾则实者,徐出针而疾按之。疾而徐则虚者,疾出针而徐按之。言虚与实,寒温气多少也。

……

刺实须其虚者留针，阴气隆至，乃去针也；刺虚须其实者，阳气隆至，针下热，乃去针也。"

《素问·调经论》："帝曰：血气以并，病形以成，阴阳相倾，补泻奈何？岐伯曰：泻实者气盛乃内针，针与气俱内，以开其门，如利其户。针与气俱出，精气不伤，邪气乃下。外门不闭，以出其疾，摇大其道，如利其路，是谓大泻。必切而出，大气乃屈。帝曰：补虚奈何？岐伯曰：持针勿置，以定其意。候呼内针，气出针入。针空四塞，精无从去。方实而疾出针，气入针出，热不得还。闭塞其门，邪气布散，精气乃得存。动气候时，近气不失，远气乃来，是谓追之。"

上述条文是《素问》和《灵枢》中对针刺手法相关记载的摘录。个人心得体会如下。

1. 与时变化，与人变化。"刺虚者须其实，刺实者须其虚""月满无补，月生无泻""天寒无刺，天温无疑"，是谓得时而调之。

2. 流利圆滑针法为泻，可以理解为强刺激、深刺；轻舒端正针法为补，可以理解为轻刺激、浅刺。其实质是为推动经气通行，即达到"营卫通行，此其要也"的目的，所谓"虚与实邻，知决而通之"。

3. 在虚实的补泻手法中，开阖、徐疾、呼吸及迎随非常重要，体现"实则气入，虚则气出"的补泻之质；

而方员之说更多的是为推动经气运行，所以有"方员者，非针也"之说。

4.补法多浅、从卫，泻法多深、从营，故有"当补之时，从卫取气，当泻之时，从营置气"之说。"方刺之时，必在悬阳，及与两衡""审查卫气，为百病母"即充分说明了保卫与养卫的重要性。

5.如何避免刺营伤卫，刺卫伤营？这个主要体现在押手的作用，"以左手摄按所刺荥俞之处，气散乃内针"。

6.无论补或者泻，均需得气后再进行进一步操作，"经气已至，慎守勿失"，"得气因推而内之，是谓补，动而伸之，是谓泻"。

7."虚"与"实"的体现："实"为"气入"，表现为"热"；"虚"为"气出"，表现为"寒"。而"虚"与"实"的转换，可以通过适当地留针，出现"阴气隆至"即泻、"阳气隆至，针下热"即补的效果。

8.此外尚有一种"导气法"，也应在临床注意。在笔者跟诊靳瑞教授查房治疗的过程中，针刺时即充分动用此法，临床有可借鉴之处。《灵枢·五乱》记载："徐入徐出，谓之导气。补泻无形，谓之同精。是非有余不足也，乱气之相逆也。"就是说针对临床虚实不明晰的情况，可以尝试用导气法进行治疗。

五、关于针刺治疗中"神"的重要性思考

"神"是中国古代文化和哲学体系中非常重要的组成部分之一。《周易》中就有"阴阳不测之谓神"的说法。神的本质即是气，气的运动变化表现出来的所有的外在功能形式，就是神的体现。如人的面部表情变化，身体走路的协调性和灵活性，耳的听力，舌的味觉，甚至遇到突发情况时的身心表现，都是神的极致体现。所以神的本质也是气，故在《灵枢·平人绝谷》中说："故神者，水谷之精气也。"在中医学中，更是将"神"放在极高的地位，故有"得神者昌，失神者亡"的说法。

更多情况下，神用来指人体的精神意识和思维活动。如"积神于心，以知往今""心者，君主之官，神明出矣"，说明神为心所主，并且由此产生意、志、思、虑、智等认识和思维活动。

（一）神的产生和裂变

《灵枢·本神》说："故生之来谓之精，两精相搏谓之神。随神往来者谓之魂，并精而出入者谓之魄，所以任物者谓之心，心之所忆谓之意，意之所存谓之志，因志而存变谓之思，因思而远慕谓之虑，因虑而处物谓之智。"指出神是来源于父母的先天之精气，并由此分出魂、魄、意、志、思、虑等，分属五脏，但由心

所主，故有"心者，五脏六腑之大主也，精神之所舍也"之说。

（二）针刺过程中守神的重要性

《灵枢·九针十二原》开篇即说："小针之要，易陈而难入。粗守形，上守神"，通常认为守形即所谓守刺法，即外表形式方面的内容；而守神谓之守气血之有余或不足。但这种提法并不完整，守神指的是施术者更应该明白针刺的本质和本源是什么，即守核心，明白针刺到底是起什么作用？是如何起作用的？只有明白针刺的核心是什么，在治疗操作的过程中才不会流于形式，真正实现"刺之要，气至而有效"。

《灵枢·终始》说："深居静处，占神往来；闭户塞牖，魂魄不散。专意一神，精气不分，毋闻人声，以收其精，必一其神，令志在针，浅而留之，微而浮之，以移其神，气至乃休。"指的就是在针刺操作的过程中，要全神贯注，排除干扰，细心体会针下的感觉，同时也要感知患者的反应。正如窦汉卿的《标幽赋》中所言："目无外视，手如握虎。心无内慕，如待贵人。"

（三）如何调养治神

《灵枢·本神》说："凡刺之法，必先本于神"，指的就是要以神为本，重视患者的精神意识思维形态的变化。"是故用针者，察观病人之态，以知精神魂魄之存亡得失之意，五者以伤，针不可以治之也。"根据患者的"神态"，可知疗效和预后等结果。

此外，治疗过程中也应重视对"神"的调养，解除患者的心理疾患，及时进行疏导。

《灵枢·周痹》说："风寒湿气，客于外分肉之间，迫切而为沫，沫得寒则聚，聚则排分肉而分裂也，分裂则痛，痛则神归之。"很多病痛，因为长期或者强烈的不适感，患者多焦虑紧张。这种状态更易引起病情及症状的加重，如果在治疗的同时，通过针刺来调养心神，或者加强心理疏导，往往可获奇效。

因此，在针刺治疗的过程中，如果能结合或者重视对"神"的调治，就可达到"精神内守，病安从来"的目的。

与众针友共勉！

六、关于经络辨证和脏腑辨证
——岐黄针临床诊疗思路

辨证论治是中医诊治疾病的核心和精髓，是中医临证的基础和首要本领，熟练运用掌握方可临病人，处百病，决生死。与现代医学的"辨病"相同，中医在诊治疾病时，也需要首先将患者的病史、症状及体

征等资料，通过望、闻、问、切四诊的方式进行收集整理，分别就其主症、次症等进行分析综合，从而辨清其病因、病位、病性及正邪关系，进而概括总结为何证，来指导临床施治。在这里，现代医学需要明确的是什么病，而中医学要明确的是什么证。"病"和"证"是指导后续治疗正确与否的前提和关键因素。一种"病"可以辨为多种不同的"证"，而一种"证"与又可以诊断为几种不同的"病"，因此在临床二者可有一定的借鉴，但决不可混淆。

东汉医家张仲景的《伤寒杂病论》是第一部成功运用辨证论治的专著，是在《黄帝内经》和《难经》等理论的基础上，进一步总结前人的医学成就，结合自己的临床经验和体会写成的。其中，著名的《伤寒论》和《金匮要略》就是分别运用六经辨证和脏腑辨证的典范，且分别对外感疾病和内伤杂病进行了论治，为后世中医学的发展确立了两种不同的辨证论治理论体系。

《灵枢·海论》说："夫十二经脉者，内属于腑脏，外络于肢节"，即经脉作为沟通内外表里的重要渠道，像河流一样，外有源泉，内有所禀，内外相贯，如环无端。《灵枢·脉度》说："气之不得无行也，如水之流，如日月之行不休。故阴脉荣其脏，阳脉荣其腑，如环之无端，莫知其纪，终而复始。其流溢之气，内溉脏腑，

岐黄针疗法精选医案集

外濡腠理。"古人认为人与自然是一个完整统一的整体，故用取类比象的手法将自然界的河流，比作是人体内运行的经脉。如《灵枢·经水》说："经脉十二者，外合于十二经水"，并认为经络中运行的气血，是人体四肢五官九窍、皮肤脏腑组织器官功能活动的物质基础。与自然环境相仿，水流正常则流域中的生态正常，经络中气血运行正常，是"五脏藏精，六腑传化"的前提。因此有"经脉者，所以行血气而营阴阳，濡筋骨，利机关者也。"针灸医生在处理疾病时，在明确诊治的情况下，通过刺激一定的腧穴，来通调经脉的气血，最终以达到经络通、血气调、阴阳和的目的。明末医家喻嘉言曾说，"凡治病不明脏腑经络，开口动手便错"，说明了经络与脏腑在临床诊疗中的重要性。

那么什么是经络辨证、什么是脏腑辨证？这两种辨证有何不同？在临床诊疗中该如何选择运用呢？明白这其中区别的意义何在？这是我们针灸医生临证中首先要解决的问题。

（一）有关经络辨证在岐黄针疗法中的运用

针对**局灶性症状和体征**，在临床诊疗过程中，可以根据经络循行的线路，明确所涉及的经脉，进行经络辨证。《灵枢·邪气脏腑病形》篇说："中于面则下阳明，中于项则下太阳，中于颊则下少阳，其中于膺背两胁亦中其经。"就是经络辨证的典范，其中明确指出，邪气侵入面部时，中于面部属于阳明经，中于项部属于太阳经，中于颊侧属于少阳经；如果侵入的是胸背、两胁等，也分别依据经络循行，归属于阳明经、太阳经和少阳经。

如膝关节疼痛，可以根据膝关节疼痛的部位，来分辨是何条经脉受累。以膝关节外侧疼痛为主的属于少阳经；后侧疼痛为主的属于太阳，前面疼痛为主的归于阳明，内侧疼痛为主的归于三阴。

经络辨证的准确性至关重要，直接影响到后面的取穴及疗效。如对于临床常见的网球肘（即肱骨外上髁炎），其疼痛部位相对局限于患肘的外侧，属于阳明经，岐黄针常取手三里穴治疗，基本一次性消除大部分症状。但是有些情况下，针刺手三里穴后效果并不明显，这时要反复检查，"切而验之，问而极之，望而知之"，再次进一步检查明确其疼痛部位，如果疼痛属于外侧中部的，属于少阳经所过之处，取四渎穴进行岐黄针治疗，即可取得满意疗效。

但在经络辨证的过程中，有时患者很难准确描述清楚具体的疼痛部位，这个时候需要让患者主动或者被动活动相关肢体，观察在何种情况下该症状最易出现或者诱发，如肩关节疼痛患者，整个肩部疼痛，患者很难描述何处为甚。这个时候可以让患者主动或被动活动上肢，如外展时疼痛加重最明显，可以责之于阳明；上举明显的，责之太阳；背伸受限明显的，责之三阴。

经络辨证治疗的特点，多见于局限性部位，易发于肢体关节处，即"外络于肢节"，常累及一至数条经不等，其疗效多立竿见影，针刺后多可针去病止。

（二）有关脏腑辨证在岐黄针疗法中的运用

对于一些**系统性的，或者全身性**的病证，不太容易用经络循行来规范和明确的病证，可以选用脏腑辨证。如全身性的瘙痒、失眠、多汗、便秘、小便功能障碍等，运用脏腑辨证可以取得很好的疗效。《灵枢·海论》上讲："夫十二经脉者，内属于腑脏，外络于肢节。"《灵枢·本脏》："视其外应，以知其内脏，则知所病矣。"《灵枢·外揣》："动摇则应和，尽得其情"，可以通过表现于外的症状和体征，来判断属于哪一脏、哪一腑。如便秘，属于下焦病证，可以选用天枢和大肠俞来交替治疗；同为下焦病症的小便功能障碍，则可以选取气海俞（或者膀胱俞）、中极来治疗；失眠，属上焦病变，可用厥阴俞来进行治疗。多数情况下，选择相关脏腑的俞、募穴相配伍，可以起到很好的治疗效果。

就脏腑辨证在岐黄针疗法中的运用来讲，可以分得更"粗"些。《灵枢·胀论》说："夫胸腹者，脏腑之郭也。""脏腑之在胸胁腹里之内也，如匣匮之藏禁器也，各有次舍，异名而同处，一域之中，其气各异。"《灵枢·顺气一日分四时》说："气合而有形，得脏而有名。"《灵枢·百病始生》说："气有定舍，因处为名，上下中外，分为三员。"这些内容均明确指出，脏腑位居胸腹腔内，即在临床只需根据患者的症状、体征，明确其属于上、中、下三焦哪一部分，即可选择对应的俞募穴来进行治疗。如属于上焦的病证，可选择厥阴俞和（或）膻中来治疗；属于中焦的病症，可取膈俞、中脘，或者脾俞、中脘交替使用；属于下焦，可选气海俞、天枢，或者气海俞、中极交替使用，即《灵枢·官能》说的"膈有上下，知其气所在，先得其道，稀而疏之"的真实体现。

笔者曾在临床中接诊一名7岁的女性患儿，主诉为呕吐反复发作3年半。患儿在3岁多时，开始出现发作性呕吐，感冒及乘坐车船时都会诱发，每次发作呈持续性呕吐7～10天，不能进食，不能讲话，胃内容物呕吐完后，持续性呕吐清水稀涎，精神极度疲惫，全身乏力，不能行走。曾在国内外多家医院进行诊治，多数考虑为神经性呕吐，但各种治疗，包括针刺、穴位埋线等效果均不理想，每次发作均需静脉补液等对症支持治疗，持续7～10天好转。本次来诊时因感冒后出现呕吐，发病第4天适逢在我院儿科住院治疗，经人介绍由其家人推轮椅送入门诊，查神志清，精神差，反应迟钝，不能讲话，不间断呕吐清水稀涎，家人予一小脸盆放在其颌下承接，脉细数。考虑病在中焦，第一次予脾俞、中脘，针后返回病区，约二日后复诊。

二诊，隔日后患者自行跑入诊室，在诊室内开心唱跳，放在笔者桌上一个纸折的千纸鹤，作为礼物送给笔者。随后其家人竟诉针刺当日即呕吐减少，第二日完全停止呕吐，可以进食，并且可以正常和家人交流，当日即办理出院。继予膈俞、中脘行二次岐黄针治疗。约4日后复诊。

三诊，4日后患者来诊，家属诉患者已无不适，继予第三次巩固性治疗。处方与初诊同。约1周后复诊。

四诊，1周后患者在家人陪同下前来，交流及表达、精神状态反应均恢复正常，代诉无呕吐不适，饮食完全正常。完成最后一次治疗，取穴与二诊相同。

上诉病案即为以脏腑辨证的典型病例，在临证中，根据脏腑的不同症状、体征表现，归属于上、中、下三焦，进行相应的准确辨证取穴，即可取得良好的临床效果。但在临床中，同一症状表现，可根据具体情况选用不同辨证方法，如下面两例均以瘙痒为主要表现的患者，临床辨证处理方式即不同。

其一为男性青年患者，家属陪同前来，主诉：头部异常痒瘙难忍3个多月。其瘙痒症状局限于头部，紧张和劳累时更甚，局部皮肤表面未现明显异常，严重时影响工作生活和睡眠。曾在多家医院皮肤专科诊治，效果不明显。脉弦细。否认有其他病史，职业为美术专业人员。本例患者发病部位比较局限，仅限于头部，因此按照经络辨证来诊治，第一次取穴风池、百会。2日后二诊时诉头部痒瘙症状明显好转。第二次取穴天牖、印堂，4日后复诊时瘙痒症状已减少七成。继予治疗两次，取穴同前，其头部痒瘙症状基本消失。

一周前接诊一名外地女性患者，全身皮疹，瘙痒异常2年。症状持续性存在，夜间尤甚，严重影响工作生活和休息。对此全身性症状患者，考虑"皮者，肺之应也"，其属上焦。故主穴取上焦效穴厥阴俞，配合阳明经曲池，少阳经风市。针后患者症状即明显减轻，晚上睡眠改善，自诉一觉可睡至天亮，未感觉有瘙痒不适。

以上两例均是以瘙痒症状为主诉的患者，辨证方法不同，则取穴各异。因此在临床上，还应反复提炼自我的诊疗思路。辨证论治就像中医的指路灯、敲门砖一样，至关重要，明白它就可以让医生在接触患者的第一时间明白如何诊治。所谓术法无定数，临证需精研！与各位针友共勉！

七、关于针刺治病的通－调－和理论
——岐黄针治疗疾病的起效机制说

在临床工作之余，经常会思考针刺治疗疾病的机制，即针刺穴位后是通过什么途径发挥治疗效应的。中西医是两套独立的理论体系，其诊疗思路不同，就像两种不同的培养基，其培养出来的生物亦有所区别。比如在对待新冠肺炎的诊治中，现代医学针对的主要是引起疾病的冠状病毒来进行抗病毒治疗，同时根据患者病情采取适当的对症支持治疗手段；而利用中医针灸治疗新冠肺炎却是要依据患者临床表现的主症和次症，四诊合参来确定患者属于什么证，然后进行辨证施治。如患者以呼吸系统症状为主症的，多责之上焦，以消化系统为主症的，多责之中下焦，进而依据四诊信息，分属寒湿或湿热进行施治。因此在针刺操作中，必须明知针刺治病的作用环节和机制，才能做到"有道以来，有道以去，审知其道，是谓身宝。"笔者结合岐黄针在临床的长期运用体会，故提出针刺治病的途径为：通－调－和理论，阐明保持经脉畅通，改善和推动气血正常运行，是针刺发挥治疗效应的首要因素。

（一）通

"经脉流行不止，与天同度，与地合纪，周流不休"，经脉是以通为用。

《灵枢·本脏》篇:"经脉者,所以行血气而营阴阳,濡筋骨,利机关者也。"古人认识事物和分析事物,多采用取类比象的手法,如把经脉比作自然界的河流。《灵枢·经水》说:"经脉十二者,外合于十二经水,内属于五脏六腑。""夫经水者,受水而行之……经脉者,受血而行之。"中医学认为,经脉运行气血,濡养周身,抗御外邪,保卫机体免受外邪入侵,而气血的正常运行,是人体肢体及脏腑组织器官发挥正常作用的物质基础和前提条件,也是五脏藏精和六腑传化的功能保障。故《灵枢·脉度》说:"气之不得无行也,如水之流,如日月之行不休。故阴脉荣其脏,阳脉荣其腑,如环之无端,莫知其纪,终而复始。"

那么针刺治疗中如何实现"通"?

《灵枢·九针十二原》篇开篇即说:"欲以微针通其经脉,调其血气,营其逆顺出入之会。"说明针刺可以起到疏通经脉,使气血得以顺畅运行。《灵枢·经脉》篇也说:"经脉者,所以能决死生,处百病,调虚实,不可不通。"经脉通,则血气行,人体的四肢百骸、五官九窍、全身的脏腑组织器官得到濡养,实现"五脏更始,四时循序,五谷乃化"功能。经脉"通"是前提,也是先决条件,只有在"通"的基础上,才能实现其更好地"调"。

（二）调

1. 调什么

《灵枢·刺节真邪》说："用针之类，在于调气。"《灵枢·终始》说："凡刺之道，气调而止。"《灵枢·卫气失常》说："随变而调气，故曰上工。"《灵枢·官能》说："是故工之用针也，知气之所在，而守其门户。明于调气，补泻所在，徐疾之意，可取之处。"《灵枢经》中的众多条文表明，针刺调的主要是气机。中医认为人体的气是具有很强活力的精微物质，"气为血之帅，血为气之母"，气的推动作用和温煦作用是推动经脉中气血运行的重要保障。而血是营气化生而来，"中焦受气取汁，变化而赤是谓血"，是故血之与气，异名而同类也，分别阴阳，气行则血行，上下相会，经络之相贯，如环无端。《灵枢·根结》说："用针之要，在于知调阴与阳，调阴与阳，精气乃光，合形与气，使神内藏。"因此可见，针刺调的主要是气机，进而调整血气阴阳之有余不足，从而实现"精神内守，病安从来"。

2. 如何调

《灵枢·九针十二原》说："小针之要，易陈而难入，粗守形，上守神"，其中的"守形"，指守刺法；而"守神"，很重要的一部分是守气机，守气机之有余不足，可补泻也。因此后面有"凡用针者，虚则实之，满则泄之，宛陈则除之，邪胜则虚之。"但如何分辨"虚""实"，《黄帝内经》中讲得很隐晦，如"言虚与实，若有若无，察后与先，若存若亡，为虚为实，若得若失"，这种感觉只能意会，不能言传。所谓的补者若得，指补者必然有所得；虚者若失，指泻者恍然若有所失，其中的感觉仅在术者的意念之间，旁者无法觉察，故有"空中之机，清静而微，其来不可逢，其往不可追"之说。

《灵枢·经脉》说："经脉者常不可见也，其虚实也以气口知之。"《灵枢·九针十二原》说："凡将用针，必先诊脉，视气之剧易乃可治也。"经脉的走行是"伏行于分肉之间，深而不见"，要想知道其气之虚实，可能通过寸中和人迎脉来感知，是故有"寸口主中，人迎主外，两者相应，俱往俱来，若引绳大小齐等"（《灵枢·禁服》）。通过脉之盛衰，可以感知气血之有余不足，进而施行"有余泻之，不足补之"。因此在《灵枢·终始》说："终始者，经脉为纪。持其脉口人迎，以知阴阳有余不足，平与不平，天道毕矣。"

除了虚实之外，尚有厥证，即气机逆乱的调治。《灵枢·五乱》说："徐入徐出，谓之导气。补泻无形，谓之同精。是非有余不足也，乱气之相逆也。"可对虚实不明、无倾移者，通过导气法来实现知调阴阳，补不足泻有余。

是故《素问·至真要大论》说："调气之方，必别阴阳。定其中外，各守其乡。内者内治，外者外治，微者调之，其次平之。盛者夺之，汗之下之……"

3. 和

所谓"和"是指平和、调和、和谐之意。如《灵枢·本脏》说："是故血和则经脉流行，营复阴阳，筋骨劲强，关节清利矣。卫气和则分肉解利，皮肤调柔，腠理致密矣。志意和则精神专直，魂魄不散，悔怒不起，五脏不受邪矣。寒温和则六腑化谷，风痹不作，经脉通利，肢节得安矣。此人之常平也。"这里的平人指正常未病之人，其主要表现为"不病者，脉口人迎应四时也，上下相应而俱往来也，六经之脉不结动也，本末寒温之相守司也，形肉血气必相称也，是谓平人。"（《灵枢·终始》）

阴阳调和之人的表现在《黄帝内经》多篇中均有表述，如《灵枢·通天》说："阴阳和平之人，其阴阳之气和，血脉调""阴阳和平之人，居处安静，无为惧惧，无为欣欣，婉然从物。或与不争，与时变化，尊则谦谦，谭而不治，是谓至治。"

要如何达到这种至治，《灵枢·终始》说："阳受气于四末，阴受气于五脏。故泻者迎之，补者随之，知迎知随，气可令和，和气之方，必通阴阳……"可见实现调和的关键还在于明辨血气阴阳的有余与不足，补不足泻有余，但其前提一定要实现先通。

通－调－和，所说的"通"指的是经脉通，"调"指的是血气调，"通"在先而"调"在后，先通而后调，最终实现的是血气阴阳"和"。岐黄针治疗过程中通－调－和理论的提出，表明人体以气血为生命活动的物质基础，以经脉通为前提，以血气阴阳的调畅为重要保障，进而才能达到平和协调的正常状态。

"临深决水，不用功力，而水可竭也；循掘决冲，而经可通也。"只有反复诵读《黄帝内经》原文，不断体会，才能深刻理解其丰富内涵，真正达到"观于窈冥，通于无穷"的境地。

（陈振虎）

临床诊治　医案篇

第3章 常见骨科疾病

一、颈椎病（项痹）

（一）颈型颈椎病

医案一（闫兵）

李某，男，40岁。2019年9月14日首诊。主诉"右侧颈肩部酸痛伴肌肉僵硬2个月,加重2周"。患者诉2个月前无明显诱因出现右侧颈肩部酸痛伴肌肉僵硬，在我院骨科住院保守治疗，效果欠佳。2周前因伏案工作劳累后出现右侧颈肩部酸痛伴肌肉僵硬，伴头痛，症状较前加重，眠差，入睡难，无手麻头晕，胃纳一般，二便调，舌红，苔黄腻，脉沉缓。

查体及辅助检查：颈肩部肌肉僵硬，多处棘突及棘间压痛,叩顶试验（－）、旋颈试验（－）。颈椎CT示：

颈椎曲度变直，$C_{3~4}$、$C_{4~5}$、$C_{5~6}$、$C_{6~7}$ 椎间盘轻度突出。颈椎 MR 显示：颈椎间盘变性，$C_{4~5}$ 椎间盘突出（中央偏右型）。

中医诊断：项痹，湿热阻络证。

西医诊断：颈型颈椎病。

辨经筋：足太阳经筋、手足少阳经筋。

选穴：第一次：双侧 C_6 夹脊穴、肩井穴。

第二次：双侧 C_2 夹脊穴、天宗穴。

第三次：双侧天髎穴、肩井穴。

刺法：合谷刺。

【针刺操作】

患者取俯卧位，充分暴露颈部，押手（左手）定位颈六夹脊穴，穴位局部皮肤常规消毒。选用 BX-QH 0.5mm×40mm 规格岐黄针，右手持针垂直刺入皮下，针刺深度 0.8～1.2 寸，轻轻摆动针柄沿足太阳膀胱经筋循行方向，即身体纵轴方向成 15°～30° 行合谷刺，然后迅速出针，用消毒干棉球按压针孔约 30 秒。左手定位肩井穴，右手持针垂直刺入皮下，针尖方向向肩胛内上角，针刺深度 0.5～1 寸（注：内为肺尖，不可深刺），轻轻摆动针柄沿足少阳胆经循行方向，即身体横轴成 15°～30° 行合谷刺，然后迅速出针，用消毒干棉球按压针孔约 30 秒。针毕岐黄罐留罐并带罐活动 5～10 分钟，拔罐时注意避开针孔。

2020年9月19日复诊,诉首次治疗后至复诊期间,颈肩部好转很多,松软明显,不僵硬,疼痛好转很多。取双侧颈2夹脊、天宗穴。

2020年9月26日三诊,诉颈肩部疼痛感进一步好转,颈部松软,头痛好转,睡眠好转。取双侧天髎穴、肩井穴。

2020年10月10日随访,患者颈肩部无酸痛僵硬等不适,临床治愈,睡眠好转。

岐黄针操作过程中,针刺天髎穴及肩井穴要注意针刺角度和方向,切记避免针刺角度过大或针刺过深。若针下有弹性阻力感,应稍微调整针尖方向,避免刺中血管;若发现针柄端有回血,则即刻出针用消毒干棉球按压针孔3～5分钟,避免出血。

岐黄针疗法治疗4次为一个疗程,具体疗程根据患者病情而定。治疗疗程结束后,可随访观察2周。

医案二(闫兵)

兰某,女,46岁。2020年4月11日首诊。主诉"颈肩部疼痛伴头痛近5年,加重1周"。患者诉5年前无明显诱因开始出现颈肩部疼痛伴头痛,无肢体麻木及乏力,无脚踩棉花感等不适感。外院曾查颈椎DR提示颈椎病(具体不详),1周前无明显诱因上述症状加重,颈肩部疼痛伴头痛,头痛以巅顶和两侧为主,时有头晕,昏沉感,晨起少许手麻,胃纳一般,眠可,二便调，舌淡红，苔薄白，脉沉缓。末次月经：31/3。

查体及辅助检查：颈肩部肌肉僵硬，多处棘突及棘间压痛，肩井穴处压痛。叩顶试验（－）、旋颈试验（－）、臂丛牵拉试验（－）。颈椎 DR 提示颈椎病（具体不详）。

中医诊断：项痹，气血亏虚证。

西医诊断：颈型颈椎病。

辨经筋：足少阳经筋、督脉、足太阳经筋。

选穴：第一次：双侧风池穴、百会穴。

第二次：双侧 C_4 夹脊穴、肩井穴。

第三次：双侧风池穴、百会穴。

刺法：合谷刺。

【针刺操作】

患者取俯卧位，充分暴露颈部，左手定位风池穴，穴位局部皮肤常规消毒。选用 BX-QH 0.5mm×40mm 规格岐黄针，右手持针垂直刺入皮下，针刺深度 0.8～1.2 寸，轻轻摆动针柄沿足少阳胆经筋循行方向，即身体纵轴方向成 15°～30° 行合谷刺，然后迅速出针，用消毒干棉球按压针孔约 30 秒。左手定位百会穴，穴位局部皮肤常规消毒，右手持针平刺进针，针刺深度 0.8～1.2 寸，轻轻摆动针柄沿身体矢状面方向呈 15°～30° 行合谷刺，然后迅速出针，用消毒干棉球按压针孔约 30 秒。针毕岐黄罐留罐并带罐活动 5～10

分钟。

2020年4月16日复诊，诉颈肩部疼痛明显好转，缓解80%，头痛未有再发。取双侧颈4夹脊、肩井穴。针毕岐黄罐留罐并带罐活动5～10分钟。

2020年4月23日三诊，诉颈肩部疼痛基本消失，颈部松软，头痛一直未有再发，手麻和头晕均无。取双侧风池穴、百会穴。针毕岐黄罐留罐并带罐活动5～10分钟。

2020年5月7日随访，患者未有任何不适，睡眠好。

岐黄针操作过程中，针刺风池穴要注意角度和方向，切记避免针刺角度过大或针刺过深。若针下有弹性阻力感，应稍微调整针尖方向，避免刺中血管；若发现针柄端有回血，则即刻出针用消毒干棉球按压针孔3～5分钟，避免出血。

岐黄针疗法治疗3次为一个疗程，具体疗程根据患者病情而定。治疗疗程结束后，可随访观察2周。

医案三（陈雨婷）

李某，男，中年，主诉"颈背部疼痛伴活动受限8天"就诊。患者于8天前运动时意外撞伤致双侧颈背部疼痛、活动受限，遂即至我院骨科门诊就诊，骨科予口服醋氯芬酸缓释片止痛、外用筋骨疗伤膏等膏药贴敷及推拿等综合治疗1周，左侧症状较前缓解，但仍然遗留右侧颈背部疼痛及活动受限，为求进一步治疗，遂前来我处就诊。就诊时症见：右侧颈背部疼痛，颈部左右旋转活动、侧屈及前屈、后伸轻度受限，伴右手指麻木，无上肢疼痛、无头晕、无恶心呕吐及肌肉萎缩等不适，肌力正常。纳眠可，二便正常。

查体及辅助检查：颈项肌肉紧张，$C_{5\sim6}$右侧棘突旁轻压痛，颈背部轻度肿胀，压痛，未触及骨擦感，颈部屈伸活动受限。舌暗红，苔薄白，脉弦数。2018年4月1日，我院颈椎正侧位DR示：颈椎退行性变。

中医诊断：项痹，气滞血瘀证。

西医诊断：颈型颈椎病。

辨经筋：足太阳经筋。

选穴：右侧C_6夹脊穴。

刺法：合谷刺。

【针刺操作】

患者取俯卧位，局部安尔碘消毒，选用BX-QH 0.5mm×40mm规格岐黄针，飞针法快速垂直刺入皮下。C_6夹脊穴进针0.8～1.2寸，轻轻摆动针柄沿足太阳膀胱经筋循行方向即身体纵轴脊柱方向成15°～30°行合谷刺，然后迅速出针，用消毒干棉球按压针孔约30秒。针毕岐黄罐留罐并带罐活动5～10分钟。

针毕诉好转50%，颈部轻松，活动范围增加，手指麻木感减轻，惊叹岐黄针神奇的治疗效果。隔日对该患者进行短信回访，颈背部疼痛较前明显缓解，活动无受限。1周后短信回访，患者诉疼痛及右手麻木感消失，颈部活动无受限，全部好转，无其他不适。

【岐黄针疗法三步法】

传统医学并无"颈型颈椎病"这一病名，根据患者临床症状的不同，可归属至中医学"颈痛""骨痹""项强"等范畴，多为伏案工作劳累，局部气血运行不畅，经脉阻滞，不通则痛。

案一：患者颈部不适问题主要位于颈部侧面，涉及的经筋主要为少阳经筋。肩井穴，隶属足少阳胆经，为手少阳、足少阳、足阳明、阳维的交会穴，位于肩胛区，第7颈椎棘突与肩峰最外侧点连线的中点。《针灸甲乙经》中记载："肩背痹痛，臂不举，寒热凄索，肩井主之。"高式国注："古有井田之法，井开四道，而分八宅，即四通八达也。古者日中为市，交易者汇集于井，故后人称通衢为市井。"因此肩井穴具有良好的调和并疏通经脉气血的作用。天牖穴，隶属手少阳三焦经。在颈侧部，当乳突的后下方，平下颌角，胸锁乳突肌的后缘。出自《灵枢·本输》："五次脉手少阳也，名曰天牖。"天即天空，喻上为天，牖即窗户，此穴在颈部上方，功善开窍，犹如门窗，故名天牖。张志聪注："牖，窗也，头面之穴窍，如楼阁大牖，所以通气者也。"天牖穴具有疏通颈部经络、清利头目，利窍止眩的功效。夹脊穴，隶属经外奇穴，位于颈部局部，通于膀胱经与督脉，可通利两筋，行气活血，气血通畅，通而不痛。患者伏案工作劳累，病程日久，其病本为气血运行不畅，标为外受湿热之邪，刺法上选用输刺与合谷刺，从而调畅气血，清热除湿，疏筋止痛。

案二：患者不适问题主要位于颈部侧面及头部，涉及的经筋主要为少阳经筋及督脉。风池穴，隶属足少阳胆经，为手少阳、足少阳、阳维之会，在项部，当枕骨之下，与风府相平，胸锁乳突肌与斜方肌上端之间的凹陷处。《针灸大成》曰："主洒淅寒热，伤寒温病汗不出，目眩，苦偏正头痛，痎疟，颈项如拔，痛不得回顾……瘿气。"故而风池穴具祛风止眩、舒筋解痉的效果。百会穴，隶属督脉，其位于人体头顶正中的凹陷中，两耳尖连线中点，当前发际上五寸，根据"经脉所过，主治所及"，百会是治疗巅顶头痛的重要穴位，可行气活血、气血通畅，通而不痛。夹脊穴，隶属经外奇穴，其位于颈部局部，通于膀胱经与督脉，可通利两筋，行气活血，气血通畅，通而不痛。配合肩井穴能够有效疏通肩颈部气血，活血通络止痛。患者因病程日久，经脉失于濡养，合谷刺刺于分肉之间，以调和气血，濡养经脉，荣则不痛。濡养经脉，使气血调和，经脉通畅，通则不痛。

案三：本患者以颈部转枢不利，屈伸受限为主要表现，可分别判定为少阳经筋与太阳经筋病变，取穴上，C_6 夹脊为足少阳经筋与足太阳经筋交会，针刺此穴可通达两筋。在刺法的选择上，由于患者病程较短，病及肌肉，以合谷刺取分肉间痹痛即可。

岐黄针治疗颈型颈椎病，主穴选 C_4 夹脊穴、C_6 夹脊穴、天髎穴及肩井穴；临床根据患者伴随症状不同而辨经增减穴位。C_4 夹脊穴、C_6 夹脊穴位于颈椎的局部，能够有效地疏通颈部气血；天髎穴位于颈部之上，有疏通颈部气血、清利头目，利窍止眩的作用；肩井穴位于肩上，具有良好的调和并疏通经脉气血的作用。

本病多累及五体结构中的肉和骨，故在使用岐黄针时可以根据患者具体病位在肉或在骨，选择合谷刺或输刺。若患者病及骨、肉，亦可以两种刺法联合运用。针刺先输刺至骨，然后沿经脉循行方向进行与直刺方向成 15°～30° 行合谷刺即可，以达到肌痹和骨痹同治的效果。输刺和合谷刺操作应当遵循岐黄针"轻""快"原则。

【调养防护】

颈型颈椎病多属于颈椎病发病早期，并可伴随出现于其他各型颈椎病的发病过程中，目前主要对其颈部疼痛不适感进行对症保守治疗，临床上还须排除颈部损伤、肩关节周围炎、风湿性肌纤维组织炎、神经衰弱及其他非椎间盘退变所致的颈肩部疼痛疾患。日常生活需要经常调养保护，如八段锦、颈部米字操及颈部拉伸等功能活动，若长时间的不良姿势及缺乏运动，颈椎病容易反复发作。

案一：患者长时间的低头伏案工作劳累，不进行适当的休息及功能锻炼，致颈部动静失衡，气机不畅，久则伤及中焦脾胃之土，脾胃运化失司，加之岭南湿热之邪蕴之，结于经脉、颈筋，不通则痛，因而患者在平日应当注意动静结合，进行适当的功能锻炼及静养，因动可促进局部气血循行，利关节、强健筋骨，静养可以补充诸劳虚损所伤之血，同时减少进食肥甘厚味之品，避于潮湿之地，免受空调之寒。

案二：患者病程长，日久耗伤气血，气血运行不畅，经脉痹阻、筋骨失养，致颈筋束骨无力，不通则痛。建议患者进行适当的功能锻炼及静养，因动可促进局部气血循行，利关节、强健筋骨，静养可以补充诸劳虚损所伤之血。饮食上可以适当进补党参、黄芪、当归及葛根等补益气血、生津舒筋之品。

案三：患者因为运动不慎撞伤导致颈部软组织损伤，在《黄帝内经》上可称为不内外因，因此本病的预防意义更加重要，除了需要保持良好的生活工作习惯，避免长期伏案工作，劳逸结合减少颈部劳动强度，加强颈部肌肉锻炼，注意颈部保暖，维持颈部的正常功能之外，更加需要注意运动锻炼的强度和频率，根据自身的状态选择合适的锻炼方式。

（二）神经根型颈椎病

医案一（陈振虎）

患者，男，62岁，2018年3月12日首诊。主诉"颈痛并向右上肢放射3个月余"。患者于3个月前无明显诱因开始出现颈项部疼痛，症状逐渐加重，并向右上肢后外侧放射，痛势剧烈，呈刺痛，持续性，最长可持续16小时，颈部后仰和劳累过度会明显加重。曾在美国当地医院诊治，考虑为颈椎病，予止痛药物，如吗啡、大麻等强效镇痛药都不能有效缓解。于3月初来我院求治，即予针灸治疗2次，效果不明显。后转推拿科求治，查颈椎X线检查示：颈椎退行性变，$C_{5\sim6}$椎间盘变性，突出可能，$C_{5\sim6}$右侧椎间孔狭窄，建议MR检查。建议脊柱骨科寻求手术治疗，后于外院查PET/CT，结果提示颈椎病。患者不同意手术，经同事介绍来岐黄针治疗。就诊时症见：患者颈肩部疼痛，牵及右上肢，头部后仰及转动时加重，颈背部以刺痛为主，右上肢后外侧以酸痛为主，问诊过程中，患者因疼痛剧烈，用左手紧紧捏住上臂外侧，整个人强迫蹲坐地下以缓解疼痛。查体：叩顶试验和颈臂牵拉试验均阳性，头部后仰和颈部转动时易诱发加重，上肢功能活动未见受限。舌红，苔白，脉弦细。

中医诊断：项痹，气滞血瘀证。

西医诊断：神经根型颈椎病。

辨经筋：手太阳经筋、手阳明经筋、足太阳经筋。

选穴：第一次：右侧天宗穴、臂臑穴、手三里穴。

第二次：右侧 C_6 夹脊穴、肩髎穴、四渎穴。

第三次：右侧 C_4 夹脊穴、臂臑穴、手三里穴。

刺法：合谷刺和输刺。

【针刺操作】

患者取左侧卧位，充分暴露颈肩部及右上臂，穴位局部常规消毒，选用 BX-QH 0.5×40mm 规格岐黄针，右手用飞针手法快刺进针，进针深度 1～1.2 寸，轻轻摆动针柄沿身体纵轴方向成 15°～30° 行合谷刺，然后出针并用消毒干棉球按压针孔约 30 秒。针毕岐黄罐留罐并带罐活动 5～10 分钟。患者出罐后即自觉颈背及右上肢疼痛症状全部消失，自己不敢相信，又担心会复发，在诊室一直坐了近 2 小时才高兴离开。交代患者注意休息，并进行颈部的保暖。

3 月 14 日复诊，诉首次治疗后疼痛一直没有出现，但昨日至骨科复诊，医生行体格检查结束后自觉右侧颈项部少许疼痛，伴有右侧肩后部酸痛，但疼痛程度明显较前减轻。取穴：C_6 夹脊、肩髎、四渎（均右侧），操作刺法同上，针毕岐黄罐留罐并带罐活动 5～10 分钟，拔罐时注意避开针孔，起罐后患者诉颈项部及肩后部疼痛症状消失。同时嘱患者适当进行颈部功能锻炼，避免大范围活动颈部，颈部保暖。

3月19日三诊，患者诉经第二次治疗后，仅右上臂外侧有少许酸胀感，余无明显不适。继续行岐黄针治疗1次。取穴：C_4夹脊穴、臂臑、手三里（均右侧），操作刺法同上，针毕岐黄罐留罐并带罐活动5～10分钟，拔罐时注意避开针孔，起罐后患者已无不适症状，临床治愈。

天宗穴归属手太阳经，针刺天宗穴可先输刺至骨，但临床上有肩胛骨先天部分缺陷的案例，故输刺亦不可强行抵骨；根据手太阳经在肩胛部循行方向，天宗穴向穴位左右方向循经做合谷刺。患者上肢症状若仅病及分肉，则选用合谷刺即可。

医案二（陈雨婷）

曹某，男，48岁。2018年11月12日首诊。主诉"颈项部不适半年，加重伴右上肢麻木2周"。患者长期低头工作，半年前开始出现颈项部僵硬不适，症状时发时止，2周前无明显诱因头后仰时出现右上肢麻木不适，为进一步诊疗遂来就诊。现症见：颈项部僵硬，头后仰时右上肢麻木明显加重，颈部后仰受限，左右旋转活动功能尚可，无头晕，无恶心呕吐，无脚踩棉花感等其他不适。纳眠可，二便正常。既往体检，否认外伤史。查体：颈部外观无异常，脊柱居中，颈肌紧张，颈椎棘突两侧局部轻压痛，椎间孔挤压试验

（＋），臂丛神经牵拉试验（＋），莱尔米综合征（－），颈部活动稍受限，右上肢麻木，四肢关节活动未见明显异常，四肢肌力正常。舌暗红，苔薄白，脉弦。

辅助检查：2018 年 11 月 5 日我院颈椎正侧左右斜位 X 线片：颈椎退行性变，拟 $C_{5\sim6}$ 椎间盘变性，$C_{5\sim6}$ 双侧椎间孔狭窄。

中医诊断：项痹，气滞血瘀证。

西医诊断：神经根型颈椎病。

辨经筋：足太阳经筋。

选穴：C_6 夹脊穴。

刺法：合谷刺和输刺。

【针刺操作】

患者取俯卧位，充分暴露颈部，左手定位颈 6 夹脊穴，局部常规消毒，选用 BX-QH 0.5mm×40mm 规格岐黄针，右手持针垂直刺入皮下，针刺深度 0.8～1.2 寸，轻轻摆动针柄沿足太阳膀胱经筋循行方向即身体纵轴方向成 15°～30° 行合谷刺，然后迅速出针，用消毒干棉球按压针孔约 30 秒。针毕岐黄罐留罐并带罐活动 5～10 分钟，拔罐时注意避开针孔，起罐后患者诉颈项部及肩后部疼痛症状消失。同时嘱患者适当进行颈部功能锻炼，避免大范围活动颈部，颈部保暖。患者治疗结束后，颈部不适及头后仰时上肢麻木症状好转 90%，疗效确切明显，患者对此相当满意。

患者 11 月 8 日首次就诊时，施术者运用传统毫针针刺进行治疗，效果改善不明显，仅缓解少许，11 月 12 日复诊时，诉针后内服药物及外用膏药等多种疗法治疗后，颈部僵硬及头后仰时右手麻木缓解不明显，遂第二次就诊运用岐黄针疗法治疗，仅使用颈 6 夹脊穴后症状立刻明显缓解，见效极快，随后复诊，未见复发症状及加重现象。

岐黄针操作过程中，针刺颈部及肩部穴位时要注意角度和方向，切记避免针刺角度过大或针刺过深。若针下有弹性阻力感，应稍微调整针尖方向，避免刺中血管；若发现针柄端有回血，则即刻出针用消毒干棉球按压针孔 3~5 分钟，避免出血。

岐黄针疗法治疗一般 3 次为一个疗程，具体疗程根据患者病情而定。治疗疗程结束后，可随访观察 2 周。

【岐黄针疗法三步法】

传统医学并无"神经根型颈椎病"这一病名，根据患者临床症状的不同，可归属至中医学"痹证""颈肩痛"范畴，本病发病多与年老体衰、肝肾不足、筋骨失养有关；或久坐耗气、筋肉劳损有关；或感觉外邪，客于经脉，或扭挫损伤、气血瘀滞，经脉痹阻不通所致。

案一：患者的疼痛部位以颈、肩背部及上肢后外侧为主，按照经筋循行当归属于阳明（外侧）和太阳（后侧），且患者首诊时疼痛部位以上臂为主，故依据经筋循行同时结合穴位主治作用的共同点——近治作用，选择手太阳经天宗穴和手阳明经臂臑、手三里穴，以疏通局部经络气血，促进局部气血运行以达到气血通而病痛止的效果。

案二：患者同时具有颈部和上肢疼痛麻木症状，但患者以颈部后仰时症状明显，按照经筋循行当归属于督脉和太阳（后侧），故首诊选择夹脊穴。

岐黄针治疗神经根型颈椎病：主穴选用 C_4 夹脊穴、C_6 夹脊穴、肩髎穴、臂臑穴及手三里；临床根据患者伴随症状不同而辨经增减穴位。颈部夹脊穴是岐黄针治疗颈椎病引起颈肩部疼痛不适的常用选穴，颈部夹脊穴夹督脉伴太阳经而行，刺激夹脊穴能疏通督脉和足太阳膀胱经的气血，能通达阳气，以祛风寒湿邪，从而达到治疗疾病的目的。阳明经为多气多血之经，高式国在《针灸穴名解》中对臂臑穴注解到："凡肉不着骨之处，可由肉下通透者，曰：'臑'。本穴在上膊肉不着骨之处，故名。举臂取之，主治寒热臂痛，不得伸举，伸举则牵及颈项痛。"手三里穴属手阳明大肠经上穴位，局部取穴，可疏经通络，消肿止痛。

根据神经根型颈椎病发展过程，本病在颈部多病及骨、肉，所以夹脊穴多采用输刺结合合谷刺方法。但夹脊穴输刺需要严格掌握进针深度；夹脊穴合谷刺只需沿纵轴方向轻轻摆动针柄，用针体硬度带动针尖即可达到合谷刺效果。

【调养防护】

针刺可以有效改善或消除患者的不适症状，但针刺并不能消除颈椎的退变，不能将变直的颈椎恢复到正常的生理曲度，也不能将增生的骨质去除。这些疼痛等不适症状改善或消除的同时，鼓励患者进行适当的颈部功能锻炼也非常重要。

案一：患者年过六旬，精气渐衰，气血不足，气血不荣则经脉失养，若再受风寒湿等外邪侵袭，则局部气血不利从而加重或诱发颈痛及肢体麻痛症状，因此患者应当注意颈部保暖调和，并适当功能锻炼。如适度的头部后仰，适度的颈部屈伸旋转锻炼，但需要避免长时间、大范围和剧烈活动颈部。

案二：患者为中年男性患者，长期劳累或低头工作，久而颈项部筋骨受损，从而加重或诱发颈痛及肢体麻痛症状，因此患者应当注意适当休息，纠正不良生活习惯和工作姿势，避免长时间低头伏案工作。

拔罐疗法作为一种针灸的辅助外治疗法源远流长，可祛风除寒、行气活血，通经活络及消肿止痛，本身对改善症状有一定帮助。同时由于针刺后部分患者自觉局部穴位有一定的酸胀感，加拔岐黄罐后可有效减轻患者的针后效应，两者起到协同效应，所谓"杂合以治，各得其所宜。"

（三）椎动脉型颈椎病

医案一（张昆）

吴某，男，55岁，2019年12月11日首诊。主诉"反复发作头晕呕吐2年，再发2天"。患者诉前天劳累后出现头颈部疼痛伴有明显头晕，今晨坐车时呕吐2次，刻诊：头晕稍有天旋地转感，伴有眼花、头颈部疼痛、无肢体麻木乏力，血压正常，舌淡红，苔稍白腻，脉弦。既往曾在我院诊断为神经根型颈椎病，发作时服用西药治疗，一般一周症状消失。查体及辅助检查：臂丛神经牵拉试验（－），叩顶试验（－），$C_{3\sim5}$棘突两侧压痛（＋）。颈椎正侧位：颈椎生理曲度变直。

中医诊断：眩晕，风痰上扰证。

西医诊断：椎动脉型颈椎病。

辨经筋：手足少阳经筋、督脉。

选穴：第一次：双侧风池穴、百会穴。

第二次：双侧天牖穴、印堂穴。

刺法：合谷刺。

【针刺操作】

患者取俯卧位，充分暴露颈部，左手定位风池穴，穴位局部皮肤常规消毒。选用BX-QH 0.5mm×40mm规格岐黄针，右手持针垂直刺入皮下，针刺深度 0.8～1.2 寸，轻轻摆动针柄沿足少阳胆经筋循行方向，即身体纵轴方向成 15°～30° 行合谷刺，然后迅速出针，用消毒干棉球按压针孔约 30 秒。改变体位为仰卧位，充分暴露头顶部，左手定位百会穴，穴位局部皮肤常规消毒。右手持针平刺进针，针刺深度 0.8～1.2寸，轻轻摆动针柄沿身体矢状面方向成 15°～30° 行合谷刺，然后迅速出针，用消毒干棉球按压针孔约 30 秒。针刺后，患者诉头晕明显减轻。

2019 年 12 月 13 日复诊，患者诉头晕消失，颈部稍有酸胀。取双侧天牖穴和印堂穴。针毕岐黄罐留罐并带罐活动 5～10 分钟，拔罐时注意避开针孔，起罐后患者诉颈肩部酸胀感消失。

医案二（陈雨婷）

陈某，女，43 岁，2018 年 3 月 30 日首诊。主诉"头晕伴颈肩部疼痛 1 个月余"。患者 1 个月前无明显诱因突然出现头晕，旋转头颈时头晕症状加重，伴恶心、呕吐，无眼花及视物旋转，无腹痛、腹泻，无胸闷、胸痛等不适，立即急诊入院，予甘露醇等对症治疗无好转。期间头晕症状反复发作，严重影响日常生活及工作。遂转入上级医院就诊，经对症治疗后，症状稍缓解。随后至我院门诊就诊，予内服中药、外敷膏药及推拿等综合治疗 2 周后，诉效果不甚理想。为进一步治疗，来我处就诊。现症见：头晕；呈昏沉感，持续时间长，睁眼及旋转颈部活动时症状加重，伴颈肩部疼痛及恶心、呕吐，无天旋地转感，无耳鸣，无双上肢麻木，无伴踩棉花感，无恶寒发热等不适。纳眠可，二便正常。舌暗红，苔白腻，脉弦细。既往体检，否认高血压病史及外伤史。查体及辅助检查：颈椎生理曲度变直，颈椎轻度压痛（+），颈椎屈伸活动轻度受限，旋颈试验（+），双侧臂丛神经牵拉试验（-）。外院颈椎 CT 示：颈椎退行性变，椎间孔变窄（未见具体报告）。

中医诊断：眩晕，痰结血瘀证。

西医诊断：椎动脉型颈椎病。

辨经筋：足太阳经筋、手少阳经筋。

选穴：第一次：双侧 C$_2$ 夹脊穴、天牖穴。

第二次：双侧 C$_2$ 夹脊穴、天牖穴。

刺法：合谷刺。

【针刺操作】

患者取俯卧位，充分暴露颈部，左手定位颈 2 夹脊穴，穴位局部皮肤常规消毒。选用 BX-QH 0.5mm×40mm 规格岐黄针，右手持针垂直刺入皮下，针刺深度 0.8～1.2 寸，轻轻摆动针柄沿足太阳膀胱经筋循行方向，即与身体纵轴方向成 15°～30° 行合谷刺，然后迅速出针，用消毒干棉球按压针孔约 30 秒。改变体位为侧卧位，充分暴露颈部，左手定位天牖穴，穴位局部皮肤常规消毒。右手持针垂直刺入皮下，针刺深度 0.8～1.2 寸，轻轻摆动针柄沿手少阳三焦经筋循行方向，即身体纵轴方向成 15°～30° 行合谷刺，然后迅速出针，用消毒干棉球按压针孔约 30 秒。针刺后，患者即刻诉眼睛突然亮了，昏沉感即消失，自诉好转60%，取得满意疗效。交代患者注意休息。

2018 年 4 月 6 日复诊，病史同前，患者诉针后一周内头晕症状较前明显缓解，剧烈转头活动时偶出现头晕，持续时间短，约 30 秒，发作频率减低，无恶心、呕吐等不适，这周内日常生活及工作不受影响。穴位及操作同前。

2018 年 4 月 13 日三诊，诉近 1 周内未发生眩晕及颈部疼痛等不适，已好转。患者向医生表达感激之情。嘱其 4 周后复诊，密切观察症状是否复发及评估最终疗效。

【岐黄针疗法三步法】

椎动脉型颈椎病临床症状除颈部不适外，还伴有头晕。根据症状，可将此类疾病划分至中医学"眩晕"范畴。

眩晕，眼阵阵发黑称为眩，头时时运转为晕。《灵枢·大惑论》认为："邪中于项，因逢其身之虚，其入深，则随眼系以入于脑。入于脑则脑转，脑转则引目系急。目系急则目眩以转矣。"眩晕即因邪气由项经脑至目而致病，故眩晕的治疗除头部选穴外，还包括颈部腧穴。临床上，须根据患者的具体症状表现而灵活选择穴位，如患者以左右侧转头部时头晕症状明显，可辨少阳经；如患者低头出现头晕症状，可辨太阳经；如伴有上肢症状，则根据症状部位辨经筋，或归属于阳明经筋，或者少阳经筋，或太阳经筋。

头部常用穴有风池、百会、印堂。"巅顶之上，唯风可到"，故自古有"无风不做眩"的学术思想。风池为风之所汇，有祛风止眩之效，如《通玄指要赋》所言："头晕目眩，要觅于风池。"百会位处巅顶，是人体至高处，为"手足三阳与督脉之会"（《针灸大成》），经脉由此入络脑，故针之既可摄全身阳经之气，亦可调脑部气血。"目系急则目眩以转矣"，印堂穴位于两目之间，针之可缓目系之急以治眩。

颈部常用穴为夹脊穴、天牖穴。其中夹脊穴内夹督脉、外邻太阳经，能调动诸阳之气，以祛风寒湿邪。而天牖穴位于颈部之上，有清利头目、利窍止眩的作用。

【调养防护】

俗语有云凡病"三分治，七分养"，针灸治疗的目的是疏通经络之气，从而达到气血通而病痛止的功效。但临床上很多患者只注重"治"，而忽略了"养"。岐黄针治疗颈椎病能够及时有效的缓解临床症状，但需要对患者强调的是，针刺并不能即刻改善已经改变或者退变的骨性结构。因此合理的调护是维持和延续疗效的重要保障。

中医理论认为"寒性凝滞"可致经脉气血运行不畅，且"寒主收引"，可致筋收缩挛急，从而加重或诱发局部症状，因此本病患者应当注意颈部保暖，避免颈部受风寒，避免邪入里。同时，患者应当注意适当休息，由于长期低头容易引起颈部肌群力学结构失衡，进而导致颈椎生理弯曲发生改变，因此患者需要纠正不良生活习惯和工作姿势，如在医师指导下选择合适的枕头，避免高枕或无枕，避免工作中长时间低头伏案工作；或是在临床医师指导下进行适度、适法的肩颈部功能锻炼，如适度的颈部屈伸旋转锻炼、适度的颈部后仰等。另外，怒则气上，生气亦可导致头晕、头痛，故患者平素还应注意作息规律，调畅情志。

【注意事项】

岐黄针操作过程中，针刺风池、天牖等穴要注意角度和方向，切记避免针刺角度过大或针刺过深。若针下有弹性阻力感，应稍微调整针尖方向，避免刺中血管；若发现针柄端有回血，则即刻出针用消毒干棉球按压针孔3~5分钟，避免出血。

（四）脊髓型颈椎病

医案（陈振虎）

患者，男，73岁，因"反复颈部疼痛伴左上肢痹痛19年余，加重伴右上肢痹痛1年"来诊。患者19年前开始出现颈部疼痛不适，伴有左上肢痹痛，当时呈放射样，就诊于当地医院，考虑颈椎病，予营养神经、改善循环等对症支持治疗后，症状可稍缓解，但时有反复，间断性就诊于医院治疗。1年前患者颈部疼痛加重，左上肢痹痛呈持续性，并伴有右上肢麻木，后在当地医院骨科住院治疗，当时查颈椎 MR 示：颈椎后弓、退行性变；$C_{2\sim3}$、$C_{3\sim4}$、$C_{4\sim5}$、$C_{5\sim6}$、$C_{6\sim7}$ 椎间盘膨出并突出（后正中型）；$C_{3\sim4}$、$C_{4\sim5}$ 黄韧带增厚，局部椎管轻度狭窄；$C_{2\sim4}$ 椎体水平脊髓受压变性。建议骨科手术治疗，但患者拒绝。现患者为求保守治疗门诊就诊。就诊时症见：颈项局部疼痛，静坐时加重，活动后可以稍缓解，伴双上肢痹痛感，左上肢最为明显，双手掌及前臂如涂有"黏稠样胶状物质"感觉，触物时感觉迟钝，双下肢踩棉花样感觉，伴有腰痛，无下肢放射痛，无间隙性跛行，无头晕、头痛，无心慌、胸闷，二便正常。近期体重未见明显改变。

患者既往体健，否认其他病史。

查体：颈部活动未见明显受限，压颈试验（－），椎间孔挤压试验（－），左侧臂丛神经牵拉试验（＋）。双上肢麻木，浅感觉减退，左侧明显。左侧肱二头肌腱反射减弱，右侧肱二、三头肌肌腱反射减弱，双侧跟腱反射减弱，右侧膝腱反射减弱。双侧霍夫曼征（＋）和罗索利莫征（＋）。舌红，苔黄厚腻，脉沉弦。

中医诊断：项痹，湿热蕴结证。

西医诊断：脊髓型颈椎病。

辨经筋：足太阳经筋、手阳明经筋、手少阳经筋。

选穴：第一次：双侧 C_4 夹脊穴、手三里穴

第二次：双侧 C_6 夹脊穴、阳池穴。

刺法：输刺、关刺及合谷刺。

【针刺操作】

治疗针具选用 BX-QH 0.5mm×40mm 规格岐黄针，针刺夹脊穴时，患者取俯卧位，局部常规消毒，快速飞针垂直刺破皮肤，针刺深度 0.8～1.2 寸，轻轻摆动针柄沿足太阳膀胱经筋循行方向，即与身体纵轴方向成 15°～30° 行合谷刺，然后迅速出针，用消毒干棉球按压针孔约 30 秒。由于颈部解剖的特点，针尖不一定触及横突的位置，在初学或者用针不熟练时，切勿强求抵触硬物感，以患者有针感为度即可，切不可针刺过深，以免给患者造成损伤。

针刺手三里穴时，患者取仰卧位，消毒穴位局部皮肤，针刺深度 0.8～1.2 寸，轻轻摆动针柄沿手阳明

大肠经筋循行方向，即身体纵轴方向成 15°～30° 行合谷刺，然后迅速出针，用消毒干棉球按压针孔约 30 秒。然后拔罐 5～10 分钟，带罐活动。

二诊时患者诉经第一次治疗后肢体麻痹症状大部分消失，双下肢踩棉花感消失，仅遗留左手感觉迟钝，如有隔层薄胶膜。取穴：C_6 夹脊穴、阳池穴。C_6 夹脊穴操作手法同上，阳池穴采用平刺，进针深度约 1 寸。治疗结束后，患者诉肢体麻痹感消失，行走时无明显不适感。

【岐黄针疗法三部法】

传统医学并无"脊髓型颈椎病"这一病名，多归属于中医学"项强""痹证""骨痹"等疾病范畴，多因先天禀赋不足，经脉空虚，后天久劳，外伤，感受风、寒、湿邪，使气血阻滞、不通则痛，加之外合邪导致筋络瘀阻，筋骨失养，固有颈项疼痛、活动受限等表现。

患者颈部疼痛主要位于颈后部，涉及的经筋主要为太阳经、督脉，三阳经皆从大椎处汇于督脉，因此出现上肢症状以手三阳经为主，下肢则为足太阳经筋所及。选穴方面，夹脊穴为经外奇穴，其通于膀胱经与督脉，可通利两筋。手三里穴为手阳明经穴，因阳明经多气多血，其穴又为气交之分，故可调人体上下至中之气，同时，也是手阳明、手少阳经筋交会处，针刺此穴可治手臂不可屈伸。阳池乃手少阳、阳明之阳气汇聚成池、溪之处，阳气柔，则养筋，若此处阳气疏散不及，则肘臂不举，臂腕疼痛难用，针刺此穴可使阳气周流不息，臂、肘、腕可用。

【调养防护】

首先诊断为脊髓型颈椎病的患者需要避免受到颈部的暴力冲击，以免出现严重的脊髓损伤，要嘱患者注意不可大范围、迅速活动颈部，更不可随意去非正规医疗场所进行"正骨、按摩"，以免加重病情。对于针刺治疗效果不佳，或严重者仍然需要进行骨科手术治疗。可以在专业康复医师的指导下行小重量牵引及后颈、枕部肌肉的负重训练。日常生活需要注意改掉久坐沙发、长期低头伏案等不良习惯，以保持脊柱的稳定性。

患者年过七旬，天癸将竭，脾失温煦，运化失职，岭南湿热之邪蕴之，结于经脉、颈筋，不通而痛，因而患者在平日应当注意少进肥甘之味，避于潮湿之地，免受空调之寒。

（五）枢椎不稳

医案（贺君）

患者余某，女，34岁，因"颈部疼痛伴头晕1个月"前来我院颈腰关节痛症门诊就诊。

患者 2018 年 8 月无明显诱因出现颈部疼痛，疼痛位于颈后两侧，转颈稍有困难，自觉右手稍乏力，活动后加重，休息后未见明显缓解，遂前来我院门诊就诊。查体：右手精细动作受限，握力稍减退，$C_{2\sim4}$棘突旁压痛（＋），双侧霍夫曼征征（＋），舌淡暗，苔薄白，脉弦细。予完善颈椎张口位、正侧位及动力位片。可见：游离齿状突，寰枢椎关节不稳。详细追问病史，患者于 9 岁练习芭蕾舞时，曾有头部着地的外伤史，后一直反复有颈部疼痛不适及头晕感，未予明显重视，近期工作繁忙，遂感觉症状加重不能缓解，前来治疗。否认其他病史。

中医诊断：项痹，气滞血瘀证。

西医诊断：寰枢椎不稳。

辨经筋：手少阳经筋。

选穴：双侧天牖穴。

刺法：输刺、合谷刺。

【针刺操作】

患者俯卧位后姿势固定，天牖穴位于乳突后下方，平下颌角，胸锁乳突肌的后缘，标记定位后，局部皮肤安尔碘消毒，用左手探穴，明确进针的角度和方向，选用 BX-QH 0.5mm×40mm 规格岐黄针，飞针法进针 0.5～0.8 寸，然后轻轻摆动针柄沿手少阳三焦经筋循行方向，即身体纵轴方向成 15°～30° 行合谷刺，然后迅速出针，用消毒干棉球按压针孔约 30 秒。然后拔罐 5~10 分钟，带罐活动。

操作过程中，留意针管是否有回血，患者是否有疼痛不适，及时调整进针方向，出针后按压针孔，防止迟发性出血导致局部血肿。操作时手法宜轻、快，注意针刺角度及深度，切忌反复提插，以免发生针刺意外。

2 周后患者复诊，患者左右转头基本已无疼痛，现于抬头、低头时稍有疼痛不适，考虑患者少阳颈筋已顺，但病邪随经传入督脉，使举头不利，予选用颈 2 夹脊穴，第二次岐黄针治疗后，患者自诉颈部疼痛感已经消失，右手握力已恢复正常。

3 个月后进行电话随访，患者已正常上班，未诉特殊不适。

【岐黄针疗法三部法】

传统医学并无"寰枢椎不稳"这一病名，根据患者临床症状的不同，可归属至中医学"项强""痹证""骨痹"等疾病范畴，本患者为外伤挫伤，筋骨错缝，加之工作久劳、感受风寒湿邪等，使气血阻滞，不通则痛。

患者颈部不适问题主要位于颈后两侧，涉及的经筋主要为督脉与少阳经筋。患者有外伤病史，为骨挫伤，筋肉错缝，则选用输刺与合谷刺。天牖穴，隶属手少阳三焦经，是手少阳在颈侧部的颈筋点，该穴当乳突的后下方，平下颌角，胸锁乳突肌的后缘。有清利头窍之意。此穴在颈，其位高，有天之象，位居颈旁，如宫室之旁窗，故喻名天牖，能开通耳目壅塞之气。

【调养防护】

寰椎关节不稳经过针灸治疗后有望恢复原有位置，患者经治疗后症状好转，但无后续影像学检查支持，需要嘱患者治疗后的一段时间内佩戴颈托固定，防止不稳情况加重，并配合轻重量的颈部牵引，及进行适当的颈部锻炼，避免大范围活动颈部，注意颈部肌肉的保暖。

患者起病缘于暴力外伤致使的骨错缝、筋出槽，但不可忽略外邪致病之因，患者工作须长期伏案，并可能在空调房之内，需要注意勿久坐而伤于肉，致肌肉无力，筋骨再次错缝出槽；勿汗出当寒风，寒主收引且伤阳气，致使卫气虚而经脉阻滞，再次发病。

（六）颈椎挥鞭伤

医案（廖穆熙）

黄某，女，36岁，因"头晕3天"就诊。患者3天前白天外出坐公交低头看手机时，突然遇到司机急刹车，身体上半身突发向前倾斜，当时出现颈部的轻度疼痛僵硬不适，无明显头晕、头痛，未重视处理，晚上颈部疼痛僵硬症状加重，并出现头晕不适，有恶心欲呕感，无明显头痛，无四肢乏力。自行外用膏药、到外院诊所进行诊治，行针灸、理疗等治疗，自觉症状加重，遂至岐黄针门诊治疗。接诊时症见：神清，精神略显疲倦，诉头晕，昏沉感，轻度天旋地转感，左右转头时症状加重，无头痛，无四肢乏力，无视物模糊等明显不适，纳一般，睡眠稍差，二便正常。

查体及辅助检查：颈椎生理曲度稍变直，颈椎棘突及旁压痛明显，颈部肌群僵硬，转颈试验（＋）、双侧臂丛神经牵拉试验实验（－），叩顶试验（＋），四肢肌力、肌张力正常，病理征（－）。舌淡暗，苔薄白，脉弦。颈椎 X 光检查：寰枢关节间歇不对称，考虑寰枢关节不稳，颈椎退行性变。

中医诊断：眩晕，气滞血瘀证。

西医诊断：颈椎挥鞭伤、寰枢关节不稳。

辨经筋：足太阳经筋。

选穴：双侧 C_4 夹脊穴。

刺法：合谷刺。

【针刺操作】

取穴：患者取俯卧位，注意将额头用枕具垫起，尽可能保持颈部的原有生理曲度，即肌肉处于放松状态。局部常规消毒，选用 BX-QH 0.5mm×40mm 规格岐黄针，飞针快速刺入皮下，进针深度 0.8～1.2 寸，然后轻轻摆动针柄沿足太阳膀胱经筋循行方向，即身体纵轴方向成 15°～30° 行合谷刺，然后迅速出针，用消毒干棉球按压针孔约 30 秒。然后拔罐 5～10 分钟，带罐活动。

针毕患者自诉头晕症状明显缓解，程度较前减轻 90%，颈肩部酸胀疼痛感消失，基本恢复。治疗后查体：颈椎生理曲度正常存在，轻度棘突及旁压痛不明显，颈部肌群较前明显松弛，转颈试验（－），双侧臂丛神经牵拉试验（－），叩顶试验（－），四肢肌力、肌张力正常，病理征（－）。

【岐黄针疗法三部法】

挥鞭伤是指由后方或侧方撞击所致的颈部加速减速机制所造成的骨或软组织损伤，临床上最常见的症状主要为颈痛和头痛，多数患者可出现颈部肌肉痉挛和颈椎活动受限，这些症状多在 1～2 周内缓解。传统医学并无该病名，可根据患者的临床表现，与"眩晕""头痛""痹病"相对应。

岐黄针疗法一辨于筋。足太阳经筋上夹脊上项，其支结于枕骨，其筋病则项筋急，太阳筋伤于暴力扭挫，筋结于后颈部，故患者有颈部疼痛不适；二取于结。患者左右转枢不利，其结在颈项，C_4 夹脊穴处当为 C_7 节骨之中，选此穴可上通于巅入脑，下接与少阳司转颈，使经筋得舒，清窍得养，则诸症自去。三责于刺法。

患者病程较短，起病较急，其病肉出槽，故选合谷刺应之即可。

【调养防护】

关于挥鞭伤的治疗，目前尚无一致意见。鉴于绝大多数患者临床症状较轻，一般可选择非手术治疗的方法。主要是针对患者的疼痛尤其是颈痛症状，可以在急性期应使用颈托行局部制动并给予镇痛及肌肉松弛药物治疗，但应注意避免使用过硬的颈领以免重复颈椎过伸加重损伤。热疗、冷疗或高频电磁治疗对于缓解疼痛症状也有一定帮助。对于诊断清楚伴有颈椎间盘突出的颈脊髓损伤的患者，应尽早行手术治疗，其中颈前路手术为首选。

《素问·刺法论》道："正气存内，邪不可干。"本病预防意义远大于治疗意义，保持良好的生活工作习惯，避免长期伏案工作，劳逸结合减少颈部劳动强度，加强颈部肌肉锻炼，注意颈部保暖，维持颈部的稳定性，增加颈椎的缓冲能力，才能避免该病的发生。二则避其害。外出驾车或乘车必须佩戴安全带，使用颈部靠枕，不打瞌睡，不超速行驶，不在公共交通工具上长时间低头玩手机。

岐黄针疗法——颈椎疾病小结

作为一种中医外治方法，岐黄针疗法治疗颈部病变在临床实践中可重复性高，选穴少，疗程短，具有良好的疗效。

经筋结、聚、散、络于筋肉关节，有主司关节运动的功能，故而《素问·痿论》云："宗筋主束骨而利机关也"。岐黄针疗法治疗痛症疾病以经筋理论为依据，通常根据患者颈部疼痛部位而来辨别归属经筋，颈部由前往后分别分布手阳明经筋、手少阳经筋、足少阳经筋、手太阳经筋、足太阳经筋，且手足少阳和太阳经筋循行交错。掌握经筋分布范围，是准确辨经的关键。此外，结合《灵枢·根结》中开阖枢理论，也可为临床辨经思路提供依据。太阳为开，"开折则肉节渎而暴病起矣"；阳明为阖，"阖折则气无所止息而痿疾起矣"；少阳为枢，"枢折即骨繇而不安于地"。比如常见的落枕，可考虑太阳经，神经根型颈椎病的上肢麻木乏力可结合考虑阳明经等。

在临床实践中，岐黄针疗法根据穴位的特异性及经筋结聚的特点，总结提炼出了各经在颈部常用腧穴。比如足少阳经之风池穴、手少阳经之天髎穴；颈部的 C_4 夹脊穴、C_6 夹脊穴；以及伴随有上下肢症状时的不同配穴，如手三里、臂臑、膝阳关、飞扬等。临床上对于不同患者具体症状，上述穴位可灵活运用，比如同名经之风池穴偏于祛风散寒，而天牖穴偏于清利开窍，当颈椎病表现出头痛、头晕症状时，则可以根据患者不同辨证而选择适宜穴位。

合谷刺是岐黄针疗法中针刺手法的核心，合谷刺为针入分肉之间，《灵枢·官针》有云"已入分肉之间，则谷气出"，而谷气至而止，能够有效地疏通经络之气以达到协调气血运行的目的。各型颈椎病及不同颈部病变累及的五体结构不同，如椎动脉型、神经根型、脊髓型病变多由肌及骨，因此临床上需要根据具体情况结合输刺，从而达到并治效果，而发挥更好的临床疗效。

（杨　娟）

二、富贵包

医案（王澍欣）

彭某，女，42岁。2020年11月20日首诊。主诉"项部酸痛1个月余"。患者于1个月余前低头时间过长时出现项部疼痛，颈部后伸活动受限，低头久则症状加重，曾行推拿按摩，症状未有明显缓解，遂至我院针灸科门诊就诊，症见：患者神清，精神可，项部疼痛，颈部后伸活动受限，无上肢麻木，无头晕、头痛,无恶心、呕吐,纳眠可,二便调。舌淡红,苔薄白,脉细。

查体:颈椎生理曲度变直,后伸活动受限,臂丛神经牵拉试验(－),叩顶试验(－),大椎穴周围部可见一明显鼓包,横径10.5cm,竖径10cm,质软,无活动感。

辅助检查:2020年11月20日广州中医药大学第一附属医院颈椎X线示:颈椎生理弯曲变直,$C_{3\sim6}$椎体见不同程度增生。

中医诊断:项痹,气滞血瘀证。

西医诊断:上交叉综合征。

选穴:第一次治疗:大椎穴。

第二次治疗:C_4夹脊穴。

刺法:合谷刺、输刺。

【针刺操作】

患者取俯卧位,充分暴露项部,左手定位大椎穴,穴位局部皮肤常规消毒。选用BX-QH 0.5mm×50mm规格岐黄针,右手持针垂直刺入皮下,针刺深度约1寸,然后斜刺进针至1.5寸,轻轻摆动针柄沿身体横轴方向成15°～30°合谷刺,然后迅速出针,用消毒干棉球按压针孔约30秒。左手定位C_4夹脊穴,穴位局部皮肤常规消毒,右手持针垂直刺入皮下,针刺深度约40mm,针尖抵到C_4横突处,针下酸胀感明显时，轻轻摆动针柄沿身体纵轴方向成 15°～30°行合谷刺，然后迅速出针，用消毒干棉球按压针孔约 30 秒。

共治疗 2 次，每周 2 次。第一次治疗后，患者项部疼痛已消失，患者富贵包外观明显缩小，横径由 10.5cm 减少至 10cm，竖径由 10cm 减少至 8cm。第二次治疗后，患者项部疼痛无复发，活动较前明显好转，患者富贵包外观明显变扁，横径 10cm 无变化，竖径由 8cm 减少至 6.5cm。

【岐黄针疗法三步法】

背上部颈胸交界处在 C_7～T_1 椎体棘突处凸出的包块，质地或硬或软，就是常说的"富贵包"，主要表现为颈根部的大鼓起，是一种软组织脂肪化、增生现象，是不良姿势体态导致的结果。它影响患者的外观形象和颈椎的生理活动能力。虽然"富贵包"本身并未对颈部的大血管和神经造成直接压迫，但"富贵包"的出现，说明颈部软组织已经受到损伤，不加以注意，易发展为早期颈椎病。中医学对其无明确记载，但根据临床症状和体征，可归为"项痹"范畴。

痹病的病名，首见于《素问·痹论》："风寒湿三气杂至，合而为痹"，而颈项部为手足三阳经筋结聚之处，富贵包的形成应责之于风、寒、湿交结于颈项处，导致气血壅滞，不通则痛。大椎穴为督脉要穴，《针灸甲乙经》载："为三阳，督脉之会。"大椎穴是手足三阳经与督脉之交会穴，内可通行督脉，外可流走于三阳，除能调节本经经气外，还可以调节六经之阳。

颈夹脊始见于《素问·缪刺论》："邪客于足太阳之络，令人拘挛背急……数脊椎挟脊，疾按之，应手如痛，刺之傍三痏，立已。"该组穴位于颈部后正中线旁开 0.5 寸处，属经外奇穴，《实验针灸表明解剖学》中提到："当手指在中线从枕外隆突向下摸时，所遇到的第一骨性隆起是第 2 颈椎棘突"，第 2 颈椎棘突旁开 0.5 寸是第 2 颈夹脊穴，以此类推，颈 4、颈 6 夹脊穴在足太阳膀胱经与督脉之间，足太阳膀胱经及督脉的经气均能覆盖，针刺此处能调控二经，振奋阳气，疏通气血，通则不痛，另外足太阳、足少阳、足少阴经筋均循行此处，此处为多条经筋结聚散络，亦是经筋病灶易发的部位，所以针刺颈夹脊穴还能起到对诸筋调理的作用。

【调养防护】

如果"富贵包"只是单纯的颈后脂肪增厚，排除脂肪瘤或恶性病变，患者无须过度担心。但如果"富贵包"合并颈部不适，就要及时就医。日常生活中可以避免长时间低头姿势，调整电脑屏幕高度至与视线水平；同时也要注意颈部保暖，避免受寒，适当运动。

097

第 3 章 常见骨科疾病

三、肩背痛

（一）肩袖损伤

医案一（陈雨婷）

林某，女，43岁，2018年3月26日首诊。主诉"左肩关节疼痛伴活动受限2年余"。2年前因上肢活动时外展过度造成左肩关节疼痛伴活动受限，当时至当地医院就诊，经口服药物（具体不详）及运动训练等治疗，症状缓解不明显。2年来症状反复，均进行药物及功能锻炼等保守治疗，未行手术治疗。2018年1月至外院骨科就诊，结合症状，查体：左肩关节外展抗阻力试验（＋），左疼痛弧征（＋）及辅助检查（影像学报告见下）诊断为左肩袖损伤，经口服醋氯芬酸缓释片镇痛、硫酸氨基葡萄糖片营养软骨组织、外用活血止痛膏及针灸中频等综合治疗，左肩关节疼痛及活动受限较前稍缓解，但仍有疼痛及日常功能活动部分受限，现为进一步治疗，遂前来我处就诊。现症见：左肩关节疼痛，上举时疼痛加剧，上举及过头活动受限，左上肢过头活动时伴冈上肌牵扯疼痛，外展功能正常，肩关节力度减弱。纳眠可，二便正常。舌暗红，苔薄白，脉沉细弦。

查体及辅助检查：左肩峰下压痛（＋），左冈上肌压痛（＋），左肩关节外展抗阻力试验（＋），疼痛弧征（＋），局部无肿胀。

2018 年 1 月 14 日左肩关节 MRI 示：左肩关节退行性变；肱骨小结节骨内腱鞘囊肿；左冈上肌腱撕裂。

中医诊断：肩痹，气滞血瘀证。

西医诊断：肩袖损伤（左侧）。

辨经筋：手少阳经筋、手阳明经筋。

选穴：左侧肩髎穴、臂臑穴、肩前穴（经外奇穴）。

刺法：合谷刺、输刺。

【针刺操作】

患者右侧卧位，充分暴露左肩部，穴位局部皮肤常规消毒，选用规格为 BX-QH 0.5mm×40mm 岐黄针，右手用飞针法快速垂直刺入皮下。肩髎穴针刺深度 0.8～1.2 寸，局部有酸胀感，待针下有抵触或划过硬物感后，轻轻摆动针柄沿着肱骨干纵轴成 15°～30° 行合谷刺，即将针退出，出针后用消毒干棉球按压针孔约 30 秒。肩前穴针刺法同肩髎穴。针刺臂臑穴，局部有酸胀感，针尖抵达肱骨干，沿着身体纵轴成 15°～30° 方向做合谷刺，然后出针并用消毒干棉球按压针孔约 30 秒。配合治疗：针毕，局部配合岐黄罐运动治疗，嘱其主动反复做肩关节的外展、上举动作，活动时间 5～10 分钟。针后患者诉左肩关节疼痛及活动受限症状较前明显缓解，肩关节运动范围扩大，运动较前灵活，左上肢过头活动时牵扯疼痛感较前减轻，自感肩关节力度增加，反馈好转50%。

2018年4月2日第二次就诊，病史同前，现症见：左上肢上举至180°时，冈上肌仍有部分牵扯感不适，伴随上肢前臂外侧牵扯感。查体：左冈上肌轻度压痛（+），左三角肌止点压痛（+）。

穴位及操作方法：同上。针毕即诉冈上肌牵扯疼痛感消失，上臂外侧牵扯感较前明显缓解。1周后电话告知第二次岐黄针治疗后症状缓解较明显，上肢活动范围增加，上举时冈上肌牵扯感消失，日常活动不诱发疼痛，肩关节力度增加，左肩关节疼痛及功能明显改善。

医案二（陈振虎）

患者，女，65岁。主诉"右肩部疼痛1年余"。患者于2016年因肩部疼痛，于当地骨伤科医院求治，查MR示：右肩冈上肌腱前内侧缘全层原撕裂；右肩肩峰下三角肌滑囊炎；右肩关节退行性改变，右肱肌头骨质多发小囊变；右肩喙突下滑囊、肩胛下滑囊、关节囊内少量积液。诊断为肩袖损伤，于2016年12月13日行手术治疗。手术名称：右肩关节镜检+关节清理+肩峰成形术+肱二头肌肌腱切断+肩袖撕裂修复+锚钉内固定术。术后遗留右肩部疼痛、酸胀不适，外展、背伸和上举时易诱发。曾多次行针灸、理疗、康复等治疗后效果不理想来诊。

现症见：右肩关节疼痛、酸胀感明显，外展、背伸和上举时易诱发，酸痛以夜间为重，并向上臂放射，纳可、眠差，二便调，舌淡，苔白，脉弦细。

既往有低血压病、贫血、胆囊结石症、胃溃疡病史。

中医诊断：肩痹，气滞血瘀证。

西医诊断：肩袖损伤（右侧，术后）。

辨经筋：手足太阳经筋、手少阳经筋和手阳明经筋。

选穴：第一次：右侧肩前穴、肩髎穴。

第二次：右侧臂臑穴、天宗穴、C$_4$夹脊穴。

第三次：右侧肩髃穴、肩髎穴。

刺法：合谷刺和输刺。

【针刺操作】

患者取左卧位，充分暴露左肩部，穴位局部皮肤常规消毒，选用规格为 BX-QH 0.5mm×40mm 岐黄针，右手用飞针法快速垂直刺入皮下。肩髃、肩髎穴进针后，局部有酸胀感，待针下有抵触或划过硬物感后，轻轻摆动针柄沿着肱骨干纵轴方向成 15°～30° 行合谷刺，即将针退出，出针后用消毒干棉球按压针孔约 30 秒。针刺 C$_4$ 夹脊、臂臑穴，先直刺，进针深度 1.2～1.5 寸，患者针下酸胀感明显时，轻轻摆动针柄沿身体纵轴方向上下呈 15° 行合谷刺，然后出针并用消毒干棉球按压针孔约 30 秒。针刺天宗穴，先直刺，进针深度 0.8～1.2 寸，患者针下酸胀感明显时，轻轻摆动针柄沿肩关节方向和肩胛内角方向成 15° 行合谷刺，然后出针并用消毒干棉球按压针孔约 30 秒。加拔岐黄罐 5～10 分钟，嘱患者活动肢体。

患者针刺治疗后，自觉右肩部疼痛和酸胀感明显减轻，活动较前灵活。后继予 2 次岐黄针治疗，患者共治疗 3 次，隔日针刺 1 次，穴位处方见上，经针治 2 次后，疼痛及酸胀感基本消失，活动亦未见明显诱发疼痛。交代患者注意休息，并进行肩部的保暖。

针刺天宗穴注意事项：

天宗穴位于肩胛区，肩胛冈中点与肩胛骨下角连线上 1/3 与下 2/3 交点凹陷中。针刺时应当根据患者的体质胖瘦，掌握进针深度，不能针刺过深，遇到阻力不可强行针刺。针刺天宗穴时，先直刺，深度为 0.5～1 寸，后轻轻摆动针柄沿肩关节方向和肩胛内角方向行合谷刺即可。

（二）肩关节痛

医案一（王澍欣）

患者，男，35 岁，因"左肩部疼痛 2 个月余，加重 1 天"来诊。患者于 2019 年 10 月，因抬重物后，出现双肩疼痛，自行擦扶他林后右肩疼痛缓解，但左肩疼痛只减轻一点，逐渐出现左肩活动受限。1 天前因做爬墙锻炼用力过度致左肩疼痛伴活动受限加重。为求治疗，于2019年12月20日就诊于我院针灸门诊。

症见：患者神清，精神可，左肩关节疼痛明显，以刺痛为主，夜间尤甚。患者既往体健，否认其他病史。

查体：左侧肩关节外展120°、上举130°时活动受限并伴有疼痛，背伸到L_4棘突时出现疼痛，纳可，眠差，二便调。舌暗，苔薄白，脉细涩。

中医诊断：肩痹，气滞血瘀证。

西医诊断：肩关节痛（冻结肩）。

辨经筋：手太阳经筋、手阳明经筋和手少阳经筋。

选穴：第一次：左侧天宗、肩髃、肩髎。

第二次：左侧肩前、肩贞。

刺法：合谷刺和输刺。

【针刺操作】

患者取右侧卧位，上述穴位定好后，局部常规消毒，取BX-QH 0.5mm×50mm规格岐黄针，以飞针手法快速刺入皮下，先直刺，深度0.8～1.2寸，天宗穴、肩髎穴、肩髃穴可适当用针尖轻抵骨面，患者局部酸胀感明显时，轻轻摆动针柄沿着肱骨干或身体纵轴方向成15°～30°行合谷刺，然后出针。出针后按压针孔片刻。加拔岐黄罐5～10分钟，嘱患者活动肢体。

患者第一次针刺治疗后，自觉左肩部疼痛和酸胀感明显减轻，活动受限也基本消失。一周后复诊，疼痛和活动受限也基本消失，继续予岐黄针针刺两个穴位，穴位处方见上。第三周患者无复诊，经电话随访，患者已无症状，临床治愈。

医案二（王叶青）

曹某，女，82岁，因"右肩关节疼痛并活动受限1个月余"来诊。1个月余前患者不慎受凉后出现右侧肩关节疼痛不适，初起无活动受限，未引起重视，自行贴膏药治疗，情况未改善反而出现活动受限，曾于其他科室口服活血通络药物并继续外用止痛膏、外涂扶他林软膏治疗，症状未见明显好转，现症见：神清，精神可，右肩关节疼痛伴活动受限，伴颈部僵硬酸痛和右上肢麻木，穿衣梳头困难，夜间肩痛致醒，难安睡，无肢体无力或头晕、头痛，纳可，二便调。

既往史：有高血压病、冠心病病史，规律服药。

查体：颈椎生理曲度变直，颈部肌肉紧张，$C_{3\sim5}$横突处压痛明显；右肩关节周围肌肉无萎缩，肩前喙突处、肩髃穴、肩髎穴处压痛明显，上举约70°时伸肘受限，外展约80°，旋后屈肘摸背及L_4棘突水平，旋前难以触及左肩外侧。舌淡红，伴瘀点边齿印，苔薄白，脉弦滑。

中医诊断：肩痹，肝肾亏虚证、寒瘀阻络证。

西医诊断：肩关节周围炎。

辨经筋：手太阳经筋、手阳明经筋和手少阳经筋。

选穴：第一次：右侧肩前、肩髎、天髎、手三里。

第二次：左侧肩前、肩贞。

刺法：合谷刺和输刺。

【针刺操作】

患者取平卧位，局部常规消毒，左手食或中指揣按穴位以确定进针点，针具选取 BX-QH 0.5mm×50mm 规格岐黄针，快速进针法进针，肩前穴垂直进针约 0.8～1.2 寸，轻摇针柄并沿躯干纵轴成 15° 行合谷刺，然后快速出针，用无菌干棉球按压 30 秒；然后取俯卧位，肩髎穴垂直皮肤进针后，缓慢进至肩峰与肱骨头间隙，针 0.8～1.2 寸，然后沿肱骨纵轴成 15°～30° 行合谷刺，然后快速出针，用无菌干棉球按压 30 秒；天髎穴垂直进针，进针 0.8～1.2 寸，然后沿身体纵轴成 15°～30° 行合谷刺，然后快速出针，用无菌干棉球按压 30 秒。手三里穴常规合谷刺。针毕自觉改善，予局部拔岐黄罐 10 分钟。治疗结束时右肩关节疼痛及活动范围明显改善。并予服中药当归四逆汤加减巩固治疗。

2020 年 4 月 23 日复诊，夜间肩痛已不影响睡眠，肩关节活动范围较上次治疗后无反弹，已能梳头和触碰左肩，右臂旋后摸背与左臂同水平，仍觉上肢麻木感，且出现右上肢上举 100°～120° 疼痛弧。取左侧肩前、肩贞。针毕继续配合局部拔岐黄罐，肩痛继续减轻。

2020 年 4 月 30 日三诊，肩痛基本消失，偶出现疼痛现象。

医案三（张昆）

刘某，女，68 岁，体型偏胖，主因"反复左侧肩背痛 10 余年，加重半月"来诊。患者 10 年前因劳累致左侧肩背部疼痛，休息及理疗后好转，半月前因照顾小孩劳累致疼痛明显加重，以左侧肩背部疼痛为主，可牵扯到左侧上臂，夜间难以入睡，到我院骨科就诊，考虑肩背部筋膜炎，予止痛、缓解肌肉痉挛、止痛膏外敷等治疗 1 周，症状缓解不明显，现到我科就诊。症见：患者神清，精神可，左侧肩背痛，左上肢前屈上举时疼痛加重，无明显活动受限，无上肢放射痛，纳眠差，二便正常。患者既往体健，否认其他病史。

查体：$C_{5\sim6}$ 棘突左侧，肩胛上角，$T_{3\sim5}$ 棘突左侧，左侧肘关节压痛（＋＋）。舌淡暗，有齿痕，苔薄，脉沉弦。

中医诊断：肩痹，气滞血瘀证。

西医诊断：肩背筋膜炎。

辨经筋：手足太阳经筋、手少阳经筋和手阳明经筋。

取穴：第一次：左侧 C_6 夹脊、厥阴俞、天宗穴。

第二次：左侧肩井、肩贞穴、手三里穴。

刺法：输刺、合谷刺。

【针刺操作】

患者取俯卧位，充分暴露肩背部，左手循经探穴，定穴位所在部位（寻找经筋缝隙之间为佳），穴位局部皮肤常规消毒。选用规格为 BX-QH 0.5mm×50mm 规格岐黄针，右手持针垂直皮肤飞针快速进入皮下，根据患者体质胖瘦进行输刺，针刺深度 0.8～1.2 寸直达骨面，患者可出现酸胀感，然后轻轻摆动针柄沿身体纵轴方向成 15°～30° 行合谷刺。最后迅速出针，使用消毒干棉球按压针孔 30 秒，以避免出血。随后加拔岐黄罐，嘱其带罐活动 10 分钟。

第一次治疗后当时患者感觉疼痛明显缓解约 50%。第二次治疗后当时患者感觉疼痛明显缓解约 80%，仅按压时有疼痛，正常活动基本无不适感。嘱其注意休息，尽量避免过度劳累，适当锻炼，如有不适，及时复诊。1 周后电话随访，患者无明显不适。

【岐黄针疗法三部法】

肩袖损伤以及肩关节痛在中医学中以"肩痹""筋伤"等名而记载。《素问·痹论》认为："风寒湿三气杂至，合而为痹也。"据患者临床症状的不同，可归属至中医学"痹证""肩部筋伤"范畴，肩袖损伤好发于中老年人，以冈上肌撕裂、肩峰－三角肌下滑囊积液最为常见。肩关节痛则多见于肩关节周围炎的系列疾病中。肩痛或为外伤致筋肉劳损所致；或为风、寒、湿邪侵袭经络，气血痹阻而致；或为年老体衰、肝肾不足、筋骨失养所致。

岐黄针疗法临床分三步：第一步辨经筋，第二步选穴，第三步论刺法。患者均以肩部疼痛、活动受限为主，病变部位较局限，刺激肩周局部穴位可以使肩部周围经气流动，促使血液流通，通过针的刺入能直达病灶，有疏经通络、行气活血之效。按照经筋循行当归属于手三阳经筋，依据经筋循行同时结合穴位主治作用的共同点——近治作用，故选择手少阳经筋、手太阳经筋和手阳明经筋的肩髎穴、天宗穴、臂臑穴及经外奇穴肩前穴等，以疏通局部经络气血，促进局部气血运行以达到气血通而病痛止的效果，对缓解肩部疼痛具有很好的疗效。岐黄针治疗肩袖损伤：主穴选用肩前、肩髎、肩髃、臂臑、肩贞、天宗穴；临床根据患者伴随症状不同而辨经增减穴位。

肩贞、肩髃、肩髎三穴统称为"肩三针"，此三穴均位于肩周，是局部选穴，强调的是"腧穴所在，主治所及"原理。肩贞为手太阳经腧穴，肩髎为手少阳经腧穴，三阳合并，增强其温通经络之效，且肩三针分别位于肩峰前下方、后方、后下方，针刺腧穴可以起到舒筋活血、通络止痛的作用。天宗穴位于冈下窝中冈下肌上，《针灸甲乙经》曰："肩重，肘臂痛，不可举，天宗主之"，该穴是治疗肩周疼痛及肩痛不举的要穴。肩前穴为经外奇穴，是岐黄针创始人陈振虎教授治疗肩关节痛的经验穴，主治肩痛不举、上肢瘫痪

或麻痹、肩凝症、肩背痛等，对治疗肩关节疼痛尤其是背伸功能受限具有很好的疗效，

临床上肩痛患者有急性期和慢性期，急性期患者以疼痛为主，多病在分肉，可选合谷刺以疏通分肉经气。慢性期患者疼痛时间长而痛势缓，伴有肩关节功能活动受限，多病及骨肉，临床可输刺结合合谷刺。

【调养防护】

肩痛患者主要表现为肩关节功能障碍及肩周疼痛的症状，如果针对此病没有给予及时有效的治疗，在一定程度上会影响患者的肩关节运动，严重者会造成继发性关节痉挛等情况，对患者的生活质量造成了严重的影响，危害患者的身体健康。

在养护方面，首先应该注意肩部的保暖，尤其避免夜间着凉；同时避免患侧提拉重物，如冻结肩的患者可在医师指导下进行肩关节功能训练，自行锻炼时应动作缓慢，切不可用蛮力、暴力，避免二次受伤。另外，对于反复肩背部疼痛且治疗疗效不满意的病患，应提高警惕，注意与内科疾患相鉴别，避免漏诊、误诊的发生。

对肩袖损伤患者进行日常宣教，指导自我康复训练，如钟摆运动：肩关节在可控的范围内进行来回地摆动；自我被动运动：用健手带动患手做肩屈曲运动，患手不用力。应注意，所有动作均要避免引起疼痛。夜间患手

用枕头适度垫高也有利于肩关节康复，简单易行。

岐黄针疗法——肩部疼痛疾病小结

中医古代医籍中关于此类肩痛病证的论述颇多，多以肩部症状出现于各论著之中，如《黄帝内经》就有"肩似脱"描述，还有"肩痛""肩不举"等表现记载。晋代皇甫谧《针灸甲乙经》明确提出"肩痛"之名。王执中在《针灸资生经》首次提出了"肩痹"。现代娄多峰《痹证治验》以"肩部痹证"对肩痛、肩背痛、肩臂痛、肩胛痛等统称，规范本病。

肩痹多因"虚、邪、瘀"所致，肩部经脉痹阻，筋骨失养是基本病机。肩部的经筋按照由里到外分布的顺序分别是：手太阴经筋、手阳明经筋、手少阳经筋、手太阳经筋、足太阳经筋。其中手三阳经由手到肩上颈至头面，故由肩涉及颈、背、臂的病证多与手三阳经相关。

对于肩痹病，除了根据疼痛的部位辨经选穴外，还应配合查体，同样是肩不举，阳明经筋与太阳经筋所主不同，阳明经循行部位是肩关节及上肢外侧，主关节外展及外展上举，可选肩髃穴；太阳经分布于肩关节后侧及肩胛部，包括足太阳及手太阳经筋，且与少阳经合，主肩关节的前屈上举及内收，受限时可选肩髎穴；若是腋后侧疼痛或是后伸受限，属肩关节前侧病变，涉及手太阴经筋，可取肩前穴。

部分患者除肩痛及活动受限以外，还伴有背部肩胛处的疼痛，所谓"绕肩胛引颈而痛"，可辨太阳经筋病证，予厥阴俞及颈部夹脊穴治疗。若伴有上肢的麻木疼痛，则相应增加局部选穴，如上臂外侧的麻木疼痛可选取臂臑穴，若疼痛放射至前臂外侧，则可以选取手三里穴。临症当根据患者具体情况进行辨证加减。

（钟默默）

四、腰痛

（一）急性腰扭伤

医案一（张昆）

刘某，女，40岁。2019年12月4日首诊。主诉"右侧腰部疼痛伴活动受限3小时"。患者3小时前骑自行车上班时觉腰部发凉伴轻微疼痛，上班坐久后疼痛明显加重伴活动受限，由同事推着轮椅送来就诊，就诊时症见：弯腰不能，腰部稍用力则疼痛明显加重，疼痛牵扯到腰骶部，无双下肢麻木及放射疼痛等不适，二便正常。

查体：腰肌紧张，右侧腰肌压痛明显，活动受限，因疼痛明显直腿抬高试验未查。舌红，苔薄白，脉弦。

中医诊断：腰痹，气滞血瘀证。

西医诊断：急性腰扭伤。

辨经筋：足太阳经筋。

选穴：双侧气海俞、次髎穴。

刺法：合谷刺。

【针刺操作】

患者取俯卧位，充分暴露腰部，左手定位气海俞，穴位局部皮肤常规消毒，选用规格为 BX-QH 0.5mm×40mm 岐黄针，右手持针垂直刺入皮下，针刺深度 0.8~1.2 寸，轻轻摆动针柄沿足太阳膀胱经筋循行方向，即身体纵轴方向成 15°~30° 行合谷刺，然后迅速出针，用消毒干棉球按压针孔约 30 秒；左手定位次髎穴，右手持针垂直刺入皮下，针刺深度 0.8~1.2 寸，轻轻摆动针柄沿足太阳膀胱经筋循行方向，即身体纵轴方向成 15°~30° 行合谷刺，然后迅速出针，用消毒干棉球按压针孔约 30 秒。然后拔岐黄罐 5~10 分钟，带罐活动。

第一次治疗后疼痛明显好转，自行走路返回科室，2 天后复诊腰部稍有酸痛不适，予温针灸巩固一次临床治愈。

医案二（陈雨婷）

易某,男,36 岁,2018 年 5 月 4 日首诊。主诉"扭伤致左侧腰部疼痛伴活动受限 1 小时"。患者 1 小时前因搬重物后致左侧腰部疼痛,无法正常行走,需在家人搀扶下缓慢行走,弯腰活动明显受限,立即至我院就诊,就诊时症见:左侧腰部疼痛,疼痛较剧烈,弯腰及行走活动明显受限,无双下肢麻木及疼痛等不适,二便正常。

查体:腰肌紧张,左侧腰肌压痛明显,活动受限。舌红,苔薄白,脉弦。

辅助检查:腰椎 DR 显示①考虑 L_5 椎弓峡部崩裂并 L_5 向前 I 度滑脱;② $L_5 \sim S_1$ 椎间盘变性,建议进一步检查;③ S_1 先天性隐裂。

中医诊断:腰痹,气滞血瘀证。

西医诊断:急性腰扭伤。

辨经筋:足太阳经筋。

选穴:左侧气海俞。

刺法:合谷刺。

【针刺操作】

患者取俯卧位,充分暴露腰部,左手定位气海俞,穴位局部皮肤常规消毒,选用规格为 0.5mm × 40mm 岐黄针,右手持针垂直刺入皮下,针刺深度 0.8～1.2 寸,轻轻摆动针柄沿身体纵轴方向成 15°～30° 行合谷刺,然后迅速出针，用消毒干棉球按压针孔约 30 秒。然后拔岐黄罐 5～10 分钟，带罐活动。

针毕患者诉疼痛及活动受限明显缓解，可以独立正常行走及弯腰活动不受限。患者对该岐黄针疗法的疗效直呼神奇，称赞不已。

医案三（张昆）

孙某，男，32 岁，2020 年 7 月 22 日初诊。主诉"右侧腰部疼痛伴活动受限 3 天"。患者 3 天前不慎扭伤，行推拿治疗后症状加重，遂到我科就诊，就诊时症见：弯腰时疼痛不明显，但挺直腰时不能耐受，疼痛明显，后仰相同，无双下肢麻木及疼痛等不适，二便正常。

查体：腰肌紧张，右侧腰肌压痛明显，活动受限。舌红，苔薄白，脉弦。

中医诊断：腰痹，气滞血瘀证。

西医诊断：急性腰扭伤。

辨经筋：足太阳经经筋。

选穴：气海俞（右侧）。

刺法：合谷刺。

【针刺操作】

患者取俯卧位，充分暴露腰部，定位气海俞，穴位局部皮肤常规消毒，选用规格为 0.5mm×40mm 岐黄针，右手持针垂直刺入皮下，针刺深度 0.8～1.2 寸，轻轻摆动针柄沿足太阳膀胱经筋循行方向，即身体纵轴方向成 15°～30° 行合谷刺，然后迅速出针，用消毒干棉球按压针孔约 30 秒。然后拔岐黄罐 5～10 分钟，带灌活动。

针毕患者疼痛及活动受限明显缓解，2 天后随访无不适，已痊愈。

【岐黄针疗法三部法】

传统医学并无"急性腰扭伤"这一病名，根据患者临床症状的不同，可归属至中医学"痹证""腰痛""背痛"等范畴。多由跌扑闪挫，伤及经脉而致瘀血内阻，局部筋脉气血不通所致。

案一：患者的疼痛以右侧腰部为主，按照经筋循行当归属于足太阳膀胱经筋，故依据经筋循行同时结合穴位近治作用，选择足太阳膀胱经气海俞、次髎穴以疏通局部经络气血，促进局部气血运行以达到气血通而病痛止的效果。这位患者就诊时疼痛非常明显，虽然右侧疼痛为主，但是会有左侧牵扯痛，因此笔者在选穴上面比较犹豫，后面还是多选了左侧的气海俞，治疗后患者效果很明显，笔者思考不选用左侧气海俞应该也会有同样的效果，因为左侧疼痛很可能是假象，却让患者多挨了一针，提醒笔者取穴一定要精准，写下这段话以自勉。

案二：患者的疼痛以左侧腰部为主，按照经筋循行当归属于足太阳膀胱经筋，故选择足太阳膀胱经气海俞。

案三：患者的疼痛以右侧腰部为主，按照经筋循行当归属于足太阳膀胱经筋，故选择足太阳膀胱经气海俞。

岐黄针治疗急性腰扭伤：主穴选用气海俞、次髎穴、腰阳关；临床根据患者伴随症状不同而辨经增减穴位。气海俞位于第三腰椎棘突下旁开1.5寸，归属于足太阳膀胱经。足太阳膀胱经循行有"挟脊抵腰中"的特点，该穴具有行气补气、通络止痛之效；次髎穴位于下腰部，位于第2骶后孔中，当髂后上棘内下方，归属于足太阳膀胱经。《针灸甲乙经》："腰痛不可俯仰，次髎主之。"该穴具有理气活血、通络止痛之效；腰阳关在脊柱区，位于第4腰椎棘突下凹陷中，归属于督脉，督脉之要穴，腰腿运动之枢纽，腰阳关能使经气上下贯通，阳气通达之效。

根据急性腰扭伤发展过程，本病在腰部多病及骨肉，所以气海俞、次髎穴、腰阳关多采用输刺结合合谷刺方法。

【调养防护】

案一女性患者，寒冷外邪侵袭致经脉不通，不通则痛，因此患者应当注意腰部保暖，谨防腰部再次受凉；患者为女性，建议穿鞋高低应适中，同时避免久坐、久站、久行及久卧，不随意使用突然弯腰取物或站起等影响脊柱内外力学均衡的爆发力。

案二男性患者，因腰部受力不均，负重搬重物后，致腰部筋骨受损，经脉受损，致经脉气血运行不畅，气滞则血瘀，不通则痛，因此患者应当注意卧硬板床，枕头高低适宜，睡姿优雅，维持人体正常脊柱S形的生理弯曲度，避免再次过度负重；患者疼痛较剧烈，活动明显受限，因此可耐心地向患者告知本病的病因、治疗方法、疗程及疗效等情况，及时安抚患者因疼痛刺激而产生的烦躁及焦虑等心理状况。

案三男性患者，扭伤致经脉经筋气血失和，瘀血留滞于腰部，致不通则痛，因此患者应该注意避免剧烈运动，注意休息，疼痛缓解后可在医生的指导下适当进行腰背肌功能锻炼，如五点支撑法、三点支撑法、四点支撑法等，每日2次，每次15～25分钟，饮食上可以适当配合使用木耳、山楂等活血化瘀之品。

（二）第三腰椎横突综合征

医案（贺君）

李某，男，45岁，因"左侧腰肋部疼痛3年，加重3个月余"来诊。患者3年前无明显诱因出现左侧腰肋部疼痛，早期为间断发作，平卧位及坐立时间长时均可出现，站立活动后略减轻，但时间长后症状加重。疼痛性质为酸胀痛，口服非甾体解热镇痛药有效，但停药后症状反复出现。曾在当地医院接受针灸、按摩及物理治疗，症状可减轻。近3个月工作劳累，症状加重，左侧腰肋部疼痛持续存在，弯腰时可诱发，影响休息和睡眠。既往体健，否认其他病史。

查体：双侧下肢皮肤、色泽、温度正常，动脉搏动良好。双下肢肌力正常，痛觉、温度觉对称灵敏。双侧膝腱反射（＋＋），双侧拉塞格征（－），双侧4字征（－），左侧腰背肌略紧张，第三腰椎横突水平椎旁两侧压痛（＋）；病理征（－）。舌淡，苔薄，脉弦细。

辅助检查：腰椎正侧位片：轻度退行性改变，腰椎生理曲度略直，椎体边缘轻度骨质增生。腰椎磁共振成像（MRI）示：腰椎间盘轻度退行性改变，$L_3 \sim S_1$ 椎间盘轻度膨出，椎间孔无狭窄。

中医诊断：腰痹，气虚血瘀证。

西医诊断：L_3 横突综合征。

辨经筋：足太阳经筋。

选穴：双侧气海俞。

刺法：合谷刺。

【针刺操作】

患者取俯卧位，针具选取 BX-QH 0.5mm×50mm 规格岐黄针，定位气海俞，局部常规消毒，快速飞针垂直刺破皮肤，深度 0.8～1.2 寸，轻轻摆动针柄沿足太阳膀胱经筋循行方向，即身体纵轴方向成 15°～30° 行合谷刺，然后迅速出针，用消毒干棉球按压针孔约 30 秒。然后拔岐黄罐 5～10 分钟，带罐活动。

出罐后患者诉疼痛已完全消失。

【岐黄针疗法三部法】

"L_3 横突综合征"是指由于 L_3 横突过长或不对称，使其腰部用力不均，致局部筋膜或肌肉出现痉挛或劳损，当突然用力不当时，横突处肌肉或韧带撕裂损伤，出现充血水肿、无菌性炎症。结合症状，可归属中医学"腰痹病"范畴。

L_3 是腰椎活动中心，站立位时位于腰椎生理前凸的顶点，伏案坐位时，腰椎生理前凸改变为后凸，L_3 是后凸的顶点，承受的拉力最大，此时筋肉变薄，最易受邪，病邪由表入里，日久伤筋，故弯腰时会诱发疼痛加重，而此筋正属太阳经筋。患者痛处固定，并未向周围或四肢放射，故仅选择局部穴位气海俞穴进行针刺。气海俞位于 L_3 棘突下，后正中线旁开 1.5 寸，与腹部气海穴相平相对，是腰背部经气深聚之地，若此处因受邪而气血凝滞不通，则腰痛不可俯仰，针刺此穴可使腰部气血周行而不殆。

【调养防护】

"三分治七分养。"现患者的腰痛明显好转，但本病起于患者长期不良坐姿，故临床医师应当对此类患者进行重点临床宣教，嘱其平素应避免长时间保持坐位及伏案工作。患者可在康复医师指导下进行腰部肌群力量训练，但应避免大幅度活动腰部，避免弯腰搬动重物，同时注意腰部保暖，负重状态建议予护腰固定。

（三）腰椎不稳症

医案（贺君）

莫某，女，28岁，因"腰痛半年余"来诊。患者半年前搬重物后自觉腰部疼痛，弯腰受限，外用跌打药膏及休息后疼痛缓解，但仍自觉腰部肌肉不适，曾于东莞当地医院行理疗及针灸治疗十余次，治疗后自觉缓解，但仍反复发作，不能久坐、久站，开车后腰部僵硬感加重。遂前来门诊求治。现症见：神清，精神可，双侧腰部疼痛，俯仰受限，久坐、久站后可诱发，无双下肢放射痛，纳可，眠差，二便调。既往体健，否认其他病史。

查体：L_4 棘突下压痛，双侧直腿抬高试验（-）。舌暗，苔薄白，脉弦。辅助检查：腰椎正侧位＋动力位片：腰骶角增大，L_5 弓峡部裂并 I 度滑脱。

中医诊断：腰痹，气滞血瘀证。

西医诊断：腰椎不稳。

辨经筋：足太阳经筋、督脉。

选穴：第一次：腰阳关穴。

第二次：双侧气海俞穴。

刺法：合谷刺、输刺。

【针刺操作】

患者取俯卧位，充分暴露腰部，定位腰阳关穴，穴位局部皮肤常规消毒。选用规 BX-QH 0.5mm×50mm 规格岐黄针，右手持针垂直皮肤飞针快速进入皮下，针刺深度 0.8～1.2 寸，患者可出现酸胀感，轻轻摆动针柄沿身体纵轴方向成 15°～30° 行合谷刺，然后迅速出针，用消毒干棉球按压针孔约 30 秒。随后施以岐黄罐，嘱其带罐活动 10 分钟。气海俞操作基本同上，因本病病程较长，久病及骨，可以在保证安全的情况下轻抵横突，然后轻轻摆动针柄沿身体纵轴方向成 15°～30° 行合谷刺，然后迅速出针，用消毒干棉球按压针孔约 30 秒。

1 周后复诊，患者诉缓解约 80%，予针刺双侧气海俞，治疗后疼痛完全消失。

【岐黄针疗法三部法】

"腰椎不稳症"症状常表现为双侧急性发作的剧烈腰痛，经制动可缓解，患者容易在体位变动或者劳作后复发，在腰椎屈伸是可出现交锁现象。根据此类症状，可归属于中医学"腰痹病""骨痹"范畴。此病多起于暴力外伤或是长期负重，外合风、寒、湿邪后致腰部气血不畅，筋骨失养而发疼痛。

本案例中患者因半年前外伤后出现腰部疼痛伴俯仰受限，可辨其足太阳经筋病变，但因其症状反复，迁延不愈，这与阳气不足有很大关系，在治疗时除调气血以外，还应顾护阳气。故先选择督脉上的腰阳关进行治疗。腰阳关，原名"阳关""背阳关""脊阳关"，上通命门，是关乎全身阳气出入之通行，针之能使经气上下贯通，阳气通达。气海俞与腹部气海穴相平相对，是腰背部经气聚集之地，针之可调节腰背部经气，如同引水入渠，气血通则痛减。

【调养防护】

临床上此类患者并不少见，但由于疼痛症状无特异性及缺乏阳性体征，常规腰椎 X 线片往往并无异常发现，临床医生归纳于腰肌劳损，患者症状反复发作后才引起重视。腰椎不稳的治疗分为保守治疗和手术治疗。笔者认为，保守治疗是治疗腰椎不稳的重要手段。首先，患者应注重腰背肌锻炼，运动应持之以恒；其次，患者应通过佩戴腰围制动，限制腰部异常活动；第三，肥胖患者应适当减肥，而太瘦的患者则应恢复标准体重，否则无法维持脊柱平衡而稳定腰椎。

（四）压缩性骨折

医案（陈振虎）

患者女，68岁，因"腰痛伴活动受限1个月"来诊。患者1个月前因弯腰抱小孩子时突然出现腰部剧痛，即到当地医院行腰椎 X 线检查，提示为 T_{12} 椎体和 L_1 椎体压缩性骨折（具体报告未见），当地医院建议手术治疗，患者拒绝。发病以来腰痛持续存在，腰部向前弯曲不能伸直，症状逐渐加重，遂于我院就诊寻求针灸治疗。现症见：神清，精神可，腰背部疼痛，俯仰受限，活动时疼痛加重，无双下肢放射痛，纳眠可，二便调。

既往史：曾因帕金森病在门诊经针灸治疗10多次后肢体震颤、僵硬、活动不灵活及运作缓慢等症状明显改善，后改为每月来复诊1次。

查体：四肢无畸形，腰部活动受限明显，以俯仰受限为主，腰部皮肤完好，未见皮损，局部无肿胀，双侧竖脊肌稍紧张，下肢运动、感觉及深浅反射未见明显异常。舌红，苔黄厚腻，脉沉弦。

中医诊断：腰痹，气滞血瘀证。

西医诊断：压缩性骨折。

辨经筋：足太阳经筋。

选穴：双侧气海俞。

刺法：合谷刺。

【针刺操作】

患者取俯卧位，针具选取 BX-QH 0.5mm×50mm 规格岐黄针，选取双侧气海俞作为针刺点，穴位局部皮肤常规消毒，右手持针，垂直皮肤飞针快速进入皮下，针刺深度 0.8～1.2 寸，患者可出现酸胀感，轻轻摆动针柄沿身体纵轴方向成 15°～30° 行合谷刺，然后迅速出针，用消毒干棉球按压针孔约 30 秒，后拔罐 5～10 分钟，注意避开针孔，带罐活动。

患者起床后行走时，自觉腰部疼痛明显减轻，可伸直腰部站立行走。患者于 2 个月后再次复诊时，述腰部仍有少许酸痛，尤其是受凉后更为明显，但腰部活动未见明显受限，继予岐黄针治疗操作 1 次，取穴处方及针治方法同第一次。

【岐黄针疗法三部法】

压缩性骨折属中医学"骨折病""痹病"范畴，结合患者发病部位，可诊断为"腰痹病"。

本例患者年老体虚，气血不荣，加之外伤导致筋骨错缝，气血凝滞不通，故出现疼痛及俯仰不能，是足太阳经筋病证中"脊反折"的表现，故辨其为足太阳经筋病证。气海俞为背俞穴，与腹部气海相平相对。气海，气之海，极言其大，既纳百川，亦可借之气盛而调江河之气少，故针气海俞可有调节腰背部经气之效，如同引水入渠，气血通则痛减。

【调养防护】

经针灸治疗后,患者的腰痛及活动受限明显好转,但患者为老年女性,是骨质疏松的高发群体,容易因扭伤、跌落而发生骨折,故应定期骨科专科就诊,适当补充钙质,在康复医师指导下进行腰部肌群训练。同时,平素应该注意自我养护,负重状态下应坚持护腰固定,可适当增加户外活动,避免弯腰、搬动重物及快速转动腰部等,注意腰腹部保暖,预防二次骨折的发生。

(五)腰椎间盘突出症

医案一(赵瑞斌)

患者男,22岁,2018年4月10日首诊。主诉"腰痛伴弯腰活动障碍2年"。患者于2016年出现腰骶部疼痛,伴有弯腰活动受限,近2年来患者弯腰活动受限逐渐加重,2017年于当地医院查腰椎MR示:$L_5 \sim S_1$椎间盘突出(右外侧5.4mm)。曾多次于外院行针灸、理疗,症状改善不明显(患者自诉疼痛稍有缓解但持续时间不长,弯腰受限无改善)。就诊时症见:患者腰骶部胀痛,弯腰活动受限,偶有双下肢麻木感,纳眠可,二便调,舌淡红,苔白,脉细。

既往体健。

中医诊断:腰痹,气滞血瘀证。

西医诊断：腰椎间盘突出症。

辨经筋：足太阳经筋。

选穴：第一次：双侧气海俞穴、次髎穴。

第二次：双侧气海俞穴、关元俞穴。

第三次：双侧肾俞穴、大肠俞穴。

第四次：双侧气海俞穴、次髎穴。

刺法：合谷刺和输刺。

【针刺操作】

患者取俯卧位，充分暴露腰部，穴位局部皮肤常规消毒，选用规格为 BX-QH 0.5mm×45mm 岐黄针，右手用飞针手法快刺进针，进针深度 1.2～1.5 寸，轻轻摆动针柄沿足太阳膀胱经筋循行方向，即身体纵轴方向上成 15°～30° 行合谷刺，然后迅速出针，用消毒干棉球按压针孔约 30 秒。然后拔岐黄罐 5～10 分钟，带罐活动。

疗效：患者经 4 次治疗后症状明显改善，临床症状消失。交代患者注意休息，并进行腰部的保暖。

针刺次髎穴注意事项：次髎穴位于髂后上棘下与后正中线之间，正对 S_2 骶后孔中，针刺时当定位准确，进针后如未能进入 S_2 骶后孔，可适当调整针刺方向。针刺入骶后孔后，进针深度约 1.5 寸，然后轻轻摆动针柄作合谷刺即可。体质瘦弱患者，把握进针深度，避免针刺过深。

医案二（陈振虎）

患者男，37岁。主诉"搬重物后突发腰部疼痛并向右下肢放射2周"。患者2周前因搬重物后突发腰部疼痛，后渐出现右下肢放射痛，发病后曾在当地医院骨科及针灸科诊治，腰椎CT示：$L_{3\sim4}$、$L_{4\sim5}$椎间盘突出，腰椎退行性变，L_5骶化。经予口服镇痛药物、外用药膏（具体不详）及针灸推拿治疗后，仍不能缓解（患者畏针，接受针灸治疗过程中出现晕针）。后经人介绍来门诊求治。现症见：腰痛不可俯仰，并向右下肢放射，站立行走困难，纳眠可，二便正常。查体：痛苦面容，强迫左侧卧位，右侧骶尾部、右侧大腿后侧、右小腿后外侧疼痛明显，局部次髎穴、臀痛穴、承山穴有明显压痛。右侧直腿抬高试验阳性（小于30°）。舌红，苔黄略腻，脉弦。

既往否认有其他特殊病史。

中医诊断：腰痹，气滞血瘀证。

西医诊断：腰椎间盘突出症。

辨经筋：足太阳经筋。

选穴：气海俞、臀痛穴（均右侧）

刺法：合谷刺和输刺。

【针刺操作】

患者取左侧卧位，安慰患者放松不要紧张，充分暴露腰部，穴位局部常规消毒。选用规格为 BX-QH

0.5mm×50mm 岐黄针，左手按紧局部皮肤，右手用飞针手法快刺直刺进针，进针深度 1.2～1.5 寸，轻轻摆动针柄沿足太阳膀胱经筋循行方向，即身体纵轴方向上下成 15°～30° 行合谷刺，然后迅速出针，用消毒干棉球按压针孔约 30 秒。臀痛穴（陈振虎教授经验穴，位于髂脊和髂后上棘连线等边三角形的顶点），针身与皮肤表面垂直，进针深度 1.5～2 寸，然后轻轻摆动针柄向髂脊和髂后上棘方向上下成 15° 行合谷刺，并用消毒干棉球按压针孔约 30 秒。然后拔岐黄罐 5～10 分钟，带罐活动。

疗效：整个针刺操作过程约 3 分钟，患者期间诉仅有局部少许酸胀感，无针刺的疼痛感，比较容易接受。出针后嘱患者下床活动，患者疼痛感基本消失。患者接受 3 次治疗后腰痛并向下肢放射症状完全消失，活动自如，临床症状消失。交代患者注意休息，并进行腰部的保暖。

医案三（陈振虎）

患者男，34 岁。主诉"腰背部疼痛 3 个月"。患者为职业司机，近 3 个月来自觉背部酸痛，活动俯仰时受限，曾在当地医院行腰椎 CT 检查示：L_5～S_1 椎间盘后突。经予药物及针灸、理疗等，效果不明显。经介绍来寻求岐黄针治疗。来诊时症见：腰痛，以腰部正中为主，弯腰和后仰时易诱发疼痛，长时间站立行走加重,无下肢放射痛,腰部左右转动未见明显受限,纳眠可，二便正常。查体：局部压痛不明显，双侧直腿抬高试验（－），舌淡暗，苔白略腻，脉弦细。

既往否认有其他病史。

中医诊断：腰痹，痰瘀阻络证。

西医诊断：腰椎间盘突出症。

辨经筋：督脉。

选穴：腰阳关。

刺法：合谷刺。

【针刺操作】

患者取俯卧位,充分暴露腰部,穴位局部常规消毒,选用规格为 BX-QH 0.5mm×50mm 岐黄针。右手用飞针手法快速进针腰阳关穴位,针身与皮肤表面垂直,进针深度 1～1.5 寸，轻轻摆动针柄沿督脉循行方向，即身体纵轴方向成 15°～30° 行合谷刺,然后迅速出针,并用消毒干棉球按压针孔约 30 秒。针毕岐黄罐留罐并带罐活动 5～10 分钟,拔罐时注意避开针孔,同时嘱患者适当进行床边活动。

疗效：经治疗后，患者自觉背部疼痛消失，活动转侧未受限，临床症状消失。交代患者注意休息，并进行腰部的保暖，避免大范围活动腰部及搬重物。

针刺腰阳关注意事项：腰阳关位于第 4 腰椎棘突下，针刺时应当根据患者的体质胖瘦，掌握进针深度，不能针刺过深，避免出血。进针深度 0.8～1.2 寸，轻轻摆动针柄沿身体纵轴方向成 15°～30° 行合谷刺，然后迅速出针，并用消毒干棉球按压针孔约 30 秒。

岐黄针疗法治疗 3～4 次为一个疗程，具体疗程根据患者病情而定。治疗疗程结束后，可随访观察 2 周。

【岐黄针疗法三部法】

中医学没有关于腰椎间盘突出症与腰腿痛关系的专门论述，但关于腰腿痛的记载历史悠久。《素问·刺腰痛》云："衡络之脉令人腰痛，不可以俯仰，仰则恐仆，得之举重伤腰……"又曰："肉里之脉令人腰痛，不可以咳，咳则筋缩急……"《医学心悟》亦曰："腰痛拘急，牵引脚足。"以上论述与现代医学中腰椎间盘突出症的症状极为相似。据患者临床症状的不同，可归属至中医学"痹证""筋骨痹痛"范畴，多与年老体衰、肝肾不足、筋骨失养有关；或由于久坐、久行、久站耗气、筋肉劳损所致；或由于感受外邪，客于经脉，或扭挫损伤、气血瘀滞，经脉痹阻不通所致。

岐黄针疗法临床分三步：第一步辨经筋，第二步选穴，第三步论刺法。

案一：患者以腰骶部疼痛，弯腰活动受限为主，无双下肢放射痛，病变部位较局限，腰为肾之府，肾与膀胱相表里，且膀胱经属太阳之气，有保护卫表、抵抗外邪、通调经气、疏通经络之效，故按照经筋循行当归属于足太阳经，依据经筋循行同时结合穴位近治作用，故选择足太阳经的气海俞、大肠俞、次髎穴为主，以疏通局部经络气血，促进局部气血运行以达到气血通而病痛止的效果。

案二：患者具有腰痛不可俯仰，并向右下肢放射，站立行走困难症状，按照经筋循行当归属于足太阳经（后侧），故首诊选择气海俞、臀痛穴。臀痛穴对缓解腰骶部及下肢疼痛具有很好的疗效。

案三：患者以腰部正中为主，弯腰和后仰时易诱发疼痛，位置局限在腰部正中，按照经筋循行当归属于督脉，故首诊选择腰阳关穴。

岐黄针治疗腰椎间盘突出症：主穴选用气海俞、次髎、腰阳关；临床根据患者伴随症状不同而辨经增减穴位。

气海俞为足太阳膀胱经的要穴，与腹部任脉的气海穴相应，为脏腑诸气转输的重要部位，属于腰背部气血汇聚之处，刺之可以改善腰背部气血运行，加强行气、活血、止痛效果，故针刺气海穴具有调和气血、强壮腰脊的功效。次髎乃八髎穴之一，《素问·骨空论》云："腰痛不可以转摇，急引阴卵，刺八髎与痛上。"《针灸大成》云："八髎总治腰痛。"临床上治疗腰痛次髎最为常用。如《针灸甲乙经》言："腰痛怏怏不可以俯仰，腰以下至足不仁，入脊，腰背寒，次髎主之。"故针刺次髎穴有补肾调经、活血化瘀之效，可有效改善下腰痛症状。腰阳关为督脉之穴，位于腰背部，属阳，同时为腰部前俯后仰活动之处，属于腰部运动之机关，故名腰阳关，刺之可舒筋活络、祛寒除湿，使腰部活动自如。

临床上腰椎间盘突出症患者有急性期和缓解期，急性期患者以疼痛为主，多病在分肉，可选合谷刺以疏通分肉经气。缓解期患者尤其是合并有腰椎骨质结构病变，多病及骨肉，临床可输刺结合合谷刺。

【调养防护】

腰椎间盘突出症病程长且多反复发作，与日常不良姿势、体位和缺乏科学合理的功能锻炼有关。因此健康指导在腰椎间盘突出症防治的过程中起着非常重要的作用。在给予腰椎间盘突出症患者治疗的同时，辅以科学合理的健康指导，可缩短病程，减轻痛苦，避免及预防其复发 [1]。

3个病案的患者均为青中年男性患者，多有不同程度的腰部外伤、慢性劳损或受寒湿史，久而腰部筋骨受损，经脉受损，致经脉气血运行不畅，气滞则血瘀，不通则痛，可致筋收缩挛急，从而加重或诱发腰痛及下肢麻痛症状，因此患者应当注意适当休息，纠正不良生活习惯和改变不良工作姿势，避免工作中久站、久坐或久行的情况，适当腰背肌功能锻炼，加强腰背肌保护功能。锻炼应循序渐进，逐渐增加，避免疲劳。

另外，可对腰椎间盘突出症患者进行日常宣教，生活中要避免长时间弯腰、弓背、跷二郎腿、瘫坐等不良姿势。同时避免剧烈的体育运动，以免引起腰肌痉挛。坚持加强腰背肌的锻炼，增强腰部肌肉强度、韧性及协调性，减少腰椎间盘突出症复发或避免症状加重。平日可做八段锦、五禽戏、易筋经、太极拳等运动以加强腰背肌功能及全身协调性锻炼，能收到一定预防效果。

岐黄针疗法——腰部痛症疾病小结

急性腰扭伤、腰三横突综合征及腰部压缩性骨折是临床常见的腰部痛症疾患。腰部经筋分布简单清晰，如后正中为督脉循行，腰臀部两侧则为足少阳；后正中旁开则为足太阳经。值得注意的是，在腰臀部的循行，足少阳与足太阳经筋是有交集的，足少阳经筋在"上走髀"的过程中，"前者结于伏兔之上，后者结于尻"。此外在《素问·刺腰痛》中也提出了不同经脉所致腰痛的不同表现，如"足太阳之脉令人腰痛，引项脊尻背如重状"，而少阳所导致的腰痛"循循然不可以俯仰，不可以顾"。因此，临床上要根据患者腰痛的具体部位、症状特性灵活辨经。

　　岐黄针疗法治疗腰痛选穴少而精，临床最常用的穴位包括气海俞、次髎穴、腰阳关穴。临床上岐黄针疗法运用气海俞治疗腰痛最为普遍。气在中医学中是维系生命活动的最基本物质，气海俞这一名称则体现出该穴是经气汇聚于腰背部的重要位置，而"经脉流行不止"是以通为用的；而针灸的最终目的在于调气，《灵枢经》开篇即言"欲以微针通其经脉，调其气血"。因此针刺气海俞能够有效地疏通腰背部经气，从而达到经络通、气血调病止的效果。所以《针灸大成》云该穴"主理腰痛"。如临床常见之急性腰扭伤，选用气海俞合谷刺疏通经气，多有立竿见影之效。慢性腰痛部分患者久病及骨，则可结合次髎穴，髎为骨空，故而次髎穴输刺，能够发挥活血通络，而起到治疗骨痹的作用。因此，临床腰椎间盘病变等累及下肢出现症状时多选用该穴。腰阳关因位于督脉，则突出对腰部阳气的调动，而发挥壮腰健肾的作用。临床上结合穴位特性选穴，则能发挥事半功倍的效果。

　　在临床上急性腰痛多为肌痹，刺法多选用合谷刺；而 L_3 横突综合征等反复发作的慢性腰痛，则多由肌及骨，多输刺法与合谷刺联用。

（杨　娟）

五、肱骨外上髁炎（网球肘）

医案一（陈雨婷）

吴某，男，53 岁。2018 年 6 月 12 日首诊。主诉"右肘关节外侧疼痛半年余"。患者半年前无明显诱因出现右肘关节外侧疼痛，用力活动时疼痛加重，腕背伸时可诱发疼痛，未进行相关系统治疗，遂前来就诊。就诊时症见：右肘关节外侧疼痛，用力活动时疼痛加重，无上肢麻木及放射疼痛等不适，二便正常。

查体：右肘关节外侧压痛（＋），前臂伸肌腱牵拉试验（＋）。舌淡暗，苔薄白，脉弦细。

中医诊断：肘劳，气滞血瘀证。

西医诊断：肱骨外上髁炎。

辨经筋：手阳明经筋。

选穴：右侧手三里。

刺法：合谷刺。

【针刺操作】

患者取仰卧位，充分暴露手部，左手定位手三里，穴位局部皮肤常规消毒，选用规格为 BX-QH 0.5mm×40mm 岐黄针，右手持针垂直刺入皮下，针刺深度 0.8～1.2 寸，针下酸胀感明显时，轻轻摆动针柄沿身体纵轴方向成 15°～30° 行合谷刺，然后迅速出针，用消毒干棉球按压针孔约 30 秒。针后配合使用岐黄罐 3～4 个于肘关节局部周围，嘱其活动关节 5 分钟即可。针罐结束后患者诉右肘关节外侧疼痛完全消失，旋转及腕背伸无诱发肘关节外侧疼痛，对该疗法甚是满意。

6 月 19 日复诊，诉近 1 周未复发，好转 80%，仅针处手三里部位有少许肌肉疼痛感，旋转及腕背伸无诱发肘关节外侧疼痛。取穴：手三里（右侧），操作刺法同上，针毕岐黄罐留罐，并带罐活动 5 分钟。

6 月 26 日三诊，已完全好转，肘关节外侧无疼痛，旋转及腕背伸无诱发肘关节疼痛，肘部活动正常，临床治愈。

岐黄针操作过程中，留意针柄是否有回血，如有出血，按压针孔 1～2 分钟，如患者有疼痛不适，及时调整进针方向，出针后按压针孔，防止迟发性出血，导致局部血肿。

岐黄针疗法治疗 1 周 1 次，2～3 次为一个疗程，具体疗程根据患者病情而定。治疗疗程结束后，可随访观察 2 周。

医案二（张昆）

患者刘某，女，65 岁。2019 年 8 月 6 日首诊。主诉"左侧肘关节反复疼痛 3 个月，加重 2 周。"患者左肘关节附近反复疼痛 3 个月余，2 周前劳累后症状明显加重，服用止痛药效果不佳，行局部封闭治疗，症状缓解，但是劳累后仍疼痛明显，遂到我科就诊。

就诊时症见：左侧肘关节疼痛，向下可牵扯到前臂，向上牵扯到上臂，无上肢麻木等不适，二便正常。

查体：肱骨外上髁压痛（++），前臂伸肌腱牵拉试验（+）。舌淡红，苔少，脉弦。

中医诊断：肘劳，气滞血瘀证。

西医诊断：肱骨外上髁炎。

辨经筋：手阳明经筋、手少阳经筋。

选穴：左侧手三里。

刺法：合谷刺。

【针刺操作】

患者取仰卧位，充分暴露手部，左手定位手三里，局部常规消毒，选用规格为 BX-QH 0.5mm×40mm 岐黄针，右手持针垂直刺入皮下，针刺深度 0.8～1.2 寸，针下酸胀感明显时，轻轻摆动针柄沿身体纵轴方向成 15°～30° 行合谷刺，然后迅速出针，用消毒干棉球按压针孔约 30 秒。

8月13日复诊，诉好转70%，用力伸直肘关节时稍有疼痛，取四渎（左侧），操作方法同上，治疗后疼痛消失，2周后随访诉无明显不适。

操作注意事项及疗程同上。

医案三（杨娟）

桑某，女，48岁。2020年6月11日。主诉"左侧前臂疼痛乏力1个月"。患者1个月前开始出现左侧肘关节肱骨外上髁处疼痛，自行外用扶他林后症状稍有缓解。近日加班后出现前臂疼痛明显，伴有乏力，不能提重物，不能拧毛巾，遂前来就诊。就诊时症见：左侧前臂疼痛，乏力，不能提重物，不能拧毛巾，无上肢麻木等不适。

查体：右肘关节外侧压痛（＋），前臂伸肌腱牵拉试验（＋）。舌淡红，苔薄白，脉紧。

中医诊断：肘劳，寒凝气滞证。

西医诊断：肱骨外上髁炎。

辨经筋：手阳明经筋、手少阳经筋。

选穴：第一次：左侧手三里。

第二次：左侧三阳络。

刺法：输刺、合谷刺。

【针刺操作】

患者取仰卧位，充分暴露手部，左手定位手三里穴，穴位局部皮肤常规消毒，选用规格为BX-QH 0.5mm×40mm岐黄针，右手持针垂直刺入皮下，针刺深度0.8～1.2寸，针下酸胀感明显时，轻轻摆动针柄沿身体纵轴方向成15°～30°行合谷刺，然后迅速出针，用消毒干棉球按压针孔约30秒。

2020年6月14日复诊，诉针后症状缓解不明显，仍有前臂的沉重乏力感，且自觉前臂畏寒怕冷。仔细询问患者疼痛部位，除肱骨外上髁局部压痛外，患者手阳明经筋及手少阳经筋循行部位均有酸痛，且无名指抗阻力时前臂牵扯痛明显。辨经筋：手少阳经筋，取三阳络。1周后复诊患者诉症状明显缓解。

操作注意事项及疗程同上。

【岐黄针疗法三步法】

肱骨外上髁炎又称网球肘，归属于中医"肘劳"范畴，是骨伤科门诊常见病及多发病，也是难治性疾病之一，是肱骨外上髁处附着的前臂伸腕肌总腱的慢性损伤性肌筋膜炎。由于长期慢性劳损，气血运行不畅，经脉不通，"不通则痛"，造成局部疼痛或功能障碍，抑或由于气血亏虚，血不荣筋，筋骨失于濡养而致"不荣则痛"。

案一：患者不适的部位以右侧肘关节外侧疼痛为主，涉及的经筋主要为阳明经筋。手三里隶属手阳明大肠经，位于前臂背面桡侧，当阳溪与曲池连线上，肘横纹下2寸。手三里又名三里、上三里、鬼邪，该穴存在肌肉缝隙间，脉气较深，针感强，进针后疼痛感小，患者易于接受；其次，解剖结构：手三里浅层布有前臂外侧皮神经，前臂后皮神经，深层有桡侧返动静脉的分支或属支，桡神经深支，针刺层次依次为皮肤→皮下组织→桡侧腕长伸肌→桡侧腕短伸肌→指伸肌的前方→旋后肌。现代医学认为手三里有镇痛、抗炎作用,能解除肌肉痉挛,对该病起到镇痛抗炎之效;第三,阿是穴即是痛点处,避免对阿是穴过度刺激,造成患者对针刺的恐惧;第四,因"腧穴所在,主治所及",手三里穴具有疏通经络、调畅气机、行气活血、止痛之功效。患者病程日久,其病本为气血运行不畅,刺法上选用输刺与合谷刺,从而调畅气血、行气通络、止痛。

案二:患者不适的部位以左侧肘关节疼痛为主,疼痛范围较大,向下牵扯到前臂,向上牵扯到上臂,涉及的经筋主要为阳明经筋和少阳经筋。手三里穴具有疏通经络、调畅气机,活血止痛之功效。四渎隶属手少阳三焦经,位于前臂背侧,肘尖下方5寸,当阳池与肘尖的连线上,尺骨与桡骨之间。因"腧穴所在,主治所及",四渎穴具有良好的调和并疏通经脉气血的作用。患者病程日久,其病本为气血运行不畅,刺法上选用输刺与合谷刺,从而调畅气血、行气通络止痛。

案三:患肱骨外上髁炎患者大多累及手阳明经筋,手三里为常规取穴。临床上部分患者仔细鉴别可发现手少阳经筋亦可以受累,临床当仔细辨别,方能取穴显效。

根据肱骨外上髁炎疾病发展过程,本病在肘关节多累及五体结构中的肉和骨,故在使用岐黄针时可以根据患者具体病位在肉或在骨,选择合谷刺或输刺。

若患者病及骨肉，亦可以两种刺法联合运用。针刺先输刺至骨，然后沿经络循行方向进行与直刺方向约30°合谷刺即可，以达到肌痹和骨痹同治的效果。输刺和合谷刺操作应当遵循岐黄针"轻""快"原则。

【调养防护】

案一：患者为中年男性，病程长，久病多瘀、多虚，经络不通，不通则痛致肘关节局部疼痛，除了针刺治疗方案之外，可以嘱咐患者适当配合局部的按摩疗法，如点按手三里及曲池等穴位以疏通局部经络，行气、活血、止痛。

案二：患者为年过六旬的女性，精气渐衰，气血不足，经脉失于濡养，加之劳损，则局部气血不利从而加重肘关节局部疼痛，因此注意适当休息，同时可以适当地配合康复锻炼，如牵拉练习：患侧肘部伸直，前臂旋后，腕极度屈曲，肱骨外上髁处感到牵拉感甚至轻微疼痛即可，每次5～10分钟，每日2～3次；或者握拳练习，患侧手进行握拳训练，改善手掌力量，促进血液循环，每日10～15分钟。

案三：患者为中年女性，气机不畅，经脉不通，加之寒邪凝滞，则局部气血不利，从而肘关节局部出现疼痛及乏力，因此注意适当休息，尽量避免在日常生活中的一些会引起疼痛的动作，如提重物，拧毛巾等，同时也可以适当地进行局部的热敷，加速血液循环，促进炎性因子的吸收。

拔罐疗法作为一种针灸的辅助外治疗法源远流长，可祛风除寒、行气活血、通经活络及消肿止痛，本身对改善症状有一定帮助。同时由于针刺后部分患者自觉局部穴位有一定的酸胀感，加拔岐黄罐后可有效减轻患者的针后效应，起到协同效应，所谓"杂合以治，各得其所宜。"

六、肱骨内上髁炎（高尔夫球肘）

医案（吴融）

患者陈某，男，41岁，8月6日首诊，主诉"握拳时左前臂疼痛2个月余"。患者2个月余前工作劳累后出现左前臂隐隐作痛，以左肘部内侧疼痛最为明显，握拳时加重。当时自行购买止痛膏外贴，未见明显好转遂至我处治疗。就诊时症见：左前臂内侧隐隐作痛，左肘关节内侧疼痛明显，握拳时明显加重，无上肢麻木等不适，二便正常。

查体：患者神清，精神可，肱骨内上髁处压痛（＋），前臂伸肌腱牵拉试验（＋），舌淡，苔薄，有瘀斑，脉弦。

中医诊断：肘劳，气滞血瘀证。

西医诊断：肱骨内上髁炎。

辨经筋：手太阳经筋。

选穴：左侧小海穴。

刺法：合谷刺。

【针刺操作】

患者取仰卧位，充分暴露手部，左手定位小海穴，穴位局部皮肤常规消毒，选用规格为 BX-QH 0.5mm×40mm 岐黄针，右手持针垂直刺入皮下，针刺深度 0.8～1.2 寸，针尖抵至肱骨内上髁处，轻轻摆动针柄沿身体纵轴方向成 15°～30° 行合谷刺，然后迅速出针，用消毒干棉球按压针孔约 30 秒。加拔岐黄罐 5～10 分钟，带罐活动。

8 月 13 日复诊，取穴，左侧小海，操作方法同上，治疗后疼痛消失，临床治愈。

岐黄针操作过程中，应时刻注意针柄端有无出血，如有出血应当及时调整针刺方向，或者即刻出针，用消毒干棉球按压针孔约 3 分钟。操作时直刺及合谷刺手法宜轻、快，左手定位要求精准，合谷刺需配合左手定位，注意掌握合谷刺的角度和方向，切忌针刺角度过大或针刺过深。

岐黄针治疗，每周 1 次，2 次为一个疗程，具体疗程根据患者病情而定。治疗疗程结束后，可随访观察 2 周。

【岐黄针疗法三步法】

肱骨内上髁炎又称高尔夫球肘，归属于中医学痹证之"肘劳"范畴。《素问·长刺节论》曰："病在筋，筋挛节痛，不可以行，名曰筋痹"。由于肘关节损伤后，气机不畅，瘀血内生，外加感受风、寒、湿邪；或由于反复长期劳累而致气机不畅，血行受阻，经络不通而致"不通则痛"；或平素体虚，气血不足，血不养筋，筋失濡养而致"不荣则痛"。

该患者疼痛部位以左前臂内侧、左肘关节内侧为主，结合触诊，按照经筋循行当归属于手太阳经筋，《太素·经筋》言："手太阳之筋，起于小指之上，上结于腕，上循臂内廉，结于肘内锐骨之后。"手臂内侧的疼痛主因太阳经筋不利，根据"经脉所过，主治所及"，选用手太阳小肠经小海穴以疏通局部经络气血，促进局部气血运行以达到气血通而病痛止的效果。岐黄针治疗肱骨内上髁炎，主穴选用小海穴，临床根据患者伴随症状不同而辨经增减穴位。小海穴为手太阳经之合穴，小肠经气血在此汇合，既是手太阳经筋的结点，也是太阳、少阳、少阴经筋交汇处，针刺此穴，不仅能调动太阳经气血，同时还能疏理太阳、少阳、少阴三经之经筋，达到活血养筋、通利止痛之效。

【调养防护】

该病案的患者为中年男性，反复长期劳累后，导致气机不畅，血行受阻，经络不通而致左前臂内侧隐隐作痛，以左肘关节内侧疼痛明显，嘱咐患者要注意休息，适当减少上肢活动，避免提重物等；注意肘关节局部保暖，避免寒冷湿等邪气刺激，有条件情况下可配合使用 TDP 局部照射，改善局部血液循环，促进炎症吸收；同肱骨内上髁炎一样，可以适当配合肘关节的功能锻炼，如以健侧掌根或拇指按揉患肢阿是穴、小海穴等局部穴位 5～10 分钟，以透热感为度。

七、腱鞘囊肿

医案一（陈振虎）

患者女，25 岁，因"左侧腕关节肿物 1 年"于 2018 年 4 月 17 就诊。患者于 1 年前发现左侧手腕背部一肿物，如黄豆大小，质软，腕关节屈伸活动时会诱发局部疼痛，一直未予重视。后肿物逐渐增大，曾在当地诊所诊治，予外用药膏处理，效果不理想，遂来诊。就诊时见左腕关节局部圆形肿块隆起，大小约 1.5cm×1.5cm，外形光滑、边界清楚，表面皮肤可推动，无粘连，压之有少许痛感。肿块质硬坚韧，推之不移，腕关节背伸时易诱发疼痛，纳眠可，二便正常，舌红，苔白，脉细。既往否认有其他病史，经、带、胎、产无特殊。患者为一制衣厂女工，长期从事双手部精细活动。

中医诊断：筋痹，气虚血瘀证。

西医诊断：腕关节腱鞘囊肿（左侧）。

辨经筋：手少阳经筋。

选穴：左侧阳池穴。

刺法：合谷刺、关刺。

【针刺操作】

患者卧位，掌心向下平放于床上，局部消毒，取BX-QH 0.5mm×40mm 岐黄针快速刺入皮下，然后针尖向阳溪方向斜刺，针尖从指总伸肌腱肿块下方通过，切勿刺穿囊肿（注：如此囊性结构正好位于阳池穴处，可于肿块的边缘处进针），关刺法，"直刺左右尽筋上，以取筋痹"，针尖可紧贴月状骨和头状骨处，轻轻摆动针柄沿横轴成 15°～30° 行关刺，出针后用无菌干棉球按压 30 秒。注：在关刺的过程中，避免针穿透刺入囊壁。出针后患者即感左侧腕关节活动较前灵活轻松。嘱 1 周后复诊。

2018 年 4 月 24 日二诊。患者今日来诊，左腕关节肿块完全消失，自诉活动时仍有少许疼痛，查：局部皮色、皮温均正常，局部按压仍有少许疼痛，腕关节背伸时可诱发疼痛。询问患者，诉初诊治疗后，一直未重视休息，仍坚持工作，每日工作时间较长，约 10 小时，强度较大。予再治疗 1 次，操作过程同前。同时嘱患者治疗后尽量减少左侧腕部活动，适当休息，促进患处功能康复。

岐黄针疗法治疗 1 次为一个疗程，具体疗程根据患者病情而定。治疗疗程结束后，可随访观察 2 周。

医案二（吴融）

患者男，46 岁，因为"反复左手麻木 1 年余"就诊。患者于 1 年余前起病，表现为平躺入睡即出现左手麻痹感，起床活动后症状可明显缓解。患者曾去当地诊所治疗，予输液、口服药均未见明显好转，在外科就诊，不考虑手术遂转中医科就诊。查体：左手腕腕背处见一大小约 15mm×10mm 的肿物，触之质软无波动感，无明显的边界，局部有明显压痛感，腕关节活动未见明显受限。既往有高尿酸血症病史，经服药治疗，血尿酸在正常范围内。

辅助检查：B 超，考虑腱鞘囊肿；DR 消失手腕骨掌骨未见异常。

中医诊断：筋痹，气虚血瘀证。

西医诊断：腕关节腱鞘囊肿（左侧）。

辨经筋：手少阳经筋。

选穴：左侧阳池穴。

刺法：关刺。

【针刺操作】

患者坐位，阳池穴局部皮肤常规消毒，取 BX-QH 0.5mm×40mm 岐黄针避开肿块，运用飞针手法快速刺入皮下，然后针身与皮肤成 15°~30° 行平刺，进针约 1 寸，患者自觉局部针感明显，沿指总伸肌腱左右成 15° 行关刺。然后将针退至皮下取出，用消毒干棉球按压针孔 30 秒。

治疗结束后，嘱患者近 1 周内避免患侧腕关节大范围和剧烈活动。约 1 周后复诊。

第二次就诊时，患者肿块有所减小，左手麻痹症状减轻，但手指仍不能完全握紧。治疗选穴及操作方法同第一次。

1 周后再行第二次复诊时，肿物已消失，诉晚上睡觉无手麻，偶有手臂胀，程度轻，手指也可以完全握紧。

【岐黄针疗法三步法】

腱鞘囊肿是发生于关节部腱鞘内的囊性肿物，是由于关节囊、韧带、腱鞘中的结缔组织退变所致的病症，多为良性肿块。囊内含有无色透明或橙色、淡黄色的浓稠黏液，囊壁为致密硬韧的纤维结缔组织，囊肿以单房性为多见，多发于腕背和足背部。患者多为青壮年，女性多见。起病缓慢，发病部位可见一圆形肿块，有轻微酸痛感，严重时会给患者造成一定的功能障碍。

本病在中医学中属"筋痹""筋结""筋聚"范畴。病机多为久劳或外伤，如患部关节过劳活动、反复持重、经久站立等，劳伤经筋，致局部筋脉气血瘀滞，气血运行受阻，积聚于骨节经络而成。

治疗腱鞘囊肿的传统思路，多是在尽可能破坏囊壁后，使内容物流出通畅，并且防止内容物再次积聚。治疗方法包括保守治疗、药物注射治疗、手术治疗，但存在术后复发，手术后局部疤痕形成，关节活动受影响等缺陷。利用中医药针灸治疗简便、高效，在临床应用相当广泛，如围针法、火针、针刀、温针、隔姜灸等，效果都相当明显。

两个案例皆处于手腕背侧，位于三焦经上，其筋结点位于"总筋"处，即阳池穴。岐黄针在治疗此病时，以局部取穴为主，以关刺法从指总伸肌腱肿块下方通过，针尖处抵达腕骨局部筋经节聚点，然后再以合谷刺法，沿肿块两侧边缘平刺，可将分肉之间的邪气一举泻之。关刺与合谷刺法合用，专用于治疗筋、肉的病变，刺激精准，针对整个囊性病灶，可有效改善周边体液的循环代谢，使得囊液自然吸收消退，而并非刺破囊壁排除囊液。

【调养防护】

腱鞘囊肿是由于关节的过度劳损引起局部韧带松弛，从而导致滑液在薄弱处集聚形成，因此要尽量避免周围关节的疲劳舒张运动，适度制动，并减轻关节活动负荷，保持关节处于舒展松弛位，辅以对囊肿的轻柔按摩。中医调护方面注意避免关节周围长时间受凉，可间断使用艾灸温通局部经络。

八、屈肌腱腱鞘炎（弹响指）

医案一（余小江）

刘某，男，43 岁，主诉"因左侧拇指疼痛伴屈伸困难 1 个月余"，手工作业者，患者于 1 个月前，无明显诱因出现左手拇指疼痛，屈伸困难，未在外院系统诊治。

查体：左侧第一掌指关节处压痛明显，局部无红肿，拇指主动、被动活动范围减小。舌淡红，苔少，脉弦。

中医诊断：筋伤，气滞血瘀证。

西医诊断：屈肌腱腱鞘炎。

辨经筋：手太阴经筋。

选穴：拇指掌指关节内侧指蹼缘处（岐黄针疗法经验穴）。

刺法：关刺。

【针刺操作】

患者平卧位，患侧手掌掌心朝上，疼痛部位局部皮肤常规消毒，采用 BX-QH 0.5mm×40mm 规格岐黄针。以飞针法快速刺入皮下，进针约 0.5 寸，垂直进入掌指关节的关节腔内，局部得气后，轻轻摆动针柄沿掌指关节两侧的副韧带成 15°～30° 行合谷刺，最后迅速出针，然后用消毒干棉球按压针孔 30 秒。

疗效：患者于 2019 年 8 月 14 日首诊，经 1 次治疗后症状明显改善，自诉可改善近 90%，随访 2 个月无复发。

医案二（林妙君）

陈某，男，57 岁，因"脑梗死"于 2020 年 8 月 12 日至 8 月 26 日在我科住院康复治疗。由于患者左侧偏瘫，长期右手拄杖行走，住院期间，诉右手拇指掌指关节处疼痛 1 个月余，屈伸时有响声。

查体：右手拇指掌指关节可闻及弹响；局部压痛，可触及葫芦状结节，活动患指时结节可上下移动。

中医诊断：筋伤。气滞血瘀证。

西医诊断：屈肌腱腱鞘炎。

辨经筋：手太阴经筋。

选穴：拇指掌指关节内侧指蹼缘处（岐黄针疗法经验穴）。

刺法：关刺。

【针刺操作】

患者取仰卧位，右手掌心朝上，暴露右手拇指掌指关节面，可触摸到掌指关节掌侧有一硬结疼痛点，以该硬结近端边缘作横线，另以两侧副韧带中点为一纵轴，横线与纵轴交界处为进针点。常规消毒，左手轻轻推动固定好硬结，刺手取 BX-QH 0.5mm×

50mm 岐黄针，针尖斜面朝下，成 15°~30° 向指端方向飞针快速进针，针尖进到硬结下缘时改为平刺进入关节腔，注意针不刺进硬结，针下感觉有紧致感，行关刺，轻轻左右摆动针柄，后缓慢出针，消毒干棉球按压针孔，不出血即可。

疗效：治疗后，患者自觉疼痛明显减轻，自觉关节润滑。嘱其减少手指劳作。

2020 年 11 月 11 日患者复诊，告知笔者屈指肌腱腱鞘炎自 8 月份治疗 1 次后已经痊愈，目前无任何不适症状。

【岐黄针疗法三部法】

本病属于中医的"筋伤"范畴，多因劳损、扭伤等导致。病案一患者为手工作业者，手指长期劳损，导致局部气血瘀滞，不通则痛。本病多见于手工劳动者，如瓦木工、钳工、机械装配工等，但随着现在手机、平板电脑等电子产品广泛使用和网络游戏等影响，加之现代人体力劳动较少，该疾病在年轻人中也多见，以拇指、中指、环指较常见，右侧多于左侧，年龄在40—60 岁多见。

病案一和病案二患者均以拇指掌指关节处疼痛及屈伸受限，或者可闻及弹响为主要不适症状，按岐黄针疗法三部法，辨筋→循筋取穴→论刺法。《类经》："凡病邪久留不移者，必于四肢八溪间有所结聚，故当于节之会处，索而刺之。"故取阿是穴。本病病位在筋，病程较长，迁延难愈；治疗方法虽多，但疗效不一，在一定程度上各有局限性。如普通电针治疗，需要针刺穴位较多、针刺间隔较密集，患者难坚持治疗；手术治疗效果虽为主要治疗措施，但效果也不尽如人意，手术引起神经损伤、软组织粘连的概率较高。

《灵枢·终始》："在筋守筋"，故岐黄针以局部取穴为主，而此处为手太阴肺经所过，并无相关经穴；《灵枢·筋经》："手太阴之筋，起于大指之上，寻指上行，结于鱼后……以痛为腧"；患者病在筋，故选用关刺法。《灵枢·官针》曰："凡刺有五，以应五脏……三曰关刺，关刺者，直刺左右尽筋上，以取筋痹，慎无出血，此肝之应也。"因这种方法针刺于四肢筋肉尽端的关节附近，故名"关刺"。《类经》载："关，关节也。左右，四肢也。尽筋，即关节之处也。"故有学者认为"尽筋"是指肌肉的尽端，即肌肉附着点"左右"指四肢，因此"关刺"的操作方法为用毫针直刺进针，刺入四肢关节周围肌肉附着处的压痛点，或仅关节附近肌腱或韧带附着点，不强求压痛点。故病案一和病案二患者操作时，笔者是避开硬结处进针，予关刺法解除筋结，促进经脉调和。从现代医学考虑，可以通过局部的针刺，进入腱鞘，直达病所，利用岐黄针的硬度，起到钝性分离的作用，解除压迫粘连。

【调养防护】

本病属于慢性劳损性疾病，因此治疗后要注意防止局部用力，避免冷水等刺激。适当地进行关节锻炼，力度和频率循序渐进，逐步恢复日常工作生活。

九、腕关节痛（腕关节扭伤）

医案（张昆）

患者陈某，女，30岁。2020年7月7日首诊。主诉"左手腕疼痛伴活动受限2周余"。2周前患者因扭伤导致左手腕疼痛，手腕用力背伸时疼痛加重，自行休息及贴敷药膏效果不佳，现为进一步治疗，遂前来我处就诊。现症见：左手腕背伸疼痛，尺骨茎突前外侧压痛，手指用力时疼痛可牵扯到前臂，无明显肿胀，舌淡红，苔薄白，脉弦。

中医诊断：痹病，气滞血瘀证。

西医诊断：腕关节扭伤。

辨经筋：手太阳经筋。

选穴：左侧养老穴。

刺法：合谷刺。

【针刺操作】

患者取仰卧位，取养老穴时需要掌心向胸，从而尺骨茎突与桡骨之骨缝开，然后局部常规消毒，采用

岐黄针疗法精选医案集

BX-QH 0.5mm×40mm 规格岐黄针。右手用飞针法快速垂直刺入皮下。先直刺，进针深度约 0.8 寸，患者针下酸胀感明显时，轻轻摆动针柄沿身体纵轴方向上下成 15°～30° 行合谷刺，然后出针并用消毒干棉球按压针孔约 30 秒。嘱患者针后勿剧烈活动。第一次治疗结束时，患者症状明显缓解，背伸时无明显疼痛、上臂仅有少许牵扯感。

2020 年 7 月 15 日复诊，诉疼痛好转 90%，取左侧养老穴，操作方法同上。1 周后电话随访，症状消失，临床治愈。

【岐黄针疗法三部法】

腕关节扭伤又称"腕部伤筋"，是临床常见的软组织损伤之一，属中医"痹证"范畴，《素问·阴阳应象大论》中："气伤痛，形伤肿，故先痛而后肿者，气伤形也；先肿而后痛者，形伤气也。"表明疼痛之症，势必伤气，气不伤不痛，肿胀之症，势必伤形，形不伤难肿；这与大部分腕关节扭伤所表现出来的肿、痛症状一致，说明形气皆有所伤，本病多发于青壮年，临床表现为扭伤部位因瘀阻而肿胀疼痛，关节有不同程度的功能障碍，多由跌仆闪扭、运动时活动不协调、腕部用力过度或长时间提携重物致筋脉、关节受损，气血壅滞，运行受阻，"不通则痛"所引起。本病虽痛但无明显肿胀，所以以气伤为主，治疗上以调气为主。

岐黄针疗法临床分三步：第一步辨经筋，第二步选穴，第三步论刺法。本病案患者以左手腕疼痛，背伸时活动受限为主，病变部位较局限，手背部属手三阳经筋范畴，疼痛部位辨经筋当归属于手太阳经筋，故选择手太阳经的养老穴。岐黄针治疗腕关节扭伤：主穴选用养老、阳溪、阳池穴；临床根据患者伴随症状不同而辨经增减穴位。

养老穴为手太阳小肠经之郄穴，郄穴是指经气所深聚的地方，主治循经部位的急性痛症，具有通经络、止痹痛等功效。阳溪穴为手阳明经经穴，经气之行，走而不守，刺之能通调本经经气、活血通络，为治疗腕臂疼痛之常用穴；阳池穴属于手少阳三焦经的原穴，有疏调三焦、解痉止痛、和解少阳、通经活络的作用，泻之能祛散少阳三焦经之邪、舒筋活络。

临床上腕关节扭伤患者多为急性期和缓解期，以疼痛为主，多病在分肉，可选合谷刺以疏通分肉经气。

【调养防护】

腕关节是一个复合关节，其结构复杂，其功能状态直接影响手的功能。发生损伤时，若未引起重视，及时进行有效干预，久之则可出现关节不稳。因此健康指导在腕关节扭伤患者防治的过程中起着非常重要的作用。腕关节扭伤患者在给予治疗的同时，辅以科学合理的健康指导，可缩短病程，减轻痛苦，避免及预防复发。

对腕关节扭伤患者进行日常宣教，生活中要避免以下几个方面：①尽量避免腕关节做用力旋转，过度背伸、掌屈、内收、外展的动作；②加强腕关节周围肌肉的力量训练，使之强健有力，稳定而灵活；③当腕关节因劳损而出现不适症状时，应及时调整运动量和运动强度；④运动后应及时对腕关节进行牵拉、热敷和按摩。

十、腕管综合征

医案（余小江）

患者陈某，主诉"右手指麻木5年余"。患者于5年前无明显诱因出现右手拇指、食指、中指及无名指麻木，晨重夜轻，五指对指时症状明显，偶有手指肿胀感。

查体：右手拇指、食指、中指触觉、痛觉较左侧减弱，握力较左侧下降。垂腕试验、叩诊试验均为阳性。舌淡红，苔少，脉弦。

辅助检查：上肢肌电图提示右侧正中神经损害，考虑腕管综合征可能。

中医诊断：痹证，气滞血瘀证。

西医诊断：腕管综合征。

辨经筋：手太阴经筋和手厥阴经筋。

选穴：第一次：右侧大陵穴、孔最穴。

第二次：右侧大陵穴。

第三次：右侧大陵穴、孔最穴。

刺法：关刺、合谷刺和输刺。

【针刺操作】

患者取仰卧位，穴位局部皮肤以安尔碘消毒，取 0.5mm×50mm 规格的岐黄针，大陵穴以飞法进针，快速斜刺刺入皮下，针尖朝向掌心劳宫穴，进针 0.8～1.2 寸，然后轻轻摇动针柄成 15°～30° 行合谷刺，然后出针，以无菌干棉球按压针孔 30 秒。孔最穴：以飞法快速进针直刺入皮下，进针 0.5～1 寸，然后轻轻摇动针柄沿上肢纵轴成 15°～30° 行合谷刺，然后出针，以无菌干棉球按压针孔 30 秒。

疗效：

第一次治疗后，患者诉手指麻木症状较前减轻，无名指已无麻木，但其余三手指仍有麻木，五指对指时症状仍较明显。

第二次治疗后，患者拇指、食指、中指麻木改善，范围减小，遗留三指末节手指麻木，五指对指时症状仍较明显改善。

第三次治疗后，患者症状明显改善，手指未再出现麻木，五指对指时也无麻木出现。继续观察 3 天后，症状未有反复。

【岐黄针疗法三部法】

腕管综合征属中医"伤筋""痹症"痹症，多由于素体虚弱，正气不足，腠理不密，卫外不固，再加上局部劳作过度，积劳伤筋，或因急性损伤，气血凝滞，气血不能濡养经筋而发病。本病主要为本虚标实，本虚多为气虚，常伴血虚；标实则为瘀。

病案中患者主要以右手拇指、食指及中指麻木为主，从中医角度考虑，本病病变部位在腕部，属于经筋病，为手太阴肺经、手厥阴心包经所过，因此治疗可选用该经上的穴位。《针灸甲乙经》曰："两手挛不收伸，及腋偏枯不仁，手瘛偏小筋急，大陵主之。"大陵穴为手厥阴心包经输穴和原穴，善治手腕麻木疼痛及心痛、惊悸、胃痛、胸胁痛等病症。《针灸大成》中记载孔最穴主治"热病汗不出，咳逆，肘臂厥痛屈伸难，手不及头，指不握，吐血，失音，咽肿头痛。"孔最穴是肺经气血深聚之处，临床上治疗本经和本经所属脏腑的病症、血证和痛证。可见孔最穴也可治疗前臂及手部的疾病。

临床上腕管综合征患者以手指麻木、疼痛，活动受限为主，《灵枢·终始》："在筋守筋"，本病病位在筋，多累及分肉及骨，可选关刺、合谷刺和输刺以疏通分肉经气，调筋治骨。

【调养防护】

临床上患者应注意休息，减少腕部活动，注意避免感受风、寒、湿等外邪，注意日常护理。在日常生活中，可以通过许多简易的手部运动来预防腕管综合征的发生，这些简易动作可在日常闲暇时进行。比如简单的抬指运动，将五指自然伸直张开，置于同一水平面上，在保持其余的手指尽量伸直的情况下，每一次都只用一根手指触碰手掌心。通过适当的锻炼及休息可以有效地预防本病，疾病发生时，应该及时就医诊治，以免耽误病情，治疗后更应该注意保养，做到"未病先防，既病防变，瘥后防复"。

十一、痛风性关节炎

医案一（陈振虎）

患者男，青年，主诉"反复右足背疼痛2年，加重2天"。患者2年前开始出现反复右足背红肿疼痛，外院诊断痛风性关节炎，予对症治疗后症状缓解，2天前因进食海鲜后，出现右足背外侧肿痛，行走困难，予电针、火针、放血及中药外敷等治疗后，效果不明显，局部肿痛症状进一步加重。故来求诊。症见：表情痛苦，行走困难，右足背外侧疼痛，局部红肿，拒触按，疼痛剧烈，右脚不敢用力踩地，纳眠可，二便调，舌红苔黄略腻，脉弦滑有力。

查体及辅助检查：左足背红肿，肤温高，压痛（＋），踝关节屈伸受限，肢体末端感觉尚可。血清尿酸测定：550μmol/L。

中医诊断：痹证，湿热瘀阻证。

西医诊断：痛风性关节炎。

辨经筋：足少阳经筋。

选穴：第一次：右侧丘墟穴、足临泣穴。

第二次：右侧丘墟穴。

刺法：合谷刺、输刺。

【针刺操作】

患者取仰卧位，暴露丘墟穴局部，左手定位丘墟穴，穴位局部皮肤常规消毒。选用 BX-QH 0.5mm×40mm 规格岐黄针，右手持针垂直刺入皮下，针刺深度为 0.8～1.2 寸，轻轻摆动针柄沿身体纵轴方向成 15°～30° 行合谷刺，然后迅速出针，用消毒干棉球按压针孔约 30 秒。左手定位足临泣穴，右手持针垂直足背刺入皮下，针刺深度为 0.3～0.5 寸，抵至第四、五跖骨结合部后迅速出针，用消毒干棉球按压针孔约 30 秒。针毕岐黄罐留罐并带罐活动 5～10 分钟，拔罐时注意避开针孔。

出针后患者自觉得疼痛大部消除，可以较轻松行走。嘱 2 天后复诊。

2 天后复诊，述右足疼痛已基本消失，仅踝关节屈伸时有少许紧胀感，取右侧丘墟穴岐黄针治疗 1 次，操作同前。出针后患者诉已无不适感。

医案二（陈振虎）

患者男，48 岁，主诉"反复全身关节疼痛 20 年，加重 1 周"来诊。患者平素喜吸烟和大量饮酒。20 年来反复出现双足第一跖趾关节处不定期出现肿痛发作，发作不定，曾在当地医院就诊，查血清尿酸升高（自诉最高时＞800μmol/L，报告未见），开始时服用止痛药和秋水仙碱治疗，后症状消失，但逐渐药物控制效果不明显，且因服用药物后出现了严重的胃痛，肝肾功能检查异常，肌酐和尿素氮均显著升高，停用西药治疗，改中药外敷、内服，同时配合针灸治疗，效果不理想，发作次数逐年增加，发作持续时间长，逐渐累及全身多处关节疼痛剧烈，发作局部关节肿胀，肤温升高，包括膝关节、踝关节、腕关节、髋关节、肩关节、手指关节、胸锁关节等。此次 1 周前大量饮酒后再次出现疼痛，以左足大趾关节，右手第二、三掌指关节处肿胀疼痛明显，初起仅觉隐痛，即在当地医院予中药外洗、内服，同时配合火针，以及局部散刺放血治疗，经治疗后疼痛仍呈进行性加重，肿胀严重，昨晚至 22 时许无法忍受疼痛，在当地医院急诊求治，急查血清尿酸：673μmol/L，体温：37.5℃。经予静滴药物和口服美络昔康等处理（具体不详）后仍不能缓解，整晚未眠，故今一早来门诊求治，症见：神清，精神可，痛苦面容，轮椅来院，左足疼痛不敢着地行走，右手腕背关节肿痛，屈伸时疼痛加重，右胸锁关节外疼痛，呼吸时或衣物摩擦均可诱发和加重疼痛，诉整晚因疼痛未眠，胃部隐痛，无发热，二便调。舌红，苔黄略腻，脉弦滑。

查体：左足第一跖趾关节，右手第二、三掌指关节，以及右侧胸锁关节处红肿明显，肤温高，疼痛拒按，右腕关节活动受限，局部病变关节皮肤表面有散在针刺治疗痕迹。体温：37℃，血压：150/86mmHg。

既往史：高血压病病史。3年前曾于门诊尝试接受岐黄针治疗，当时患者双下肢足踝部肿胀疼痛，以右侧为甚，不能行走，药物及针灸治疗效果不理想，予岐黄针治疗1次症状消失。1年前患者再次出现痛风关节炎急性发作，主要累及双侧髋关节和单侧膝关节，亦经1次治疗后症状完全消失。

个人史：长期大量饮酒吸烟史。

中医诊断：历节病，湿热证。

西医诊断：痛风性关节炎。

辨经筋：足少阳经筋。

选穴：第一次：左侧太白，右侧三间，右侧缺盆。

第二次：右侧三间。

刺法：合谷刺、输刺。

【针刺操作】

患者取仰卧位，局部常规消毒，选用 BX-QH 0.5mm×40mm 规格岐黄针，以飞针手法快速刺入皮下，其中太白穴和三间穴将针分别抵第一跖骨小头和第二掌骨小头行输刺法，然后将针退至进针点皮下，平刺，针尖方向分别向大都穴和二间穴左右旁开 15°～30° 行合谷刺，深度为 0.8～1 寸，然后轻轻摆动针柄退出；缺盆穴局部消毒后，用左手的拇、食二指固定在穴位局部的锁骨干上，平刺，针尖紧贴锁骨干的上下缘向右侧胸锁关节处进针成 15°～30° 行合谷刺，深度为 0.5～0.8 寸，切记仅是平刺，操作在皮下进行，之后迅速出针，用消毒干棉球按压针孔约 30 秒。

患者治疗结束后自觉右侧胸锁关节处疼痛消失，呼吸时已无痛感，右侧手掌处和左侧足大指处疼痛明显减轻，可下地自行行走。嘱注意饮食控制，多饮水，并辅以本院制剂"银莲含漱液"局部湿敷。2 日后复诊。

患者 2 日后来诊，诉左足大趾关节、右胸部肿胀疼痛已消失，右手掌指关节肿胀疼痛明显减轻，但手指关节屈伸活动时仍可以诱发疼痛。再予岐黄针针刺右侧三间穴，操作手法同前。治疗结束后，患者活动时疼痛消失，嘱继予"银莲含漱液"局部湿敷。不适即诊。

医案三（赵瑞斌）

患者男，78 岁，主诉"反复全身多关节疼痛 30 年，右腕关节疼痛 1 天"。患者于 30 年前开始双足第一跖趾关节红肿疼痛，逐渐累及全身多处关节疼痛剧烈，发作时局部关节肿胀，肤温升高，包括肩关节、肘关节、膝关节、踝关节、腕关节、手指关节等，于外院诊断痛风性关节炎，长期服用止痛药及秋水仙碱等药物，症状反复。1 天前突发右手腕关节剧烈疼痛，局部红肿，活动受限，口服止痛药后疼痛无明显缓解，疼痛影响睡眠，纳可，二便调。舌红，苔黄，脉浮数。

辅助检查：血清尿酸 597μmol/L。

中医诊断：历节病，湿热证。

西医诊断：痛风性关节炎。

辨经筋：手阳明经筋、手厥阴经筋。

选穴：右侧阳溪、大陵穴。

刺法：合谷刺、输刺。

【针刺操作】

患者取仰卧位，充分暴露腕部，左手定位阳溪穴，穴位局部皮肤常规消毒。选用 BX-QH 0.5mm×40mm 规格岐黄针，右手持针垂直刺入皮下，针尖抵至桡骨茎突行输刺法，然后轻轻摆动针柄沿列缺方向成 15°～30° 行合谷刺，之后迅速出针，用消毒干棉球按压针孔约 30 秒。左手定位大陵穴，穴位局部皮肤常规消毒，选用 BX-QH 0.5mm×40mm 规格岐黄针输刺法，右手持针垂直刺入皮下，进针 0.3～0.5 寸后迅速出针，用消毒干棉球按压针孔约 30 秒。针毕岐黄罐留罐并带罐活动 5～10 分钟。

治疗结束后患者诉疼痛明显缓解，2 日后复诊，患者腕关节疼痛消失，局部无红肿，活动明显改善。

【岐黄针疗法三部法】

患者疼痛常反复发作，来去如风，故名"痛风"。元代朱丹溪首次提出"痛风"病名，在《格致余论》中专列"痛风论"，并论述其发生："彼痛风者，大率因血受热已自沸腾，其后或涉冷水，或立湿地，或扇取凉，或卧当风。寒凉外抟，热血得寒，痰浊凝涩，所以作痛。"痛风的发病主要在于人体正气不足，或阴阳失调，湿热痰瘀等病理产物聚于体内，留滞经络；复因饮食劳倦，房室不节，感受外邪，内外合邪，气血凝滞不通，而发为本病。

案一：相比案二和案三，案一患者的病史较短，疼痛的部位较局限，位于右足背外侧。足背的经筋分布上，由内到外分别是足阳明和足少阳经筋。足阳明经筋起于中三指，结于跗上，属足背前侧；足背外侧属足少阳经筋。故此病案涉及经筋主要为足少阳经筋。丘墟穴，"丘"，为丘陵，山下之基为墟，指高大如丘的外踝下方的空软处，是丘陵和平原的交界处，经气经过丘墟穴以后则是往高处走，针之可使上下经气调和，同时此处亦是足少阳经筋和足太阳经筋交接处，可同时调节足少阳和足太阳经气。另外，丘墟穴为足少阳胆经原穴，是脏腑原气经过和溜止的部位，可通调脏腑之气而祛邪外出，如《针灸甲乙经》所言："目视不明，振寒，目䀮，瞳子不见，腰两胁痛，脚酸转筋，丘墟主之。"足临泣，古文中"泣"是凝滞之意，如"寒气容于背俞之脉，则血脉泣"，吴昆注："泣，涩同，血涩不利也。"故足临泣处是足部气血易凝滞之处，针之可使气血行，气以通为用。同时，足临泣是胆经输穴，而"输主体重节痛"，故在丘墟穴的基础上配合足临泣穴可以加强局部经气的流通而达到治病之效。

案二：患者病史较长，有20年之久，全身多关节的疼痛，属中医"历节痛"，此次发病位置在于左足第一跖趾关节，右手第二、三掌指关节，以及右侧胸锁关节处，病状累及主要为足太阴经筋、手足阳明经筋。结合五输穴的特性，《难经·六十八难》"井主心下满，荥主身热，输主体重节痛，经主喘咳寒热，合主逆气而泄"，《灵枢·顺气一日分四时》："病在脏者取之井，病变于色者取之荥，病时间时甚者取之输，病变于间者取之经，经满而血者，病在胃及以饮食不节得病者，取之合"，均是对五输穴运用的方法，如"输穴善于治疗身体倦怠困重和关节疼痛""病情时轻时重，可取输穴进行治疗"。太白穴与三间穴分别为脾经和大肠经的输穴，善于治疗关节痹痛。缺盆穴位于锁骨上窝，形如破缺之盆，主要是储运和输注胃经气血于胸部。其下为肺尖，故针刺时应注意针刺的角度、方向和深度，避免出现意外事故。

案三：该患者与案二中患者的相似点在于病史长且平素未规律服药，导致症状逐年加重。此次患者描述的症状主要为右腕关节红肿疼痛。在腕关节阳面的穴位包括阳溪、阳池、阳谷。阳溪穴归属于多气多血之阳明经，相比阳池与阳谷穴，经气更盛，从穴位名上亦可理解。《医经理解》："阳溪，在手腕上侧，两筋间陷中，溪为水所行，此则阳脉所经之溪也。"大陵，高处为陵，本穴在腕骨隆起处的后方，故名。大陵位于腕关节阴面正中，可调节阴经气血，除此以外，大陵穴归是厥阴经输穴、原穴，有镇惊安神、清心通络之效，该患者因疼痛致夜难眠，针大陵可调其神，神调则气和，病已。

痛风，属于中医"痹证"范畴，《灵枢·五变》说"粗理而肉不坚者，善病痹"。腠理不密，卫外不固，是引起痹证的内在因素。当外邪侵袭时，如感受风、寒、湿、热之邪后，易使肌肉、关节、筋骨痹阻而形成痹证。因为在痛风的治疗中，主要选取的是针对骨痹和肌痹的"输刺"和"合谷刺"法，以清泻关节骨骼及肌肉中的邪气，疏经通络。

【调养防护】

痛风性关节炎急性发作的常见诱因包括饮酒、高嘌呤饮食、疲劳、受凉、受寒、创伤等因素，因此在治疗期及平时都应该注意诱发因素的控制，所谓"未病先防"。如果平素控制不好，很容易反复发作，致病情进一步加重，最后由经络病及脏腑，而出现脏腑痹的证候。从现代医学的角度来分析，如果痛风控制不理想、反复发作，会致局部关节及其周围组织破坏，导致畸形残疾、肾结石、痛风石，甚至导致高血压病、糖尿病、肾功能不全和尿毒症等严重的不可逆的并发症。因此，必须积极和规范化治疗痛风，其治疗不仅仅是在急性期治疗，同时也要注重缓解期的降尿酸治疗。最好的方案是药物与非药物的综合规范化治疗相结合，坚持规范化治疗，就能逐渐减少痛风发作，直至不再发作，最终逆转和治愈痛风。

另外，外用中药制剂"银莲含漱液"为广州中医药大学第一附属医院的院内制剂，主要用于口舌生疮、牙龈肿痛等症，可清热解毒、消肿止痛，多为口腔科用药。在临床实践中发现，对于关节的红肿热痛，用之连续湿敷，可加强清热消肿止痛作用，加快病情好转。

十二、髋关节痛

医案一（王叶青）

患者女，54岁。2020年7月28日首诊。主诉"右髋部疼痛不适8个月余"患者于2019年12月到日本出差，因天气寒冷，较长时间行走后开始觉右髋部疼痛不适，酸痛牵扯感，以髋关节前外侧为主，蹲下起立或上下楼梯时疼痛加重，导致动作受限，久坐起身亦觉局部酸痛牵扯明显，局部无发热肿大，翻身弯腰基本不受影响，下肢无放射痛或麻木，无腰痛或其余关节酸痛，查髋关节MRI示"右髋关节退行性病变"，于外科行理疗、外贴膏药症状改善不明显，遂于我科就诊。症见：患者神清，精神可，右髋关节前外侧酸痛，蹲下起立或上下楼梯时疼痛加重导致动作受限，久坐起身亦觉局部酸痛、牵扯明显，局部无畸形，关节活动无明显受限，关节无红肿，无下肢放射痛，纳眠正常，二便调。舌淡，尖偏红，苔黄偏厚腻，脉浮弦右稍滑。

查体及辅助检查：右腹股沟处压痛（－）、臀痛穴压痛（＋）、右股骨大转子叩击痛（－），髋关节活动度可，局部无红肿，肤温正常，双侧直腿抬高试验（－）。右髋关节MRI平扫加增强：考虑右髋关节轻度退行性改变。

中医诊断：痹证，寒邪阻滞证。

西医诊断：右髋关节退行性病变。

辨经筋：足少阳经筋为主，兼足阳明经筋和足太阳经筋。

选穴：第一次：右侧居髎穴、气海俞穴。

第二次：右侧髀关穴、臀痛穴。

第三次：右侧居髎穴、气海俞穴。

刺法：合谷刺、输刺。

【针刺操作】

患者取俯卧位，充分暴露腰部，左手定位气海俞穴，穴位局部皮肤常规消毒。选用 BX-QH 0.5mm×40mm 规格岐黄针，右手持针垂直刺入皮下，针刺深度 0.8～1.2 寸，针下酸胀感明显时，轻轻摆动针柄沿身体纵轴脊柱方向成 15°～30° 行合谷刺，然后迅速出针，用消毒干棉球按压针孔约 30 秒。变化体位为侧卧位，左手定位居髎穴，穴位局部皮肤常规消毒，右手持针垂直刺入皮下，针刺深度 0.8～1.2 寸，针下酸胀感明显时，轻轻摆动针柄沿股骨方向成 15° 行合谷刺。然后迅速出针，用消毒干棉球按压针孔约 30 秒。针刺髀关穴，患者取仰卧位，左手定位，穴位局部皮肤常规消毒，右手持针垂直刺入皮下，针刺深度 0.8～1.2 寸，针下酸胀感明显时，轻轻摆动针柄沿身体纵轴股骨方向成 15°～30° 行合谷刺，然后迅速出针，用消毒干棉球按压针孔约 30 秒。针刺臀痛穴，患者取仰卧位，左手定位，穴位局部皮肤常规消毒，右手持针垂直刺入皮下，针刺深度 0.8～1.2 寸左右，针下酸胀感明显时，轻轻摆动针柄向髂后上棘、髂嵴方向成 15°～30° 行合谷刺，然后迅速出针，用消毒干棉球按压针孔约 30 秒。针毕岐黄罐留罐并带罐活动 5～10 分钟，拔罐时注意避开针孔。

2020 年 8 月 11 日微信随访，疼痛症状基本消除。

医案二（闫兵）

患者肖某，女，59 岁，2020 年 7 月 9 日首诊。主诉"反复右侧髋关节疼痛 2 年"。患者 2 年前无明显诱因出现右侧髋关节疼痛，无腰痛，无下肢麻木疼痛等不适，外院予中药口服及外敷后症状缓解，2 年来上述症状反复发作，自服止痛药物后缓解，现为针灸治疗来诊，症见：右侧髋关节疼痛，无腰痛，无下肢疼痛麻木等不适，多年来双侧膝关节疼痛，走路姿势改变，左侧足跟处疼痛，双手手指疼痛，变形，僵硬，纳眠可，大小便正常，舌淡暗，苔薄白，脉滑。

查体及辅助检查：3 个月前外院风湿相关指标未见异常。4 字试验、直腿抬高试验、骨盆挤压试验（－），右侧髋关节痛压痛（＋）。

中医诊断：痹证，气滞血瘀证。

西医诊断：髋关节疼痛，原因待查？

辨经筋：足少阳经筋、足阳明经筋。

选穴：第一次：右侧居髎穴，左侧内膝眼、犊鼻
　　　　　　　穴、跟尖穴。

　　　第二次：右侧居髎穴。

　　　第三次：右侧髀关穴，双侧内膝眼、犊鼻穴。

刺法：合谷刺。

【针刺操作】

患者取侧卧位，充分暴露右侧臀部，左手定位居
髎穴，穴位局部皮肤常规消毒。选用规格为 BX-QH
0.5mm×40mm 规格岐黄针，右手持针垂直刺入皮
下，针刺深度 0.8～1.2 寸，针下酸胀感明显时，轻轻
摆动针柄沿身体纵轴方向成 15°～30° 行合谷刺，然
后迅速出针，用消毒干棉球按压针孔约 30 秒。取仰
卧位，充分暴露下肢部，左手定位左侧内膝眼、犊鼻
穴及足根尖穴，穴位局部皮肤常规消毒针刺后，进行
针刺（手法同前）。岐黄针操作过程中若针下有弹性
阻力感，应稍微调整针尖方向，避免刺中血管；若发
现针柄端有回血，则即刻出针用消毒干棉球按压针孔
3～5 分钟，避免出血。

7 月 16 日复诊，诉首次治疗后髋关节疼痛明显缓
解。取右侧居髎穴，刺法同前。

7 月 23 日三诊，诉 2 次治疗后，髋关节疼痛消失。
取右侧髀关穴，双侧内膝眼、犊鼻穴。

2 周后随访，患者髋关节疼痛未有再发。

医案三（杨娟）

李某，女，64 岁，2020 年 11 月 20 日首诊，主诉："左侧髋关节疼痛 1 日"。患者 1 天前因长时间屈腿坐矮板凳后出现左侧髋关节疼痛，疼痛部位位于左侧腹股沟外侧，行走时局部疼痛，左侧大腿不能自然屈曲上抬，并有左侧髋部牵扯痛。平卧时左侧下肢不能正常屈曲，屈曲到 150° 时出现左侧大腿前侧及外侧牵扯痛，左侧下肢无法完成 4 字试验。自行外用膏药及推拿治疗后症状无明显缓解。就诊时症见：左下肢屈曲受限，屈曲时大腿前牵扯痛明显，无麻木等不适，局部无明显左侧髂前上棘压痛（＋），4 字试验（＋），余无特殊。舌淡，苔薄白，脉弦。

中医诊断：痹证，气滞血瘀证。

西医诊断：髋关节痛。

辨经筋：足阳明经筋和足少阳经筋。

选穴：左侧髀关、居髎穴。

刺法：合谷刺。

【针刺操作】

患者取仰卧位，充分暴露左侧髋关节部位，左手定位髀关穴，穴位局部皮肤常规消毒，选用规格为 BX-QH 0.5mm×50mm 岐黄针，右手持针垂直刺入皮下，针刺深度为 1.0～1.2 寸，针下酸胀感明显时，轻轻摆动针柄沿股骨纵轴方向成 15°～30° 行合谷刺，然后迅速出针，用消毒干棉球按压针孔约 30 秒。患者更换为右侧卧位，右下肢伸直，左下肢屈曲（屈曲角度在患者耐受范围内），左手定位居髎穴，右手持针垂直刺入皮下，针刺深度为 0.8～1.2 寸，针下酸胀感明显时，轻轻摆动针柄沿股骨纵轴方向成 15° 行合谷刺，然后迅速出针，用消毒干棉球按压针孔约 30 秒。针毕局部避开针孔拔岐黄罐，并交代患者下床活动 10 分钟。

起罐后，患者步行时左下肢无牵扯不适，左下肢屈曲时疼痛程度减轻约 1/3，髂前上棘处仍有局部压痛。嘱患者注意休息。

11 月 21 日下午患者微信反馈局部疼痛及活动改善明显，疼痛缓解 3/4。

【岐黄针三步法】

传统医学中"髋关节痛"这一症状归属至"痹病""骨痹"等范畴，多因久行久站，耗伤气血，局部气血运行不畅，经脉阻滞，不通则痛。

案一：患者疼痛的部位主要为髋关节的前外侧，向下肢外侧放射，且其疼痛为关节活动时加重，故辨其主要病变的部位为足少阳经筋及足阳明经筋，加之患者臀部后侧亦有明显压痛，故治疗也涉及足太阳经筋。居髎穴，"髎"为骨节空隙处，"居"有多义，或为介词，意为在；或为动词，为蹲；或同"踞"，箕踞则臀着席而伸其脚。结合居髎的取穴，考虑"居"即为"踞"，在侧卧位上屈髋屈膝而取之。居髎穴为足少阳经与阳跷脉的交会穴，少阳主一身之枢，阳跷主一身左右之阳，司下肢的运动，故对于髋关节活动受限可取居髎。气海俞位于第三腰椎棘突下，后正中线旁开 1.5 寸，与腹部气海穴相平相对，是腰背部经气深聚之地，其经气经臀再传至大腿和小腿。故臀部及下肢的病证都可适当选取腰部穴位，有开源引水之意。髀关穴，髀骨之关节也。"脾有邪，其气聚于两髀"，故针髀关不仅调阳明经，亦可治疗表里经病变。臀痛穴为岐黄针疗法经验穴，对于下肢疼痛，以及腰骶部疼痛具有良好的临床疗效。

案二：患者主因髋关节疼痛来诊，同时伴有双侧膝关节和左侧足跟处的疼痛，此三处的疼痛看似无关，实则不然，患者年事渐高，气血渐弱，加之久居岭南湿地，湿性重浊，故患者的疼痛均表现在下肢。治疗以"通"为原则，通过针灸使髋、膝、足三部的气血流畅，病痛主要涉及足少阳经筋、足阳明经筋。髋部连接躯体和下肢，是人体重要的大枢纽，而居髎穴主枢、主动，如上文所述，针之可使少阳经气调和，关节活动自如。犊鼻穴，"犊"，即牛犊，屈膝时，髌韧带与胫骨形成的结构形似牛鼻，而犊鼻穴位于髌骨与髌韧带外侧凹陷中，刚好是鼻孔的位置。针之可使膝部气血和，血濡则筋柔，如《灵枢·本输》所言："刺犊鼻者，屈不能伸"。治疗足跟痛可选岐黄针疗法治疗跟痛症的经验穴——跟尖穴，定位是在足跟底部，用手按压可扪及跟骨尖突出部，即为穴位所在处，针之可使局部气血流通而痛减。

案三：患者因左侧髋关节疼痛1日就诊，因长时间屈腿坐矮板凳后出现左侧髋关节疼痛，疼痛部位位于左侧腹股沟外侧，行走时局部疼痛，左侧大腿不能自然屈曲上抬，并有左侧髂前上棘牵扯痛。平卧时左侧下肢不能正常屈曲，屈曲至150°时出现左侧大腿前侧及外侧牵扯痛，左侧下肢无法完成4字试验。故辨其主要病变的部位为足少阳经筋及足阳明经筋，选用居髎穴、髀关穴，案一分析中已有详细方解，故不赘述。

【调养防护】

髋关节疼痛属"痹证"范畴，许多疾病都可引起该症状，如风湿性关节炎、髋关节骨性关节炎、股骨头缺血性坏死、股骨颈骨折等，故应及时完善相关检查，避免病情延误。在明确诊断的基础上予针灸治疗后，还应嘱咐患者注意腰部和下肢保暖，避免受凉。患者应注意适当休息，减少髋关节负重，在康复医师指导下进行腰部及髋部肌群力量的训练。此外，以上三个病案中的患者都是年过半百，气血渐衰，且久居湿地，可适当进行家庭艾灸，如艾灸盒的使用，但应注意安全，

177

第3章 常见骨科疾病

避免烧伤、烫伤。

十三、膝关节痛

医案一（吴融）

郭某，男，61岁。2018年2月首诊。主诉"膝关节疼痛伴活动受限5年"。患者缘于5年前劳累后逐渐出现膝关节疼痛，伴活动受限，上下楼梯及长时间行走后加重。就诊于当地医院行康复治疗，疼痛稍有缓解，但症状时有反复，关节活动未见明显改善。期间患者膝关节活动受限呈进行性加重。为求进一步就诊前往我科。就诊时症见：神清，精神可，双膝关节疼痛，无法下蹲，上下楼梯及行走困难，纳寐可，二便调。

既往史无特殊。

查体及辅助检查：膝关节轻微变形，肤温、肤色正常，膝关节周围压痛（＋），研磨试验（＋），浮髌试验（－），抽屉及前抽屉试验（－）。

辅助检查：（外院）膝关节负重位DR：膝关节退行性病变。

中医诊断：膝痹，肝肾不足证、气滞血瘀证。

西医诊断：膝骨性关节炎。

辨经筋：足厥阴经筋、足少阳经筋和足太阳经筋。

选穴：第一次：双侧曲泉、膝阳关。

第二次：双侧膝阳关、委中穴。

刺法：合谷刺和输刺。

【针刺操作】

嘱患者取仰卧位，充分暴露膝部。定位膝阳关穴，穴位局部皮肤常规消毒。选用 BX-QH 0.5mm×40mm 规格岐黄针，将左手放于股骨外上髁处辅助定位，右手持针垂直刺入皮下，使针尖朝向股骨外上髁，针刺深度 1.0～1.5 寸，待针下有抵触或划过硬物感后，轻轻摆动针尾沿着股骨干长轴成15°～30°行合谷刺。然后迅速出针，用消毒干棉球按压针孔约 30 秒。再取曲泉穴，重复上述操作。针毕，患者诉疼痛减少约70%，可进行轻微下蹲。嘱患者注意膝关节保暖，减少上下楼及长时间走路等会加重膝关节磨损的动作，年后复诊。

2018 年 2 月 28 日二诊，患者诉膝关节疼痛未见明显复发，可进行下蹲。根据患者情况予以续针，取穴膝阳关、委中。针毕，患者诉膝关节疼痛基本消退，下蹲情况较前好转。

针刺膝阳关穴注意事项：膝阳关穴，在膝外侧，当阳陵泉上 3 寸，股骨外上髁上方的凹陷处。针刺时，进针点一般取在髂胫束的边缘，而不直接针刺入髂胫束，以免引起患者疼痛。进针后，使针尖朝向股骨外上髁，待针下有抵触或划过硬物感后，轻轻摆动针尾并沿着股骨干长轴做合谷刺即可。

医案二（闫兵）

患者女，36岁。2018年2月18日首诊。主诉"膝关节疼痛近2年"。患者于近2年膝关节疼痛，久行、久站痛甚。

查体：双侧膝关节外侧压痛（＋），局部肤温较低。舌淡红，苔少，脉弦。

中医诊断：膝痹，气滞血瘀证。

西医诊断：膝骨性关节炎。

辨经筋：足少阳经筋。

选穴：第一次：双侧膝阳关、阳陵泉。

第二次：双侧膝阳关、阳陵泉。

刺法：合谷刺和输刺。

【针刺操作】

患者取仰卧位，充分暴露膝部。定位膝阳关穴，穴位局部皮肤常规消毒。选用BX-QH 0.5mm×50mm规格岐黄针（因患者较胖），左手拇食指置于穴位两侧，右手以飞针手法垂直快速刺入皮下，先行输刺法，进针深度为1.2～1.5寸，针尖抵股骨外侧髁上缘时，轻轻摆动针柄沿股骨纵轴上下旁开各成15°～30°行合谷刺，患者局部酸胀感，然后迅速出针，用消毒干棉球按压针孔约30秒。针毕后，患者下地走路，自诉疼痛缓解很多。嘱患者不要行走太多，注意休息。

2月28日复诊：患者诉膝盖痛缓解很多，这10天中，前8天是完全不痛的，后2天有些疼痛，也没之前那么痛。取穴和操作同前。嘱患者不要行走太多，注意休息。

3月14日复三诊：患者诉膝盖疼痛完全消失，行走不受影响。

医案三（张昆）

卢某，女，75岁。主诉"双膝膝关节疼痛伴活动受限5年余"。患者曾在广州某三甲医院骨科检查诊断为膝骨性关节炎，3年前因疼痛明显行右膝关节置换术，术后右膝恢复尚可，左膝关节拟择期行置换术，后因年纪较大骨质疏松明显及左侧股骨颈骨折手术，行保守治疗，经口服西药止痛药、外服止痛膏等治疗效果不明显。

查体：双侧膝关节肿大变形，左侧明显，无红肿发热，双膝关节活动受限，下蹲及上下楼梯时左侧疼痛明显，膝关节内外侧、腘窝压痛（+），浮髌试验、抽屉试验（-）。舌淡红，苔少，脉弦细。

查体及辅助检查：曾在外院行膝关节MRI：重度膝骨性关节炎。

中医诊断：膝痹，肝肾亏虚证、气滞血瘀证。

西医诊断：膝骨性关节炎（右侧术后）。

辨经筋：足少阳经筋、足太阳经筋、足厥阴经筋。

选穴：第一次：左侧膝阳关、委中、曲泉。

第二次：左侧血海、阴陵泉、内膝眼。

第三次：左侧膝阳关、委中、曲泉。

刺法：合谷刺和输刺。

【针刺操作】

患者取俯卧位，充分暴露膝关节，取左侧膝阳关穴，穴位局部皮肤常规消毒，左手作为押手按于膝阳关穴稍下方，在经筋缝隙之间，右手持针，选用 BX-QH 0.5mm×40mm 规格岐黄针，垂直皮肤快速飞针入穴，然后做输刺 1.5 寸以直达骨面，患者稍有酸胀感，即轻轻摆动针柄沿股骨纵轴上下成 15°～30° 行合谷刺，然后迅速出针，用消毒干棉球按压针孔约 30 秒。取左侧委中穴，操作方法基本同膝阳关穴，但合谷刺时针尖沿横轴向股骨内外侧髁方向针刺。取左侧曲泉穴，操作方法同膝阳关穴。针刺患者疼痛明显减轻，关节活动度明显增大，膝关节屈曲时仅有少许牵扯感，自诉症状缓解 70%。嘱其休养，尽量避免劳累。

第二次复诊，患者诉左侧膝关节后侧及两侧疼痛明显缓解，按压血海、阴陵泉、内膝眼等处发现疼痛明显，所以第二次治疗取上述三穴，血海及阴陵泉操作方法基本上同常规手法，内膝眼行合谷刺，针后嘱其在床上活动3分钟，然后按压以上穴位压痛缓解明显。

第三次复诊，患者自觉近1周来仅有少许酸痛，查体发现膝关节稍有压痛，因此取膝阳关、委中、曲泉，操作方法同前。针后嘱其在床上活动膝关节无明显不适，嘱其静养个月，避免上下楼梯及远行，因患者体型较胖，嘱其每日在床上锻炼膝关节，避免因体重的压力过大而引起症状反复。

5月10日随访，患者膝关节活动度较前明显增加，无明显疼痛，走路久时稍有发紧的感觉，临床疗效显著，嘱其满3个月时再治疗一个疗程。

岐黄针疗法治疗4次为一个疗程，具体疗程根据患者病情而定。治疗疗程结束后，可随访观察2周。

医案四（陈雨婷）

患者李某，女，68岁。2018年3月12日首诊。主诉"双膝关节疼痛伴活动受限2个月"。2个月前于三甲骨科专科医院行双膝关节置换术，术后双膝关节内外侧疼痛，屈伸受限，行走、下蹲及上下楼梯困难，呈跛行步态，双膝关节后侧牵拉紧绷感不适，予内服中药、外敷膏药及传统针刺对症治疗，症状缓解不明显。

查体：双膝关节轻度肿胀，肤温、肤色均正常，双膝关节内外侧压痛（＋），体表可见约15cm×0.5cm

手术瘢痕。

辅助检查：2018年1月11日双膝负重正侧位：双侧人工膝关节置换术后复查，呈术后影像改变征。人工假体形态，位置可，假体周围见不规则致密黏合剂影，未见明显松脱及断裂征象；膝关节周围软组织肿胀。双侧人工膝关节置换术后改变。

中医诊断：膝痹，气虚血瘀证。

西医诊断：双膝关节置换术后。

辨经筋：足厥阴经筋、足少阳经筋和足太阳经筋。

选穴：第一次：双侧膝阳关、曲泉、委中。

第二次：双侧膝阳关、曲泉、委中。

第三次：双侧膝阳关、曲泉、委中。

刺法：合谷刺和输刺。

【针刺操作】

患者俯卧位，取双侧穴位局部安尔碘消毒，选用BX-QH 0.5mm×40mm规格岐黄针，飞针法快速垂直刺入皮下。膝阳关进针后，使针尖朝向股骨外上髁，待针下有抵触或划过硬物感后，轻轻摆动针尾沿着股骨干纵轴方向成15°～30°行合谷刺，待局部酸胀感，然后迅速出针，用消毒干棉球按压针孔约30秒。曲泉针刺法同膝阳关。针刺委中，沿着身体纵轴方向成15°～30°行合谷刺。配合治疗：针毕，局部配合岐黄罐运动治疗，嘱患者坐在床边，在膝部前面各吸上6

个岐黄罐,嘱其主动反复做膝关节的屈曲和伸直动作,活动时间5～10分钟。

效果：患者诉双膝关节负重感及疼痛较前明显缓解，膝关节后侧紧绷感立刻消失，可以做下蹲动作，自诉好转50%，患者及其家属十分激动，认其治疗效果较为明显，有质的飞越，嘱1周后再行第二次岐黄针疗法治疗。

2018年3月19复诊：病史同前，患者诉针后1周内未见其他不适，但昨日因行走及下蹲时间长等因素，双膝关节内侧疼痛，活动尚可。针灸处方及操作同前。

效果：出针后，患者诉双侧膝关节内侧疼痛较前明显缓解，嘱1周后再复诊。

2018年3月26复诊：病史同前，膝关节疼痛及活动受限较前明显缓解，可做下蹲动作及无须借助外物搀扶下可长时间独立行走，仍遗留右膝内侧疼痛不适，伴随右脚无力，关节后侧稍紧绷感，上下楼梯稍受限。今日续针，针灸处方及操作同前。

效果：膝关节负重感减轻，行走轻松，右脚力度增加，紧绷感消失，右膝内侧稍许疼痛。嘱患者2周后复诊。

【岐黄针疗法三部法】
膝关节痛属中医学"痹证""骨搏""厉节风"等范畴，

宋代《济生方旭癖》有云："风寒湿三气杂至,合而为痹,皆因体虚,腠理空疏,受风寒湿气而痹也。"说明本病病本在肝肾亏虚,病标在风寒湿阻,属本虚标实之证。根据症状不同,还可分为"行痹、痛痹、着痹、热痹、虚痹"。多数医家认为膝痹病由肢体筋脉、关节、肌肉、经脉气血痹阻不通,"不通则痛"而发病,最后加重骨及软骨的退变,出现疼痛、畸形和功能障碍。该症多属肝肾亏损、筋骨失荣,夹杂风寒湿痹。

　　案一和案四:患者不适问题主要是膝关节疼痛伴活动受限,双膝关节广泛压痛,涉及的经筋主要为足厥阴经筋、足少阳经筋和足太阳经筋。"足太阳之筋,起于足,结于踝,邪上结于膝……结于腘""足少阳之筋,起于小指次指……结于膝外廉""足厥阴之筋,起于大指之上……结内辅骨之下,上循阴股,结于阴器,络诸筋"。因此主要取穴为足太阳、足少阳、足厥阴的筋结点。曲泉穴为肝经合(水)穴,本经的母穴,可补水滋阴,是滋补肝肾的要穴。肝主筋,此穴又在关节中央,故其柔筋作用最强,所以对红肿热痛的关节炎症尤为重要。《千金方》云"主膝不可屈伸"。刺其合穴,可以调畅经脉气血、舒筋活络、利关节,从而达到通而不痛,通利关节之效。膝阳关,别名寒府、阳陵、关陵,属足少阳胆经,恰巧位于膝外廉,经筋失养或跌仆劳伤而致膝关节痛、活动受限,可选膝阳关以疏通足少阳之经筋,膝阳关有疏风散寒、舒筋活血的作用。委中为足太阳膀胱经之合穴,膀胱经膝部以下各穴上行的水湿之气皆聚集于此,是经气汇聚之处,《针灸大成》云:"委中者,血郄也。主膝痛",《十二穴主治杂病歌》曰本穴主治:"膝头难伸屈,针入即安康"。针刺委中穴具有激发经气,调畅气血、疏通经络、强健腰膝的作用。两位患者均因长期劳累,病程日久,加之病案四患者曾行膝关节置换术,术后膝部疼痛是常见的问题,其病本为气血运行不畅,标为外受风寒之邪,刺法上选用输刺与合谷刺,从而调畅气血,祛风通络,疏筋止痛。

案二:患者不适问题主要位于膝关节外侧,涉及的经筋主要为足少阳经筋。阳陵泉为足少阳胆经的合穴,"膝为筋之府",治疗膝关节疾病必须从筋论治,阳陵泉为八会穴之筋会,"筋"泛指肌腱、韧带、筋膜。膝关节的韧带、筋膜是最多的,针刺阳陵泉穴可起到较好的消炎止痛、促进水肿吸收的作用,达到通经络、强筋骨、除痹痛的效果;此穴位于膝关节周围,便于发挥腧穴的局部治疗作用。患者因长期进食肥甘厚腻,致形体过胖,负重行走及活动时,双膝承受过多,长期劳损致双膝关节疼痛,合谷刺刺于分肉之间,以调和气血,濡养经脉,荣则不痛。

案三:患者不适问题主要是膝关节疼痛伴活动受

限，肿大变形，双膝关节广泛压痛，涉及的经筋主要为足厥阴经筋、足太阴经筋、足少阳经筋和足太阳经筋。内膝眼、犊鼻位于髌韧带内、外侧凹陷处，《针灸资生经》曰主治"膝不仁……膝及膝下病……"。针刺两穴皆可疏通经气，达到舒筋活络、通利关节之效，同时又有较强的利水消肿的功效。《素问·脉要精微论》谈及"膝者筋之府"，阳陵泉为足少阳胆经腧穴，为胆经脉气所入，为合（土）穴，胆腑之下合穴，筋之会穴，所以阳陵泉总理筋伤之病，具有疏利关节之功。阴陵泉为足太阴脾经腧穴，为脾经脉气所入，为合（水）穴，有建中宫、调水液、利水湿之宫。阳陵泉位膝关节外侧，属阳；阴陵泉位膝关节内侧，属阴。二穴配伍，一内一外，一水一土，相互制约，相互促进，相互转化，清热利湿，舒筋活络，消肿止痛之功益彰[1]。在刺法的选择上，由于患者病程长，病及肌肉关节，以合谷刺和关刺取分肉间及关节间痹痛即可。

岐黄针治疗膝骨性关节炎：主穴选膝阳关穴、曲泉穴、委中穴、内膝眼、犊鼻穴和阳陵泉穴。临床根据患者伴随症状不同而辨经增减穴位。四例病案患者均以膝关节疼痛，伴或不伴有活动受限为主，病变部位较局限，刺激膝关节局部穴位可以使膝关节周围经气流动，促使血液流通，通过针的刺入能直达病灶，有疏经通络、行气活血之效，依据经筋循行同时结合穴位近治作用，故选择膝阳关穴、阳陵泉穴、委中穴、曲泉穴、犊鼻穴及内膝眼等，以疏通局部经络气血，促进局部气血运行以达到气血通而病痛止的效果，对缓解患者的膝关节疼痛的患者具有很好的疗效。

临床上膝骨性关节炎（KOA）有急性期和慢性期，急性期患者以疼痛为主，多病在分肉，可选合谷刺以疏通分肉经气。慢性期患者疼痛时间长而痛势缓，伴有膝关节功能活动受限，多病及骨肉，临床可输刺结合合谷刺操作。

【调养防护】

膝骨性关节炎临床多常见于中老年人，其病因主要与年龄、性别、劳损、创伤、环境、肥胖等有关。我国的 KOA 的患病率为 5.4%～30.5%，相关研究及临床观察表明，与男性相比，女性的发病率更高，与年龄大小成正相关，严重影响患者的心理健康与生活质量，最终甚至可导致肢体残疾。

病案一、病案三患者均为老年人群，因年龄渐长，元气渐虚，加之长期劳累，肝肾亏虚，虚则腠理空疏，易受风寒湿气侵袭而发膝痹，故应叮嘱患者治疗后注意休息，防止受凉，可短时间、轻度的活动锻炼，避免长时间行走，特别是爬山、上下楼梯等运动。

病案二患者是一位中年女性，因肥胖，长期负重行走或运动后磨损膝关节，导致膝关节软组织损伤，在《黄帝内经》上可称为不内外因，因此本病的预防意义更加重要，除了需要保持良好的生活工作习惯，注意合理饮食，控制体重，加强膝关节处的肌肉锻炼，注意膝关节的保暖，注意运动锻炼的强度和频率，根据自身的身体状态选择合适的锻炼方式。

病案四患者双膝肿痛及活动受限病程时间长，且双膝均行全膝关节置换术，全膝关节置换术是治疗终末期膝骨性关节炎的有效办法。术后膝部疼痛是常见的问题。因此，根据患者目前情况，应嘱患者继续坚持行针灸治疗以改善症状及提高生活质量，另外日常生活中应注意保护膝盖，走路虽然对膝关节伤害不大，但超长时间的走路还是不可取的。寒冷会使骨关节的活动度紧绷，且容易酸痛。肌肉韧带在绷紧状态下消耗更多养分，产生更多的代谢物，甚至乳酸堆积。因此一定要做好膝关节局部保暖。

结合临床来看，岐黄针疗法临床效果明显，特别是70%的患者一次治疗好转50%左右，正是因为治疗效果显著，很多患者不注意调养防护而致症状反复，这是需要特别注意的地方，古人云："三分治，七分养"，实乃良言。

十四、踝关节痛

（一）陈旧性踝关节扭伤

医案（陈雨婷）

唐某，男，22岁，主诉"意外扭伤致左踝关节肿痛、活动受限4个月余"。4个月前，患者因行走过程中不慎扭伤，致踝关节肿胀，疼痛，自行使用外用药物后，疼痛及肿胀症状较前明显缓解，但仍遗留踝关节肿胀及疼痛，2019年10月12日来我院骨科就诊治疗，予醋氯芬酸分散片等口服及外用药物，疼痛及肿胀缓解不明显，为求针灸治疗，遂前来就诊。现症见：左踝关节前外侧疼痛，伴肿胀，活动功能稍受限，行走、上下楼梯时加重，静止状态下无下肢麻木等不适，纳眠可，二便调，舌暗红，苔薄白，脉弦。

查体和辅助检查：左踝关节局部肿胀，左足外踝前下方按压痛，前抽屉试验（±）。

2019年10月14日广州中医药大学第三附属医院左踝关节MRI：①左踝距腓前韧带损伤；②考虑左足跟外侧及内、外踝少许骨挫伤。

中医诊断：踝痹，气滞血瘀证。

西医诊断：踝关节扭伤和劳损。

辨经筋：足少阳经筋。

选穴：左侧丘墟穴。

刺法：关刺。

【针刺操作】

2019 年 10 月 24 日第一次岐黄针治疗，取平卧位，穴位局部皮肤常规消毒，采用 BX-QH 0.5mm × 40mm 规格岐黄针，飞针法快速直刺入皮下，沿左踝距腓前韧带，即"筋上"逐层进针，进针至 0.8～1.0 寸后，轻轻摆动针尾，完成 15°～30° 关刺之法，然后出针，并用无菌干棉球按压针孔 30 秒。可在局部拔罐 5～10 分钟以减轻局部针感。

1 周 1 次，共治疗 3 次，2019 年 11 月 5 日三诊，患者左侧足踝疼痛及肿胀消除，按压无疼痛，活动功能恢复正常。

【岐黄针疗法三部曲】

踝关节扭伤是临床上非常常见的运动功能损伤，多数扭伤属自限性疾病，可在 14 日左右自行缓解，但踝关节的失稳状态可能长期存在。由于部分患者对疾病重视程度不够，可能引起踝关节功能和结构的严重失稳，出现局部疼痛，活动受限，习惯性"崴脚"等情况。现代医学根据患者的分期进行治疗，急性疼痛期采用局部降温，外敷非甾体类抗炎药止痛；缓解期通过康复训练改善患者踝关节稳定性。踝关节扭伤属于中医的"筋伤"病，多因暴力挫伤，局部经脉气血瘀阻，出现不荣、不通而痛。多通过外服中药，针灸、推拿、艾灸等治疗手段，活血化瘀、通络止痛。但传统中医辨证论治时容易忽略经筋病变在该疾病中发生的作用，因而可能会出现疗效较慢，容易反复的情况。

外踝前下方疼痛，辨筋在足少阳，病在筋故选关刺之法。丘墟为足少阳胆经的原穴，同时也是足少阳、足太阳在足踝外侧的经筋结点所在，《针灸甲乙经》记载丘墟可治疗"足腕不收"，针刺此穴可解两筋之结，从而化瘀舒筋、理气止痛。

【调养防护】

陈旧性踝关节扭伤患者多有踝关节失稳的情况出现，日常生活中需要注意：①加强对踝关节的保护，如需要跑步、登山等运动时，需要佩戴好护踝套具，剧烈运动前一定要注意热身；②加强踝关节周围肌肉的锻炼，肌肉对韧带具有保护作用；③避免穿高跟鞋，长时间行走避免穿拖鞋。

中医学角度来看，踝关节扭伤属于筋病，筋属肝，肝血旺盛，肝气舒畅则筋生有余，故在日常生活中需要避免熬夜，保持良好作息，以充将军之官。注意踝关节局部保暖，勿过劳累。

（二）踝关节骨折术后

医案（张昆）

张某，女，59岁，主诉"左侧踝关节疼痛伴活动受限1个月余"。患者于2019年2月初下楼梯时不慎摔倒致左踝关节扭伤，在广州某医院行踝关节MRI检查示：左外踝骨折，建议手术治疗，患者拒绝，遂到某大学附属第一医院骨科就诊，行保守固定治疗。3月21日因左踝关节仍肿胀疼痛到我科就诊。

查体和辅助检查：患者左侧外踝尖前下方明显肿胀，背伸趾曲活动受限伴有疼痛，行走左脚受力时疼痛明显。余无不适。踝关节MRI检查示左外踝骨折，左踝三角韧带损伤，左内踝、后踝、距骨、足舟骨骨挫伤。

中医诊断：踝痹，气滞血瘀证。

西医诊断：左外踝骨折伴足背部软组织损伤。

辨经筋：足少阳经筋。

选穴：左侧丘墟穴。

刺法：输刺、关刺。

【针刺操作】

患者取平卧位，穴位局部皮肤常规消毒，采用BX-QH 0.5mm×40mm规格岐黄针，飞针法快速直刺入皮下，沿踝距腓前韧带，即"筋上"逐层进针，进针深度至 1 寸后（此处不可强求输刺抵骨，以直入直出深内为法即可），轻轻摆动针尾，完成 15°～30° 关刺之法，然后出针，并用无菌干棉球按压针孔 30 秒。可在局部拔罐 5～10 分钟以减轻局部针感。

疗效及疗程：治疗后患者自觉疼痛减轻，背伸趾曲活动度加大。1 周后复诊，自诉疼痛好转 90%，再次取丘墟穴治疗，嘱其注意休息，适度锻炼。4 周后复诊，劳累后左侧外踝前下方偶有酸胀，嘱其进行适当的功能锻炼。

【岐黄针疗法三部法】

外踝骨折是骨科诊室中的常见病，老年患者多因骨质疏松、骨质退行性病变所致，中青年患者常因交通事故、意外坠落、暴力等原因所致。该病常合并三角韧带损伤，若不及时治疗，可能会诱发关节功能障碍、关节炎等不良反应，导致后期关节功能障碍，继而影响患者的自理能力和生活质量。

《灵枢·终始》："在筋守筋"，《针灸聚英·肘后歌》："打扑伤损破伤风，先于痛处下针攻"。外踝前下方疼痛，中医学认为病位在足少阳胆经，患者病在筋骨，选用输刺联合关刺法，丘墟为足少阳胆经的原穴，《针灸甲乙经》记载丘墟可治疗"足腕不收"；《备急千金要方》记载"跗筋足挛"。

【调养防护】

足踝骨折多发生在暴力挫伤后，且骨折后往往伴随有周围软组织、韧带的损伤，导致骨折恢复后踝关节失稳，因而在平日需要注意踝关节的保暖，在进行长时间行走、跑步等运动时需要进行充分的热身，并佩戴好护踝，防止再次损伤。另外所穿的鞋也需要注意，避免穿人字拖、过薄的平底鞋以及高跟鞋，以充分保护足踝部。

中医调护上可以配合食疗，骨折早、中期以活血化瘀为主，可以当归、桃仁、红花等加入煲汤中，后期可加入适量生地黄、杜仲、黄芪，以补益肝肾、调和气血。

（三）踝管综合征

医案（廖穆熙）

患者男，29岁，跑步爱好者，主因"反复发作足底弥漫性麻木疼痛1年，加重1周"。患者于2020年6月19日就诊于我院门诊。患者1年前因长时间跑步后出现右足跟底部弥漫性麻木疼痛不适，行走或跑步增多时加重，局部伴有轻度肿胀，活动度尚可，曾在外院就诊，行踝部X线片检查未见明显骨折，考虑腰椎间盘突出症、慢性踝关节扭伤，予服用塞来昔布胶囊、扶他林外搽及外用药膏贴敷等对症处理，休息后症状可缓解，但长距离跑步后时有反复，间断外院及我院骨科就诊，骨科医师建议局部封闭针治疗，患者拒绝，1周前参加长距离跑步后出现上述症状加重，为进一步系统治疗，遂到我院门诊经过针灸、中药治疗效果不佳，就诊时症见：神清，神可，自诉右踝足底弥漫性疼痛麻木不适，行走困难，长距离加重，面色淡，口苦，纳食、二便调。舌淡暗，苔薄白，脉弦细。

查体：踝关节时有疼痛不适，活动稍受限，内踝后方有轻度肿胀，压痛（＋），无明显囊性包块，行走时足跟呈内翻位，负重期缩短，痛性跛行步态。足底部弥漫性麻木疼痛不适，痛觉略减退，无明显足部肌肉萎缩。测得疼痛 VAS 评分 7 分。

辅助检查：2020 年 5 月外院踝关节 X 线片提示：未见明显骨折征象。

中医诊断：踝痹，气滞血瘀证。

西医诊断：踝管综合征。

辨经筋：足少阴经筋。

选穴：第一次：右侧照海穴、水泉穴。

第二次：右侧阿是穴、大钟穴。

配穴：足底麻木疼痛加涌泉穴。

刺法：合谷刺。

【针刺操作】

患者取俯卧位，充分暴露踝关节部，穴位局部皮肤消毒,选用 BX-QH 0.5mm × 40mm 规格的岐黄针,照海穴:右手持针垂直皮肤飞针快速刺入皮下照海穴深度 0.5～0.8 寸,患者诉有酸胀感,然后轻轻摆动针柄沿踝关节中轴方向上下成 30° 行合谷刺 0.5～0.8 寸,最后迅速出针,并使用消毒干棉球按压针孔 30 秒,以避免出血;水泉穴:飞针法快速刺入皮下,朝向内踝尖方向,得气后稍退出针,沿纵轴上下成 15°～30° 行合谷刺;最后迅速出针,并使用消毒干棉球按压针孔 30 秒,以避免出血;涌泉穴:飞针法快速刺入皮下,得气后稍退出针,沿纵轴上下成 15°～30° 行合谷刺;最后迅速出针,并使用消毒干棉球按压针孔 30 秒,以避免出血;大钟穴:飞针法快速刺入皮下,沿照海穴与水泉穴连线中点方向针刺,得气后稍退出针,沿横轴左右成 15°～30° 行合谷刺;最后迅速出针,并使用消毒干棉球按压针孔 30 秒,以避免出血。

疗效:1 周后复诊,自诉经第一次治疗后,右踝足底麻木疼痛症状缓解 80%,局部仍有少许疼痛,胀痛感明显减轻,踝关节活动能力改善,可以慢走,自测得疼痛 VAS 评分 3 分。

两次治疗后,患者微信联系告知说,足底弥漫性麻木疼痛基本消失,但仍担心再次长跑以后会复发,咨询笔者是否还会有复发的可能,告知他平时还是要注意避免长跑,可以改其他类型的体育锻炼方式,避免踝关节的过度受累。

【岐黄针疗法三部法】

本病属中医学"痹证"范畴，中医学认为其病因主要为跌仆闪挫、经筋受损；或寒湿外袭，流注经筋；或劳伤气血，经筋失养，导致局部气血失和，经脉不通，气血不畅而发此病。

病案中患者主要以右踝足底弥漫性疼痛麻木，行走困难为不适症状，从中医角度考虑，本病病变部位在踝部，属于经筋病，为足少阴经筋所过，因此治疗可选用足少阴经上的穴位。照海位于足少阴肾经，是八脉交会穴之一，属于局部取穴。照海穴位于足内踝尖下，足少阴肾经起于足小趾，斜走足心，过内踝后沿小腿内侧上行，故刺照海可疏通局部经络，治疗足部疾病。照海通阴跷，跷脉起于足，与人的四肢运动，尤其是下肢运动有着密切关系。水泉穴为足少阴肾经郄穴，郄穴是本经脉经气深聚的部位，肾经之气在水泉穴深聚而出，所以水泉穴是治疗本经循行所过部位及所属脏腑的急、重、痛症的要穴。大钟为肾经络穴，《灵枢·经脉》："足少阴之别，名曰大钟，当踝后绕跟，别走太阳"。肾经从大钟别出，络属膀胱经，肾与膀胱经相表里，针刺大钟可同时调节两经经气。《释名·释形体》："踵，钟也，钟聚也"，钟同踵，《释名》："足后曰跟，又谓之踵"，故大钟穴可治疗足跟局部疾患。

临床上踝管综合征患者以足底或足跟部麻木、疼痛、活动受限为主，《灵枢·终始》："在筋守筋"，本病病位在筋，多累及分肉，可选合谷刺以疏通筋骨分肉经气。

【调养防护】

本病属于慢性劳损性疾病，古人云："三分治，七分养"，实乃良言，嘱咐患者注意休息，要注意避免长跑及踝关节频繁高强度跖屈背伸，可以选择其他类型体育锻炼方式，避免踝关节的过度受累，从而加重病情，避免寒冷潮湿环境。

十五、跟痛症

医案（余小江）

韩某，男，49岁。2020年8月21日首诊。主诉"右足底疼痛2周"。患者于2周前无明显诱因出现晨起足底部疼痛，约活动20分钟后症状可以缓解，此后每遇晨起或久坐后症状均会发作，未予系统诊治，自行贴膏药症状未有明显改善。遂于我院针灸科就诊。症见：神清，精神可，右足底疼痛，行走时疼痛明显，足背伸时症状加重。纳眠可，二便调。舌淡红，苔少，脉弦。

查体：局部无肿胀，肤温正常，足底后1/3处压痛（++）。

中医诊断：痹证，气滞血瘀证。

西医诊断：跟痛症。

辨经筋：足太阳经筋。

选穴：右侧跟尖穴、飞扬穴。

刺法：合谷刺、输刺。

【针刺操作】

患者取俯卧位，充分暴露下肢，左手定位飞扬穴，穴位局部皮肤常规消毒。选用 BX-QH 0.5mm×40mm 规格岐黄针，右手持针垂直刺入皮下，针刺深度 0.6～1.0 寸，针下酸胀感明显时，轻轻摆动针柄沿身体纵轴胫骨方向成 15°～30° 行合谷刺，然后迅速出针，用消毒干棉球按压针孔约 30 秒。左手定位跟尖穴，穴位局部皮肤常规消毒，右手持针垂直刺入皮下，针刺深度 0.5～0.8 寸，针下抵至跟骨，轻轻摆动针柄沿垂直足底方向上下成 15°～30° 行合谷刺，然后迅速出针，用消毒干棉球按压针孔约 30 秒。

出针后，患者行走时已无疼痛，足背伸时已无疼痛。然后小腿部加拔岐黄罐。3 天后询问患者情况，未有反复。

【岐黄针疗法三部法】

跟痛症是指以足跟周围疼痛为主要症状的一组症候的总称，是由于某些因素导致足跟底部慢性损伤或骨质增生，导致局部无菌炎症反应而引起足跟疼痛。隋代巢元方称足跟痛为"脚根颓"，书云："脚根颓者脚跟忽痛，不得着也，世俗呼为脚根颓。"朱丹溪在《丹溪心法》中称之为"足跟痛"。

足太阳经筋结于踵，《灵枢·阴阳二十五人》记载："足太阳之下，血气盛则肉满，踵坚，气少血多则瘦，跟空，血气皆少则善转筋，踵下痛"，说明了跟痛症与足太阳经的气血衰少有关，故在足跟痛的治疗上多辨为足太阳经筋病变。在选穴上，可选岐黄针疗法治疗跟痛症的经验穴——跟尖穴。此外，可搭配飞扬穴，为足太阳经络穴，为阴分转阳分之处，大有飞扬之势，针之可使人体态轻盈，健步如飞。如《针灸大成》所言："主痔肿痛，体重起坐不能，步履不收，脚腨酸肿，战栗不能久坐立，足趾不能屈伸。"

【调养防护】

跟痛症起病缓慢，多发生于中老年肥胖者，多为一侧发病，可有数月或数年的病史；表现为足跟部疼痛，行走加重；典型者晨起后站立或久坐起身站立时足跟疼痛剧烈，行走片刻后疼痛减轻，但行走或站立过久后疼痛又加重。故在防治方面，应嘱咐患者短期内尽量减少步行，对于肥胖病人应指导其进行体重管理。在家庭疗养方面，可予温水泡脚，促进局部气血通畅，减轻疼痛。

十六、小腿抽筋（不宁腿综合征）

医案一（闫兵）

郭某，女，36岁。2020年6月20日首诊。主诉"右侧小腿不适1年"。患者诉1年前无明显诱因出现右侧小腿不适，肌肉紧绷感，夜间尤甚，按摩、抖动后可缓解，近1个月来左侧小腿出现相同症状，遂至某人民医院就诊，查风湿相关生化检查后未见明显异常，诊断为"不宁腿综合征"，予口服维生素B_1片，症状未见缓解。为求进一步诊疗，遂至我院就诊，入院症见：双侧小腿紧绷感，夜间加剧，伴酸胀感，按摩抖动后好转，关节活动度正常，无感觉异常，未见皮肤受损，平素畏寒，纳可，眠差，入睡困难，眠浅易醒，梦多，二便可。月经史（末次月经）2020年5月26日，平素月经提前7~14天，经期10~20天，量中，色暗，血块（+），痛经（+）。舌暗淡，伴瘀点，苔薄白，脉细弱。

查体：双下肢肌力、肌张力正常，腱反射正常，痛觉、触觉正常。

中医诊断：痹证，气虚血瘀证。

西医诊断：不宁腿综合征。

辨经筋：足太阳经筋。

选穴：第一次和第二次：双侧委中穴、承山穴。

第三次和第四次：双侧委中穴、飞扬穴。

刺法：合谷刺。

【针刺操作】

患者取俯卧位，充分暴露双侧下肢部，左手定位委中穴，穴位局部皮肤常规消毒。选用规格为BX-QH 0.5mm×40mm岐黄针，右手持针垂直刺入皮下，针刺深度为1.0～1.5寸，轻轻摆动针柄沿身体纵轴方向成15°～30°行合谷刺，然后迅速出针，用消毒干棉球按压针孔约30秒。再取承山穴，重复上述操作。加拔岐黄罐5～10分钟，带罐活动。

疗效：患者诉小腿较前轻松。交代患者注意下肢保暖，避久站久行。

6月27日复诊，诉首次治疗当日双下肢酸胀好转，但仍有紧绷感。复取双侧委中穴和承山穴行合谷刺，嘱睡前温水足浴半小时。

7月4日三诊，诉二诊治疗后双下肢紧绷感及酸胀感继续好转，睡眠质量较前改善，予双侧委中穴与飞扬穴行合谷刺。

7月11日四诊，喜诉右侧小腿症状消失，仅左侧小腿遗留少许酸胀感。复取双侧委中穴与飞扬穴行合谷刺。

7月28日网络随访，患者告知现双侧小腿症状已消失，睡眠质量较前显著改善。

医案二（杨娟）

刘某,女,56岁。2020年11月9日首诊。主诉"夜间小腿抽筋3日"。患者3日前无明显诱因出现夜间小腿抽筋,小腿后侧肌肉抽痛可导致觉醒,持续约5秒后症状缓解,日间无类似情况。就诊时症见:小腿稍有酸胀感,无疼痛不适,无肿胀,无感觉障碍,膝关节无不适,平素膝关节以下畏寒,纳眠可,二便调。舌淡胖,苔薄白。

查体:关节活动范围正常;下肢肌力、肌张力正常;痛觉触觉正常。

中医诊断:痹证,寒凝气滞证。

西医诊断:不宁腿综合征。

辨经筋:足少阳经筋、足太阳经筋。

选穴:双侧膝阳关穴、飞扬穴。

刺法:输刺、合谷刺。

【针刺操作】

患者取俯卧位,充分暴露下肢部位,左手定位膝阳关,局部常规消毒,选用规格为BX-QH 0.5mm×40mm岐黄针,右手持针垂直刺入皮下,向股骨外侧髁方向针刺深度0.8~1.0寸,针下酸胀感明显时,轻轻摆动针柄沿股骨纵轴方向成15°~30°行合谷刺,然后迅速出针,用消毒干棉球按压针孔约30秒。左手定位飞扬穴,右手持针垂直刺入皮下,针刺深度0.8~1.0

寸，针下酸胀感明显时，轻轻摆动针柄向胫骨纵轴方向成 15°～30° 行合谷刺，然后迅速出针，用消毒干棉球按压针孔约 30 秒。

针毕患者下肢太阳经和少阳经，避开针孔拔岐黄罐，并留罐 10 分钟。

2020 年 11 月 11 日复诊，诉夜间无抽筋情况出现。

【岐黄针三步法】

根据现今对痹证的临床表现，可将下肢紧绷酸胀归属于"筋缩""痹证"的范畴。本病发病从外因分析，多为风、寒、湿邪侵袭，外邪痹阻经筋，气滞血瘀为局部之实。从内因上分析，肝肾内虚是本病的根本。岐黄针疗法通过腧穴的近治作用来推动局部经络气血运行，且岐黄针通过针尖圆弧形结构加强针刺后穴位得气感，且有"得气而不伤气"的作用。针刺手法选用合谷刺及输刺，加强针感传导，促进气血运行以达到气血通而病痛止的效果。

案一患者病程日久，以双侧小腿不适，肌肉紧绷感，夜间加剧，伴酸胀感为主要表现。案二患者病程较短，主要表现为小腿后侧肌肉抽痛，两例病案患者病位均位于双下肢，涉及的经筋主要为足太阳和足少阳经脉。委中，别名郄中，又称为血郄，委中有活血通经、祛外邪、行湿痹之功效。承山穴，《说文》有云："山，

岐黄针疗法精选医案集

宣也，宣气散，生万物，有石而高象形，凡山之属皆从山。"以承筋之凸，喻山岭之巅，本穴犹在山麓之夹谷，承山巅气势而下，当挺身直立时，则分肉更为明显，质言之，本穴亦承于筋也，故亦治筋病。飞扬穴，《针灸大成》中提到本穴主治"步履不收，脚腨酸肿，战栗不能久立久坐。"故而本穴有治疗下肢疾患，助膝行走的功效。杨上善有云"此太阳络，别走少阴经，迅疾如飞，故约飞扬也。"故针刺本穴可通阳而祛下肢之寒。

临床上根据患者痹证的不同分型及具体症状表现而灵活选择穴位，如患者畏寒怕冷症状明显，可辨太阳经；如患者下肢沉重乏力明显，可辨太阴经；如伴有关节肢体活动受限，可辨厥阴经。另外也可根据症状部位辨经筋，或归属于太阳经或者太阴经抑或厥阴经，根据经筋循行同时结合穴位的近治作用，而选择该经局部腧穴。以疏通局部经络气血，促进气血运行以达到气血通而病痛止的效果。岐黄针治疗下肢痹证：主穴选用委中穴、承山穴、飞扬穴；临床根据患者伴随症状不同而辨经增减穴位。

临床上不宁腿综合征患者以小腿紧绷、酸胀不适为主，多病在分肉，可选合谷刺以疏通分肉经气。

【调养防护】

俗语有云"凡病三分治，七分养"，针灸治疗的目的是疏通经络之气，调通阴阳，从而达到气血通、阴阳平、病痛止的功效。然临床上患者多重"治"，而轻"养"。

案一和案二患者均以小腿抽动不适、紧绷感为主，中医理论认为"寒湿阻络"可致经脉气血运行不畅，且"寒主收引"，可致筋收缩挛急，从而加重或诱发局部症状，因此本病患者应当注意下肢保暖。此外，患者应当注意适当休息，过长时间行走及站立均可引起下肢血脉不通，可引发酸胀及疼痛感；选取合适的裤子和舒适的鞋子，都是对下肢的保护措施；在临床医师指导下进行适度、适法的小腿放松，如泡沫滚轴推拿法，将泡沫轴放到小腿肚后面，往返翻转，直至腿部肌肉绵软；亦可拍打小腿左右双侧肌肉，使用空掌或拍打板，两腿交替着敲，自上而下敲打小腿肚两侧和后面，一侧拍打不低于 200 次。适当的足部泡脚，也可以促进下肢气血流通，加快局部组织循环。（下肢有静脉血栓者禁止行小腿保健）。

第4章 头面五官疾病

一、头痛

（一）偏头痛

医案一（陈振虎）

李某，男，43岁，主诉"左侧头痛2天"。患者于2天前劳累后出现左侧后枕部疼痛，痛势剧烈，难以忍受，即到我院急诊科求治。急查颅脑 CT 未见明显异常，考虑为偏头痛，予口服芬必得（布洛芬缓解胶囊）0.3g，每日2次口服，疼痛症状改善不明显，后疼痛逐渐转移至左侧太阳穴处，呈搏动性跳痛，疼痛持续性存在，严重影响工作休息，随就诊针灸科门诊。就诊时因疼痛剧烈，双手抱着头部，坐立不安，无头晕，无恶心、呕吐，舌红苔，黄略腻，脉弦滑有力。局部太阳穴有压痛。既往否认有其他病史。

　　辅助检查：颅脑 MRI、MRA 未见明显异常。

　　中医诊断：头痛，痰热上扰证。

　　西医诊断：偏头痛。

　　辨经筋：足少阳经筋。

　　选穴：左侧风池穴。

　　刺法：合谷刺。

【针刺操作】

　　取左侧卧位，穴位局部皮肤常规消毒，采用 BX-QH 0.5mm×40mm 规格岐黄针，飞针法快速直刺入皮下，进针角度与局部皮肤表面垂直，深度 0.8～1.0 寸，局部有酸胀感时，利用针体的硬度轻轻摆动针柄，沿身体纵轴即足少阳经成 15°～30° 行合谷刺，然后即可出针，用无菌干棉球按压 30 秒。在颈项局部加拔岐黄罐 5～10 分钟。

　　治疗结束后，患者即诉头痛症状消失，整个头部轻松灵活。2 天后复诊时再次询问病情未现发作。

医案二（赵瑞斌）

　　患者女，中年，主诉"左侧颞部疼痛 1 周"。患者 1 周前因夜间外出受凉后出现左颞部疼痛，疼痛剧烈，为搏动样疼痛，疼痛持续，患者自行口服止痛药，刚开始止痛效果明显（可持续数小时至半天），随后止痛药效果越来越不明显，于外院查头颅 MRI 未见明显异常，更换数种止痛药后疼痛缓解不明显，严重影响工作生活，在他人介绍下来我科寻求针灸治疗。就诊时患者左侧颞部疼痛，精神较差，无头晕及恶心、呕吐，舌淡，苔白，脉浮紧。局部按压疼痛明显，否认高血压病及其他病史。

中医诊断：头痛，风寒阻络证。

西医诊断：偏头痛。

辨经筋：足少阳经筋。

取穴：左侧悬厘穴。

刺法：合谷刺。

【针刺操作】

患者右侧卧位，左侧悬厘穴局部皮肤常规消毒，取BX-QH 0.5mm×50mm岐黄针，飞针手法快速平刺进针，进针0.8～1.2寸，利用针体的硬度轻轻摆动针柄左右方向成15°～30°行合谷刺，然后即可出针，用无菌干棉球按压30秒。

治疗结束后患者自觉左侧偏头痛症状明显好转，按压时稍有不适，精神明显改善，隔天后复诊，患者诉头痛未再发作。

医案三（廖穆熙）

患者男，32岁，主诉"反复发作性头痛3年，加重1周"，患者于2020年4月11日就诊于我院门诊。患者3年前因长期在办公室空调冷气环境工作后出现感冒，感冒痊愈后遗留左侧及头顶痛，阵发性胀痛，有搏动感，反复发作，有时伴有恶心。劳累后加重，曾在外院及我院门诊经过针灸、中药治疗，效果不佳，曾在西医院就诊长期服用氟桂利嗪胶囊治疗，服用期间头痛症状能缓解，停药后症状容易反复，行过颈部MRI检查示：颈椎曲度稍变直，$C_{3\sim4}$ 及 $C_{4\sim5}$ 椎间盘轻度突出，$C_{4\sim7}$ 椎体后缘骨质增生。颅脑 MRI 检查未见明显异常。近 2 日由于加班劳累，头痛出现，以枕部及头顶部明显，跳痛感，伴有颈部酸痛感，精神稍差，伴有畏光、畏声。时有急躁，面色淡，口苦，纳食、二便调。舌淡，苔薄白，脉弦细。

查体：颈椎活动度可，转颈运动轻度受限，前伸、后屈无明显受限，臂丛神经牵拉试验（－），叩顶试验（－），意识清晰，颅神经未见明显异常，四肢肌力及肌张力正常，病理征（－），共济运动（－）。测得疼痛VAS 评分 7 分。

辅助检查：2019 年 12 月外院颈部 MRI 检查示：颈椎曲度稍变直，$C_{3\sim4}$ 及 $C_{4\sim5}$ 椎间盘轻度突出，$C_{4\sim7}$ 椎体后缘骨质增生。颅脑 MRI：颅内未见明显异常。

中医诊断：内伤头痛，寒湿夹瘀证。

西医诊断：偏头痛。

辨经筋：足太阳经筋、足少阳经筋、督脉。

选穴：第一次：风池穴、C_2 夹脊穴，配脑户穴。

第二次：百会穴、C_2夹脊穴。

刺法：合谷刺。

【针刺操作】

针刺风池穴时，取俯卧位，穴位局部皮肤常规消毒，采用 BX-QH 0.5mm×40mm 规格岐黄针，飞针法快速直刺入皮下，进针角度与局部皮肤表面垂直，深度为 0.8～1.0 寸，局部酸胀感明显时，利用针体的硬度沿足少阳经上下成 15°～30° 行合谷刺，然后即可出针，用无菌干棉球按压 30 秒。夹脊穴以飞针法快速刺入皮下，深度为 0.8～1.0 寸，利用针体的硬度轻轻摆动针柄，沿身体纵轴上下成 15°～30° 行合谷刺。针百会时，取仰卧位，穴位局部皮肤常规消毒，采用 BX-QH 0.5mm×40mm 规格岐黄针，飞针手法快刺进针，斜刺或者平刺，进针 0.8 寸左右，利用针体的硬度左右方向成 15°～30° 行合谷刺，然后即可出针，用无菌干棉球按压 30 秒。

1 周后第二次复诊，自诉治疗后，头痛症状缓解80%，颞部仍有少许疼痛，胀痛及跳痛感明显减轻，精神好转，颈部酸痛不适明显减轻，心情容易烦躁改善。

医案四（偶鹰飞）

顾某，女，35 岁，2019 年 6 月 21 日就诊。患者3 天前因良性阵发性位置性眩晕于我科就诊，中药治疗后病情稳定，当日突发左侧头角胀痛，痛连颈项，呕吐 3 次，诉稍有视物晃动感，于前次发作视物旋转明显不同，既往有头痛、颈痛相关病史。

中医诊断：内伤头痛，气滞血瘀证。

西医诊断：偏头痛。

辨经筋：手少阳经筋。

选穴：天牖穴。

刺法：合谷刺。

【针刺操作】

取左侧卧位，穴位局部皮肤常规消毒，采用 BX-QH 0.5mm×40mm 规格岐黄针，飞针法快速直刺入皮下，进针角度与局部皮肤表面垂直，深度 0.8～1.0 寸，局部酸胀感明显时，利用针体的硬度沿手少阳经筋循行方向上下成 15° 行合谷刺，然后即可出针，用无菌干棉球按压 30 秒。出针后在颈项局部加拔岐黄罐 5～10 分钟。

针后头痛及项痛立即缓解，视物无明显晃动感。予以中药清泄胆火，疏导三焦以善其后，嘱 1 周后复诊，不适立即就诊。

（二）紧张型头痛

医案（闫兵）

陈某，女，37 岁，主诉"反复头痛 10 年余"。患者 10 余年前无明显诱因下出现头痛，每次发作时口服止痛药可缓解，但反复发作，近5年症状加重，双侧太阳穴处痛甚，胀闷感为主，伴头晕，无恶心、呕吐，无畏光，每次发作持续2～3天，劳累后无加重，晒太阳后头痛、月经前1～2天加重。月经量、色正常，有血块。平素不熬夜，无口干、口苦。纳眠可，二便调。舌淡，苔白，舌根处苔略厚腻，左脉沉细，右脉沉。既往无特殊病史。

辅助检查：诉外院行头部MRI检查，结果正常（具体报告未见）。

中医诊断：头痛，气虚血瘀证。

西医诊断：紧张性头痛。

辨经筋：足少阳经筋、督脉。

选穴：风池穴、百会穴。

刺法：合谷刺。

【针刺操作】

针刺风池穴时，取平卧位，穴位局部皮肤常规消毒，采用BX-QH 0.5mm×40mm规格岐黄针，飞针法快速直刺入皮下，进针角度与局部皮肤表面垂直，深度为0.8～1.0寸，局部酸胀感明显时，利用针体的硬度沿足少阳经筋循行方向上下成15°行合谷刺，然后即可出针，用无菌干棉球按压30秒。针百会时，取俯卧位或仰卧位，局部常规消毒，采用BX-QH 0.5mm×40mm规格岐黄针，飞针手法快刺进针，斜刺或者平刺，进针0.8寸左右，利用针体的硬度沿身体纵轴左右方向成 15° 行合谷刺，然后即可出针，用无菌干棉球按压 30 秒。

出针后颈肩部加拔岐黄罐 5～10 分钟。治疗结束后，患者诉头痛症状明显缓解，整个人轻松起来。复诊时，说好了 80%。2 次治疗结束后，回访患者症状未有再发。

（三）经行头痛

医案（吴融）

卢某，女，43 岁。主诉"月经前头痛十余年"，于 2018 年 9 月 6 日就诊。患者十余年前无明显诱因开始出现月经前头痛，疼痛部位在后枕部，可逐渐蔓延至全头，疼痛呈胀闷痛，自行服用"布洛芬"后可稍缓解。近年来经前头痛逐渐加重，口服、肌注止痛药无法缓解，患者描述为"令人失去生存信心的头痛"，至当地医院行颅脑 MRI，未见明显异常，至神经内科服用麦角胺、加巴喷丁等药物，未见明显好转。本次为求诊治就诊我处。症见：患者神清，精神可，现无特殊不适。查体可见颈部肌群紧张，颈椎生理曲度改变。舌淡，苔薄白，脉弦。月经情况：行经 5～7 天，周期 25 天，末次月经：2018 年 8 月 17 日。色暗红，量可，有血块。白带正常。

中医诊断：经前头痛，肝气郁结证。

西医诊断：月经前偏头痛。

辨经筋：足太阳经筋。

选穴：双侧 C_2 夹脊穴，双侧厥阴俞穴。

刺法：合谷刺。

【针刺操作】

患者取俯卧位，暴露穴位，穴位局部皮肤常规消毒，采用 BX-QH 0.5mm×40mm 规格岐黄针，飞针手法快速直刺进针，进针 0.5～1 寸，轻轻摆动针柄沿足太阳膀胱经筋循行方向上行成 15°行合谷刺，然后即可出针，用无菌干棉球按压 30 秒。

针刺一次后嘱患者月经来潮后回报病情。今日患者月经来潮，无头痛。2 个月后回访，患者未见头痛。

【岐黄针疗法三部法】

头痛，又称"头风"，是以患者自觉头部疼痛为主症的病证，可见于临床各科急慢性疾病。头痛的发生常与外感风邪，以及情志、饮食、体虚久病等因素有关。现代医学认为，头痛分为原发性和继发性两大类，原发性头痛包括偏头痛、紧张性头痛和丛集性头痛等，又称功能性头痛；继发性头痛是由于其他疾病所引起，如感染、高血压病或颅内肿瘤导致的颅内压升高，头部外伤等所致的头痛，又称症状性头痛。

头痛病位在头，经脉循行与足三阳经，以及手少阳经、督脉密切相关。头痛病症首辨经筋所在，《冷庐医话·头痛》："头痛属少阳者，上至两角，痛在头角"。

故而偏头痛多在手足少阳经取穴。病案一患者后枕连至太阳穴附近为足少阳筋所在，风池穴是足少阳、阳维之会，为风邪蓄积之所，也是足少阳经筋在枕后的筋结之处，故选之。而病案二患者疼痛部位虽在足少阳之筋，但根据疼痛部位不同，取局部经筋结聚部位悬厘穴，且该穴为手足少阳与足阳明之会，能够疏通头角经络气血，而活血止痛。

若头痛以后枕部为主，或头痛牵扯至颈部，多归属于足太阳经筋或督脉，如病案三中患者以枕部和头顶痛为主，辨经筋则归属于足太阳之筋及督脉。而督脉"挟脊上项"，足太阳之别"挟脊抵腰中"，故而选用夹脊穴能同时激发足太阳和督脉的经络之气。

若患者以一侧头痛为主，甚至病及耳目官窍，则辨经归属于少阳经，若治疗以清利头目官窍为主，则可首先手少阳经腧穴。如病案四中疼痛部位结合患者临床症状辨经筋属于手少阳取天牖穴。

临床上治疗头痛辨经筋当与辨证有机结合，如开脑窍、升清阳可结合百会穴；祛风止痛则取风池穴，清利耳目官窍则用天牖穴，祛寒通络则用夹脊穴等。辨经与辨证有效结合方能精简穴位，有的放矢。

头部穴位针刺手法多结合合谷刺，头部合谷刺角度宜小，利用针体硬度轻轻摆动针柄向穴位左右成15°行合谷刺，即可有效激发经络之气，气至病所，以达到通而不痛的效果。

【调养防护】

头痛的预防在于针对病因，如避免感受外邪，《灵枢·九宫八风》有云："圣人避风，如避矢石"，头痛患者尤其应当避免风寒之邪气上扰清窍。同时还应当注意勿情志过激，慎劳倦、过食肥甘等以免诱发头痛。

头痛的急性发作期，应适当休息，不宜食用炸烤辛辣的厚味食品，以防生热助火，有碍治疗，同时限制烟酒。平时当稳定情绪，适当保证环境安静，必要时寻求心理咨询师帮助，有助于缓解头痛。由于经行头痛多与情志、劳累相关，故平素应当注意调畅情志，勿过劳过思，可适当加强一些体力锻炼，比如瑜伽等。在饮食调理方面，可适当在汤中加入少许郁金、当归，可调气活血。

若头痛反复发作，治疗效果不理想，最好完善相关检查，如头颅 MRI、DWI 等，以排除其他器质性疾病，以免延误病情。

二、颞下颌关节紊乱综合征

医案一（陈振虎）

患者，女，26 岁。主诉"双侧下颌关节习惯性脱臼 2 年。"患者于 2015 年 1 月拔除双侧智齿后开始出现双侧下颌关节疼痛、张口受限，进食时易出现双下颌关节脱臼，以右侧为甚，症状进行性加重，曾反复在某口腔医院专科治疗，症状仍呈进行性加重，下颌关节脱位发作频繁，双侧下颌关节区酸胀疼痛、运动时弹响、张口运动障碍。就诊时症见：双侧下颌关节区酸胀疼痛、运动时弹响、张口运动障碍，以右侧为甚，无头晕、恶心、呕吐等不适。查体：右侧下颌关节突向后移位，张口时下颌尖未见明显移位，局部有压痛。舌红，苔白，脉细。

中医诊断：痹证，气虚血瘀证。

西医诊断：颞下颌关节紊乱综合征。

辨经筋：足阳明经筋、手太阳经筋。

选穴：右侧下关、听宫。

刺法：输刺、合谷刺。

【针刺操作】

患者取左侧卧位，充分暴露面部，左手定位下关，穴位局部皮肤常规消毒，选用规格为 BX-QH 0.5mm×40mm 岐黄针，右手持针垂直刺入皮下，针刺深度为 0.8～1.2 寸，深纳之至骨，针尖直达下颌关节突，针下酸胀感明显时，轻轻摆动针柄沿身体纵轴方向成 15°～30° 行合谷刺，然后迅速出针，用消毒干棉球按压针孔约 30 秒。继续左侧卧位，充分暴露耳部，左手定位听宫，右手持针垂直刺入皮下，针刺深度为 0.8～1.2 寸，针尖直达下颌关节突后缘，针下酸胀感明显时，轻轻摆动针柄沿身体纵轴向耳门、听会方向成 15°～30° 行合谷刺，然后迅速出针，用消毒干棉球按压针孔约 30 秒。患者治疗后张口活动明显改善，活动紧胀感明显减轻，嘱不适来复诊。

2 周后电话随访，无不适。

医案二（贺君）

张某，女，44 岁。2018 年 3 月 27 日首诊。主诉"左颞下颌关节疼痛半年余"。患者 2017 年 10 月无明显诱因出现左颞下颌关节张口响动，予针灸治疗后症状好转。后自行至外院行穴位封闭治疗（具体不详），当时症状缓解，几日后出现左颞下颌关节疼痛，张口受限。入院系统治疗，入院时症见：患者神清，精神可，张口受限，左颞下颌关节偶有疼痛，咀嚼时疼痛明显，偶有头痛，无头晕，无恶寒发热，无胸闷、心悸，无腹痛、腹泻，左下肢非凹陷性水肿，肤温升高，纳可，眠差，二便调。舌红，苔白腻，脉弦。

查体：左颞下颌关节局部疼痛。辅助检查：2018 年 3 月 28 日颈椎 DR 示：①颈椎轻度退行性变；②左侧颞颌关节未见脱位及骨破坏。2018 年 4 月 13 日面颌 CT 示：考虑双侧颞下颌关节退变，左侧关节功能紊乱未排，请结合临床及必要时 MRI 检查。

中医诊断：痹证，风痰阻络证。

西医诊断：颞下颌关节紊乱综合征。

辨经筋：手太阳经筋。

选穴：双侧听宫。

刺法：输刺、合谷刺。

【针刺操作】

患者取坐卧位，充分暴露耳部，左手定位听宫，尽可能将口张到最大，局部常规消毒，选用规格为 BX-QH 0.5mm×40mm 岐黄针，右手持针垂直刺入皮下，贴着下颌骨髁状突的内缘轻轻、缓慢进针，针刺深度为 0.8～1.2 寸，针尖直达下颌关节突后缘，针下酸胀感明显时，轻轻摆针动针柄沿身体纵轴向耳门、听会方向成 15°～30° 行合谷刺，然后迅速出针，用消毒干棉球按压针孔约 30 秒。针毕，嘱患者稍活动下颌关节数次，患者诉张口角度变大，疼痛明显减轻，取得满意疗效。

医案三（陈雨婷）

陈某，女，29 岁。2019 年 12 月 2 日首诊。主诉"反复左侧颞下颌关节酸胀疼痛 1 年余，加重 1 周。"患者 1 年前无明显诱因出现左侧颞下颌部酸胀疼痛，张口受限，曾于我院就诊治疗，诊断为"颞下颌关节炎"，予针灸治疗后，症状好转。近 1 周因食坚硬食物后，左侧颞下颌关节部疼痛发作，张口受限，伴异常声响，无头痛、头晕及耳鸣等不适。患者于 2019 年 12 月 2 日行普通针刺共 2 次，疗效均不佳，2019 年 12 月 9 日更改针刺治疗方案，采用岐黄针疗法。就诊时症见：

左侧颞下颌关节局部酸胀疼痛，张口受限，伴关节弹响，无头晕、头痛等不适，纳眠可，二便调。舌质淡暗，苔薄白，脉沉细无力。

查体：左侧咀嚼肌局部压痛。

中医诊断：痹证，气虚血瘀证。

西医诊断：颞下颌关节紊乱综合征。

辨经筋：足阳明经筋和手太阳经筋。

选穴：第一次：左侧下关、颊车。

第二次：左侧听宫、颊车。

刺法：输刺、合谷刺。

【针刺操作】

患者取右侧卧位，充分暴露面部，左手定位下关，穴位局部皮肤常规消毒，选用规格为 BX-QH 0.5mm×40mm 岐黄针，右手持针垂直刺入皮下，针刺深度为 0.8～1.2 寸，深纳之至骨，针尖直达下颌关节突，针下酸胀感明显时，轻轻摆动针柄沿身体纵轴方向成 15°～30° 行合谷刺，然后迅速出针，用消毒干棉球按压针孔约 30 秒。继续左侧卧位，充分暴露耳部，左手定位颊车，右手持针垂直刺入皮下，颊车穴向地仓穴方向针刺 0.5～0.8 寸，轻轻摆动针柄成 15°～30° 行合谷刺，然后迅速出针，用消毒干棉球按压针孔约 30 秒。

12 月 12 日复诊，诉首次岐黄针治疗后，疼痛明显缓解，局部按压疼痛减轻，张口时颞下颌关节伴少许异常声响，好转 60%～70%，现左侧咀嚼肌仍有少许酸胀疼痛，张大口时仍伴关节弹响。取穴左侧听宫、颊车，操作刺法同上，针后配合岐黄罐进行面部闪罐 15～20 次即可。针后左侧咀嚼肌疼痛及张口时颞下颌关节弹响消失，第 2 日微信回访，诉由于昨夜患侧卧位，今晨出现少许按压痛，无关节弹响等其他不适，继续密切观察。

12 月 19 日门诊随访，按压痛已消失。

岐黄针疗法治疗 2～3 次为一个疗程，具体疗程根据患者病情而定。治疗疗程结束后，可随访观察 2 周。

【岐黄针疗法三步法】

传统医学并无"颞下颌关节紊乱综合征"这一病名，根据患者临床症状的不同，可归属于"痹证""颊痛"等范畴，主要是与情绪异常、风寒湿邪刺激、劳损及外力等引起下颌关节周围气血运行不畅，经络不通，导致筋骨、肌肉发生挛缩，关节屈伸不利及疼痛。

案一患者的疼痛及关节运动障碍部位以下颌关节为主，按照经筋循行当归属于足阳明及手太阳经筋，故依据经筋循行同时结合穴位近治作用选择足阳明胃经下关穴及手太阳小肠经听宫穴，以疏通经络之气。案二患者的疼痛部位以下颌关节为主，按照经筋循行当归属于手太阳经筋，故首选手太阳小肠经听宫穴。案三患者的疼痛及关节异常声响等症状的部位，按照经筋循行当归属于足阳明及手太阳经筋，基于腧穴近治作用，以局部取穴为主，根据"腧穴所在，主治所及"理论选取足阳明胃经下关穴、颊车穴，以及手太阳小肠经听宫穴。岐黄针治疗颞下颌关节紊乱，主穴选用听宫穴及下关穴；临床根据患者伴随症状不同而辨经增减穴位。下关穴归属于足阳明胃经，在面部耳前方，当颧弓下缘中央与下颌切迹所形成的凹陷中，此穴正当下颌关节处，浅层为咬肌起始部，深层为下颌神经。听宫穴归属于手太阳小肠经，在耳屏正中前，下颌骨髁状突的后方，张口时呈凹陷处。听宫穴内分布着面神经和耳颞神经分支，经针刺等良性刺激，调节神经功能，改善局部血液循环，起到消炎止痛作用，进而促进受损组织的修复。

根据颞下颌关节紊乱综合征发展过程，本病在下颌部多病及骨肉，所以多采用输刺结合合谷刺方法。

【调养防护】

案一患者为年轻女性，病程长，久病耗损气血，气血亏虚，经脉气血运行不畅，气虚则血瘀，不通则痛，可致筋收缩挛急，关节屈伸不利而颞下颌关节疼痛及活动障碍，因此患者应当注意，避免过度劳累，保持心情舒畅。

案二患者为中年女性，机体正气不足，脾虚生痰湿，若感受风邪后，风痰阻络经脉，使经脉气血运行不畅，不通则痛，因此患者应当注意增强机体正气，避免感

225

第4章 头面五官疾病

受风寒。

案三患者为年轻女性，病程长，气血不足，气血不荣则经脉失养，若局部刺激如食坚硬等食物，使经脉运行受阻，则局部气血不利从而加重或诱发颞下颌关节疼痛，因此患者应当注意避免坚硬食物，如坚硬骨头等，避免张口过大，精神适当放松，调整好情绪。

三、三叉神经痛

医案（偶鹰飞）

患者彭某，女，48岁。主诉"左侧耳后麻电痛，向左面部放射痛2天"。患者2天前劳累后，感左侧耳后、后枕部麻电样疼痛，不可触碰，逐渐向左侧下颌区、颧部放射。既往有"三叉神经痛"病史，常于右侧发作，曾在我科行针灸治疗，病情稳定，未见发病。就诊时症见：左侧耳后、后枕部麻电样疼痛，不可触碰，逐渐往左侧下颌区、颧部放射，无头晕，无恶心、呕吐等不适，纳眠可，二便调。查体：左侧翳风、风池、颊车、颧髎压痛（＋），翳风、风池按压时可诱发麻电痛，舌淡，苔薄白，脉沉细。

中医诊断：痹证，气血亏虚证。

西医诊断：三叉神经痛（上颌支、下颌支）。

辨经筋：足太阳经筋、手少阳三焦经。

选穴：左侧 C_2 夹脊穴、天牖。

刺法：输刺、合谷刺。

【针刺操作】

患者取俯卧位，充分暴露颈部，左手定位 C_2 夹脊穴，局部常规消毒，选用规格为 BX-QH 0.5mm×40mm 岐黄针，右手持针垂直刺入皮下，采用输刺法，针刺深度为 0.8～1.2 寸，轻轻摆动针柄沿身体纵轴成 15°～30° 行合谷刺，然后迅速出针，用消毒干棉球按压针孔约 30 秒。左手定位天牖，局部常规消毒，右手持针垂直刺入皮下，针刺深度为 0.8～1.2 寸，针下酸胀感明显时，轻轻摆动针柄沿身体纵轴成 15°～30° 行合谷刺，然后迅速出针，用消毒干棉球按压针孔约 30 秒。出针后，患者当时即感左侧面部放射痛消失，耳后、后枕部麻痛明显缓解。

再予颈部手法牵伸 3 次后，麻痛感消失。

【岐黄针疗法三步法】

中国传统医学中并没有"三叉神经痛"的病名，根据患者临床症状的不同，可归属至中医学"面痛""面风痛""面颊痛"的范畴，多与外感风邪、内伤情志相关。初起多风寒之邪侵袭面部阳明、太阳经脉，使气血闭阻或风热毒邪侵袭面部，经脉气血壅滞；久病则出现情志不调，入络成气滞血瘀，面部经络气血闭阻，不通则痛。

该病案患者疼痛部位主要以耳后、后枕部为主，

按照经筋循行当归属于少阳（侧部）及太阳（后侧），
故依据经筋循行同时结合穴位近治作用选择手少阳经
的天牖穴，后枕部局部的内夹督脉、外邻太阳经的夹
脊穴，以疏通局部经络气血，促进局部气血运行以达
到气血通而病痛止的效果。岐黄针治疗三叉神经痛：
主穴选用第一支（眉棱支）：瞳子髎透鱼腰；第二支（上
颌支）：颧髎透迎香；第三支（下颌支）：夹承浆透颊车，
临床根据患者伴随症状不同而辨经增减穴位。瞳子髎、
颧髎及夹承浆均为局部临近取穴，瞳子髎、颧髎均为
阳明经，阳明经多气多血，针刺阳明经可调理气血、
疏通经络。颧髎穴为手太阳小肠经的经穴，又是与手
少阳三焦经经气相通的交会穴。《灵枢·经筋》记载，
足阳明经筋"其支者上颊，结于頄"；足太阳经筋"其
支者，为目上纲，下结于頄"；足少阳经筋"下走颌，
上结于頄"，说明足三阳经筋皆上行结于頄，即面部鼻
旁颧骨部位，正是颧髎穴所在，故针刺本穴不仅能疏
通太阳、少阳之经气，还能调整经筋网络循行部位的
气血。夹承浆为经外奇穴，位于大迎与地仓之间，属
于足阳明经脉的循行范围，根据"经脉所过，主治所
及"，故针刺此穴可调节足阳明经气血，增强面部气血
的运行，使气血调和，经络通畅则病痛止。

　　根据三叉神经痛的发展过程，本病以面部肌肉为
主，所以多采用合谷刺方法。

【调养防护】

患者为中年女性，过度劳累后导致机体正气亏虚，气血不足，无法向上濡养头面颈部的相关经脉，导致不荣则痛，出现耳后、后枕部、下颌区、颧部疼痛。由于该病疼痛非常剧烈，患者应当注意采取正确的体位与姿势，可配合听音乐、分散注意力等方法减轻疼痛。

四、耳聋耳鸣

医案一（王澍欣）

李某，女，37岁。主诉"双耳闷胀伴鸣响6个月余"。患者6个月前，无明显诱因出现双耳闷胀感，伴有耳鸣，声音低顿但持续，以右耳为甚，每日早、晚较严重，上班或做其他事情时稍有减轻。曾在多个医院诊治，自诉已行多种检查均未见明显异常。曾在外院行针灸、中药、激素、营养神经、高压氧及静脉用药（具体不详）等治疗，均未见显效。就诊时症见：双耳闷胀伴鸣响，心烦、焦虑，精神难以集中，纳差、眠差、二便调。查体：外耳道未见异常，神经系统检查未见异常。舌淡、边有齿痕，苔薄白，脉细。

中医诊断：耳聋耳鸣，脾肾两虚证。

西医诊断：特发性耳鸣。

辨经筋：足阳明经筋和手太阳经筋。

选穴：右侧听宫、下关。

刺法：输刺、合谷刺。

【针刺操作】

患者取左侧卧位，充分暴露耳部，尽可能将口张到最大，左手定位听宫，穴位局部皮肤常规消毒，选用规格为 BX-QH 0.5mm×40mm 岐黄针，右手持针垂直刺入皮下，贴着下颌骨髁状突的内缘进针，采用输刺法，针刺深度为 0.8～1.2 寸，针尖直达下颌关节突后缘，轻轻摆动针柄沿身体纵轴向耳门、听宫方向成 15°～30°行合谷刺，然后迅速出针，用消毒干棉球按压针孔约30 秒。继续左侧卧位，充分暴露面部，左手定位下关，右手持针垂直刺入皮下，针刺深度 0.8～1.2 寸，轻轻摆动针柄沿身体纵轴方向成 15°～30° 行合谷刺，然后迅速出针，用消毒干棉球按压针孔约 30 秒。经治疗后，患者简直不敢相信如此神奇的疗效。耳朵闷胀和耳鸣基本消失，感觉突然通了一样，耳朵像突然能进风的感觉。

医案二（余小江）

患者叶某，女，59 岁。2019 年 12 月 24 日首诊。主诉"右耳耳鸣 2 个月"。患者 2 个月前无明显诱因右耳开始出现耳鸣。就诊时症见：神清，精神一般，右耳耳鸣，呈吹风声，右耳听力下降，颈肩部胀痛，双上肢胀痛，右侧尤甚；双膝关节稍疼痛，记忆力减退，健忘，无头晕，纳可，眠差，二便调。

查体：外耳道未见异常，神经系统检查未见异常。舌淡，苔薄白，脉沉细。

辅助检查：颈椎张口位片：寰枢椎关节未见骨折及脱位。2019年12月25日电耳镜检查：右耳霉菌性外耳道炎。颅脑MRI平扫+MRA：①少许脑白质变性，空泡蝶鞍，老年性脑改变；②颅脑MRA检查示轻度脑动脉硬化，右侧胚胎型大脑后动脉。右侧大脑后动脉P1段局限性狭窄。

中医诊断：耳聋耳鸣，肝肾亏虚证。

西医诊断：霉菌性外耳道炎。

辨经筋：足阳明和手太阳经筋。

选穴：第一次：右侧听宫、翳风。

　　　　第二次：右侧听宫、风池

刺法：输刺、合谷刺。

【针刺操作】

患者取左仰卧位，充分暴露耳部，尽可能将口张到最大，押手定位听宫，穴位局部皮肤常规消毒，选用规格为BX-QH 0.5mm×40mm岐黄针，右手持针垂直刺入皮下，贴着下颌骨髁状突的内缘进针，针刺深度为0.8～1.2寸，针尖直达下颌关节突后缘，针下酸胀感明显时，轻轻摆动针柄沿身体纵轴向耳门、听会方向成15°～30°行合谷刺，然后迅速出针，用消毒干棉球按压针孔约30秒。继续左侧卧位，充分暴露耳后部，左手定位翳风，右手持针垂直刺入皮下，采用输刺法，针刺深度约 0.5 寸，沿着身体纵轴方向成 15°～30° 行合谷刺，然后迅速出针，用消毒干棉球按压针孔约 30 秒。治疗后，患者诉症状明显减轻，听力明显提高，耳鸣也明显减轻，阻塞也明显好转。

12 月 27 日复诊，取穴：右侧听宫、风池，操作方法，听宫穴操作同上，风池穴：患者取俯卧位，以飞针法快速进针刺入皮下，针尖向鼻尖方向，针刺深度为 0.8～1.0 寸，局部麻胀感明显后，然后沿身体纵轴方向成 15°～30° 行合谷刺，然后迅速出针，用消毒干棉球按压针孔约 30 秒。治疗后患者症状已经基本消失。

1 月 19 日询问病情，已经无任何症状。

医案三（赵瑞斌）

柴某，男，30 岁。主诉"突发右侧耳聋耳鸣 1 周。"患者发病前有熬夜加班史，在接电话时发现听不到手机声音，自觉右耳有堵塞感。就诊时症见：右耳有堵塞感，纳眠可，二便调。舌红，苔白，脉浮紧。

查体：外耳道未见异常，神经系统检查未见异常。

中医诊断：暴聋，风邪外犯证。

西医诊断：突发性耳聋。

辨经筋：足少阳经筋。

选穴：第一次：右侧听会、商阳穴。

第二次：右侧翳风、中冲穴。

第三次：右侧天牖穴。

刺法：输刺、合谷刺，点刺放血。

【针刺操作】

患者取左仰卧位，充分暴露耳部，尽可能将口张到最大，左手定位听会，局部常规消毒，选用规格为BX-QH 0.5mm×40mm 岐黄针，右手持针垂直刺入皮下，针刺深度为 0.8～1.2 寸，轻轻摆动针柄沿身体纵轴成 15°～30° 行合谷刺，然后迅速出针，用消毒干棉球按压针孔约 30 秒。商阳：局部常规消毒，用采血针局部点刺 1～2 次，使之出血，出血量以颜色由深红变为淡红为度。

复诊，取穴：右侧翳风、中冲。翳风操作方法：取左侧卧位，充分暴露耳后部，左手定位翳风，局部常规消毒，选用规格为 BX-QH 0.5mm×40mm 岐黄针，右手持针垂直刺入皮下，针刺深度约 0.5 寸，沿着身体纵轴方向成 15°～30° 左右行合谷刺，局部麻胀感明显后，然后迅速出针，用消毒干棉球按压针孔约30 秒。中冲放血方法同上述商阳。

三诊，取穴：右侧天牖。天牖操作方法：取左侧卧位，充分暴露颈侧部，左手定位天牖，穴位局部皮肤常规消毒，选用规格为 BX-QH 0.5mm×40mm 岐黄针，右手持针垂直刺入皮下，针刺深度为 0.8～1.2 寸，针尖直达横突骨面，沿着身体纵轴方向成 15°～30° 行合谷刺，局部麻胀感明显后，然后迅速出针，用消毒干棉球按压针孔约 30 秒。

经 3 次治疗后患者自诉右耳听力明显好转，仍有少许耳鸣（患者在治疗期间有西药治疗，针灸治疗前恢复较为缓慢，岐黄针介入后恢复明显），治疗 3 次后休息 1 周，根据回访情况是否继续治疗。

【岐黄针疗法三步法】

案一患者不适的部位主要是耳部，按照经筋循行当归属于足阳明及手太阳经筋，手太阳经由目锐眦入耳中，足阳明经从颊车上耳前，故依据经筋循行同时结合穴位近治作用，故选择足阳明胃经下关穴和手太阳小肠经听宫穴，以疏通耳部经络气血，促进耳部气血运行以达到通窍开闭的效果。

案二患者不适的部位主要是耳部，按照经筋循行当归属于手少阳、足少阳及手太阳经筋，此三条经脉均"入耳中"，根据"经脉所在，主治所及"的理论，因此选用局部穴位，翳风穴、风池穴和听宫穴以发挥疏通耳窍之功。

案三按照经筋循行当归属于少阳经筋，分别选择足少阳胆经听会穴，手少阳三焦经翳风穴及天牖穴，以促使气血津液的正常运行，使局部的经脉得以濡养，耳窍得以疏通。

岐黄针治疗耳鸣、耳聋主穴选用听宫、风池、百会、天牖；临床根据患者伴随症状不同而辨经增减穴位。听宫穴是岐黄针治疗耳鸣、耳聋的常用选穴，听宫穴为手太阳经的经穴，是手太阳经与手足少阳经之交会穴，为治耳疾之要穴。《铜人腧穴针灸图经》："听宫，治耳聋如物真塞无所闻，耳中嘈嘈，心腹满臂痛失声，针入三分，可灸三壮。"手足少阳经均从耳后入耳中，走耳前。少阳经是治疗耳鸣、耳聋的首要经穴，耳为宗脉之所聚，风池穴为足少阳胆经的经穴，可连通耳窍，疏通局部经气，开窍启聪；天牖穴为手少阳三焦经的经穴，可疏通三焦经经气，三焦为气血运行通道，经脉通，气血运行顺畅，则耳部局部气血调和，可开窍启聪。《灵枢·寒热病》中提到，"暴聋气蒙，耳目不明，取天牖"。百会穴，归属督脉，其在人体巅顶，为诸阳之会，可振奋元阳，升提全身气机，具有醒神、益气、开窍，达到聪耳启闭之效。

根据耳鸣耳聋病发展过程，本病在耳部病及骨肉，所以听宫穴多采用输刺结合合谷刺方法。

【调养防护】

案一患者为年轻女性，平素劳累致脾肾亏虚，脾为后天之本，气血生化之源，肾为先天之精，开窍于耳，气血不足则耳窍经脉失于濡养而致耳闷、耳鸣及听力下降等耳部不适。因此患者应当注意，注意脾肾的调养，养成良好的生活习惯，如保证充足睡眠，避免过度劳累，坚持每日肌肉放松练习；不能长时间接打电话和使用耳机听音乐；不宜情绪激动、禁止食用耳毒性药物及定期复查等。

案二患者为老年女性患者，年老体衰，肾精日渐亏损，因肾藏精，主骨生髓，开窍于耳，肾精不足致上达耳窍的气血不足，耳窍失于濡养而闭塞，致耳闷、耳鸣及听力下降等耳部不适。《灵枢·海论》就明确指出："髓海不足，则脑转耳鸣。"因此患者应当注意多食用维生素D、钙、铁、锌等元素含量高的食物，同时可以播放舒缓的音乐伴其入睡，音乐的音量应以刚好盖过耳鸣声为佳，这样不仅可有效缓解耳鸣，也有利于入睡。

案三患者为年轻男性，平素有熬夜加班的不健康作息习惯，长时间熬夜、过度劳累导致机体正气不足，若再感受风寒等外邪侵袭机体，导致气血运行不畅，经脉不通，则耳窍出现堵塞感等不适。由于因自身突然耳聋而惊慌失措，常会伴随出现焦虑、烦躁、抑郁、不安等消极情绪，患者应当注意适当心理调节，时刻保持心情舒畅，同时避免熬夜等不健康的生活作息，以及避免长时间在嘈杂的环境中停留。

耳鸣小结

对于耳鸣，很多人都试过有时候效果好，有时候效果差，有时候会反复，每次的治疗方法都差不多，但心里没有太多的把握。笔者从以下几个方面谈一下自己的心得。

1. 患者就诊时，一定要做详细的体格检查。特别是要用电筒看看外耳道，以及神经系统的体格检查，要重视与听神经相邻的颅神经的检查。很多病人在耳鸣的同时，伴随耳闷胀和听力下降，甚至还有眩晕和复视的症状。我们要先观察外耳道，是否有明显的堵塞。因为有些患者耳聋、耳鸣很长时间，又没有到专科检查，一直吃药或接受外治法，其实只是耵聍太多堵住了。只要将耵聍取出，症状马上得到缓解，这比什么治疗方法都快。有些患者外耳道有流脓、流血，要让其到专科先进行必要的检查，明确诊断后，我们再视诊断决定是否可行岐黄针治疗。听神经为第Ⅷ对颅神经，如果查体时发现患者伴有面瘫（第Ⅶ对颅神经）、眼睛外展受限（第Ⅵ对颅神经）或延髓性麻痹（后组颅神经）的症状，要高度警惕颅内的病变，建议行头颅的影像学和其他必要的检查（如腰椎穿刺），这可能不是简单用岐黄针能治好的病。另外注意下颌部位有没有肿胀、疼痛，颈项部或耳周有没有手术疤痕，放疗后的皮肤损伤。

2. 仔细问病史。询问患者有没有头部外伤史，耳部、咽部、头项部的手术史，肿瘤史，放疗史；询问伴随症状，耳鸣的特点，加重的诱因。这些都对诊断和判断预后非常重要。例如由鼻咽癌放疗后引起的耳鸣，很多方法的治疗效果都不好，即使用岐黄针也无法收到像上面病例好的效果。岐黄针疗法对特发性耳鸣效果好，但对继发性耳鸣如听神经瘤、胆脂瘤、桥小脑角肿瘤等要针对原发病治疗，必要时手术，岐黄针疗法可作为很好的补充和辅助治疗。

3. 岐黄针疗法的针具、手法与传统的针刺有一定的不同。在患者接受岐黄针疗法治疗之前，特别是以前已经接受过普通针灸治疗的患者，必须与患者沟通，让患者对岐黄针有一定的了解，减少惧怕的心理，并配合医生治疗（毕竟岐黄针看起来要比普通针灸针粗很多，有些患者会害怕）。操作时，特别是耳前的三个穴位：听宫、听会、耳门，一定要让患者在针刺全程张大口，配合得越好，行针越顺，效果也就越好。

4. 特发性耳鸣患者多一次治疗就有效，一般需再巩固治疗 12 次。还可以取风池、耳和髎、天牖、百会，每次 2 穴，交替治疗。如伴有明显的焦虑、抑郁症状，亦可加用厥阴俞治疗。

5. 如在治疗过程中，医者感觉辨经、选穴、刺法都很合理，但临床效果欠佳，或持续加重者，一定要建议患者进一步检查，避免漏诊而延误病情。耳鸣是很多疾病的一个症状，不是每一种有耳鸣的疾病，都能够用岐黄针治好。

（王澍欣）

五、眼睑下垂

（一）重症肌无力眼肌型

医案一（陈振虎）

患者，男，70岁。主诉"左上眼睑抬举无力2年余"。患者2年前开始无明显诱因出现左上眼睑抬举无力，曾于当地医院住院治疗，新斯的明试验（＋），诊断为"重症肌无力"，一直服用溴比斯的明，每次1粒，每日3次。服用后症状明显改善，但易诱发胃肠道不适，故来寻求针灸治疗。就诊时症见：左眼睑抬举无力，晨起或休息后症状减轻，视物模糊，纳眠可，时有腹泻，小便正常。舌红，苔白，脉沉细。

查体：左眼上睑下垂，结膜未见充血，眼球活动灵活，未见明显受限。

中医诊断：睑废，脾胃虚弱型。

西医诊断：重症肌无力眼肌型。

辨经筋：足少阳经筋、督脉。

选穴：左侧瞳子髎穴，百会穴。

刺法：输刺、合谷刺。

【针刺操作】

患者取仰卧位，充分暴露面部，左手定位左侧瞳子髎穴，穴位局部皮肤常规消毒。选用BX-QH 0.5mm×40mm规格岐黄针，右手持针平刺向鱼腰方向，针刺深度为 0.8～1.0 寸，轻轻摆动针柄向阳白和上明穴方向行合谷刺，然后迅速出针，用消毒干棉球按压针孔约 30 秒。左手定位百会穴，右手持针平刺，针刺深度为 0.8～1.2 寸，轻轻摆动针柄沿左右成 15°行合谷刺，然后迅速出针，用消毒干棉球按压针孔约 30 秒。出针后患者自觉左上眼睑抬举有力，视物清晰。本例患者因其他原因，仅治疗 1 次后即返回当地，未能进一步系统观察远期疗效。

岐黄针操作过程中，针刺瞳子髎及百会穴要注意针刺角度和方向，切记避免针刺角度过大或针刺过深。若针下有弹性阻力感，应稍微调整针尖方向，避免刺中血管；若发现针柄端有回血，则即刻出针用消毒干棉球按压针孔 3～5 分钟，避免出血。

岐黄针疗法治疗 4 次为一个疗程，具体疗程根据患者病情而定。治疗疗程结束后，可随访观察 2 周。

（二）眼睑下垂（周围性面瘫后遗症）

医案二（陈振虎）

患者男，80 岁。2018 年 1 月 20 日首诊。主诉"面瘫后出现左侧眼睑下垂 2 个月"。患者 2 个月前因突发左侧面瘫，出现左侧额纹减少，左侧眼睑下垂，左侧鼻唇沟变浅，口角右㖞，进食时左侧颊部藏食。当地医院考虑为面神经麻痹，予针灸配合中药治疗（具体不详），经治疗后患者口角㖞斜及进食藏食症状明显改善，但遗留有左侧额纹变浅和左侧上眼睑下垂。就诊时症见：左侧上眼睑下垂，左侧额纹变浅，伸舌居中，无口角㖞斜，无头晕等不适，纳眠可，二便调。舌红少苔，脉弦。

查体：左侧额纹变浅，左侧上眼睑下垂，眼球活动灵活，未见明显受限，伸舌居中，四肢肌力及肌张力未见明显异常。

中医诊断：面瘫，肝肾亏虚证。

西医诊断：周围型面瘫。

辨经筋：足少阳经筋、督脉。

选穴：第一次：左侧瞳子髎穴。

第二次：印堂穴。

刺法：输刺、合谷刺。

【针刺操作】

患者，取仰卧位，充分暴露面部，左手定位左侧瞳子髎穴，穴位局部皮肤常规消毒。选用 BX-QH 0.5mm×40mm 规格岐黄针，右手持针平刺向鱼腰方向，针刺深度为 0.8～1.2 寸，轻轻摆动针柄向阳白和上明穴方成 15° 行合谷刺，然后迅速出针，用消毒干棉球按压针孔约 30 秒。

2018 年 1 月 25 日复诊，诉左侧上睑提升较前改善，双侧额纹基本对称，取印堂穴，平刺进针 0.8～1.0

第 4 章 头面五官疾病

寸，进针后向患侧睛明穴方向针刺，用左手轻抵睛明穴，感知针尖方向，避免针刺过深，然后迅速出针，用消毒干棉球按压针孔约30秒。

经治疗后患者症状基本消失，双侧额纹与眼睑基本对称，无明显不适。

岐黄针操作过程中，针刺印堂穴要注意针刺角度和方向，切记避免针刺角度过大或针刺过深。若针下有弹性阻力感，应稍微调整针尖方向，避免刺中血管；若发现针柄端有回血，则即刻出针用消毒干棉球按压针孔3～5分钟，避免出血。

岐黄针疗法治疗4次为一个疗程，具体疗程根据患者病情而定。治疗疗程结束后，可随访观察2周。

【岐黄针疗法三步法】

传统医学并无"眼睑下垂"这一病名，根据患者临床症状的不同，可归属至中医学"上胞下垂""目睑""垂缓""睑废"等范畴，多因先天禀赋不足，肾阳衰弱，或脾胃虚弱，中气不足，或情志刺激，或外感六淫所伤，或外伤手术，或疾病失治，或病后失养等致胞睑无力下垂。

案一：患者眼部不适问题主要位于上眼睑，涉及的经筋主要为少阳经筋和督脉。瞳子髎穴隶属足少阳胆经，为手太阳与手足少阳三经的交会穴，位于面部，目外眦旁，当眶外侧缘处。瞳子髎又名"目瞳子"，瞳子即瞳孔，髎指骨隙，为治疗眼部疾病的要穴。从瞳子髎向鱼腰、阳白及上明透刺，可以激发眼周四穴的经气，能起到疏经通络、明目退翳的功效。百会穴隶属督脉，为督脉与足太阳经脉交会穴，同时为诸阳之会，位于巅顶，功擅升阳举陷、通利头窍。目窍为九窍之一，清阳出上窍，针刺百会可提升阳气、醒脑通窍、上涵眼目。二穴合用，可使经脉疏通、气血调和，使举睑有力，症状缓解。患者病程日久，其本为脾虚清气不升，五脏精气失司，不能上荣于目，刺法上选用输刺和合谷刺，从而调畅气血，濡养经脉。

案二：患者眼部不适问题主要位于上眼睑，涉及的经筋主要为少阳经筋和督脉。瞳子髎穴穴解同上。印堂穴隶属督脉，位于面部，在两眉头连线的中点处。针刺印堂穴，体现了"腧穴所在，主治所及"的近治作用，有疏通眼周局部经络，开目窍之功效。患者年老体弱，肝肾亏虚，精血不能涵目，目系失养，经筋弛缓，致胞睑无力下垂。刺法上选用输刺和合谷刺，从而补益气血、濡养经脉。

岐黄针治疗眼睑下垂主穴选瞳子髎透鱼腰、百会及印堂；临床根据患者伴随症状不同而辨经增减穴位。瞳子髎穴及印堂穴位于眼周，能够有效地疏通眼周经络；百会穴具有良好的提升阳气、醒脑通窍、上涵眼目的作用。

本病多累及五体结构中的肉和骨，故在使用岐黄针时可以根据患者具体病位在肉、在骨，选择合谷刺或输刺。若患者病及骨、肉，亦可以两种刺法联合运用。针刺先输刺至骨，然后沿经络循行方向进行与直刺方向成15°～30°行合谷刺即可，以达到肌痹和骨痹同治的效果。输刺和合谷刺操作应当遵循岐黄针"轻""快"原则。

【调养防护】

除了重症肌无力、周围性面瘫引起的眼睑下垂，临床上还要注意其他引起眼睑下垂的疾病如脑血管微梗塞等血管病、肿瘤、眼肌型肌营养不良、线粒体肌病及其他罕见疾病。眼睑下垂患者病久后会出现弱视并影响正常生活，平时多注意进行上睑功能锻炼，如瞬目运动和眼球运动等。

案一：患者病程长，日久伤及脾胃，脾主肌肉，眼睑为脾所属，脾胃虚弱则肌肉失于濡养，而致功能降低或丧失，出现眼睑肌无力致眼睑下垂。建议患者进行适当的功能锻炼及静养，因动可促进局部气血循行，静养可以补充诸劳虚损所伤之血。饮食上可以适当进补山药、薏苡仁及茯苓等健脾益胃之品。

案二：患者年迈体弱，精气渐衰，肝肾精血亏虚，目系失养，经筋弛缓，致胞睑无力。饮食上可以适当进补熟地黄、桑椹子、枸杞子及黑芝麻等补益肝肾之品。

第5章　皮肤科疾病

带状疱疹

医案一（陈振虎）

患者，女，56岁。主诉"左胁肋部持续疼痛月余"。患者3月12日起病，左侧胁肋部广泛疱疹，即在我院皮肤科门诊求治，考虑为带状疱疹，即予中药内服，同时配合抗病毒治疗。经治后局部疱疹结痂愈合，但遗留有左侧胁肋部疼痛，持续发作，呈针刺、烧灼样疼痛，皮肤科予普瑞巴林配合局部针灸治疗后，症状缓解，但患者服药后出现胃痛不适，停止服药后疼痛再次发作。后转来我处求治。就诊时症见：情绪焦躁，左胁肋部持续疼痛，针刺、烧灼样，身体转动或衣物接触摩擦时均可诱发疼痛加重，患者寝食难安，伴有胃部隐痛不适感，胃纳可，眠差，二便正常。舌红苔白略腻，脉弦细。

查体：左侧胁肋部肤温稍高，局部皮肤有斑片状色素沉着，轻触即可引起广泛性疼痛。

中医诊断：腰缠火丹，湿热蕴结证。

西医诊断：带状疱疹神经痛。

辨经筋：足厥阴经筋、足太阳经筋。

选穴：左侧章门穴、脾俞穴。

刺法：输刺、合谷刺。

【针刺操作】

患者取右侧卧位，充分暴露侧腹部，左手定位章门穴，穴位局部皮肤常规消毒。选用 BX-QH 0.5mm×40mm 规格岐黄针，右手持针垂直刺入皮下，针刺深度为 0.8～1.2 寸，轻轻摆动针柄向同侧京门穴和第 10 肋下缘行合谷刺，然后迅速出针，用消毒干棉球按压针孔约 30 秒。左手定位脾俞穴，右手持针垂直刺入皮下，针刺深度为 0.8～1.2 寸，轻轻摆动针柄沿身体纵轴脊柱方向成 15°～30° 行合谷刺，然后迅速出针，用消毒干棉球按压针孔约 30 秒。出针后左侧胁肋部疼痛消失，仅自觉脾俞穴有少许酸痛感，活动后消失。

岐黄针操作过程中，针刺章门穴要注意针刺角度和方向，切记避免针刺角度过大或针刺过深。若针下有弹性阻力感，应稍微调整针尖方向，避免刺中血管；若发现针柄端有回血，则即刻出针用消毒干棉球按压针孔 3～5 分钟，避免出血。

岐黄针疗法治疗 4 次为一个疗程，具体疗程根据患者病情而定。治疗疗程结束后，可随访观察 2 周。

医案二（陈振虎）

患者，男，53 岁。主诉"左侧前额部痒痛 6 个月"。患者 6 个月前无明显诱因突然出现左侧前额部疼痛，2 天后开始出现左侧前额部大小不一的丘疹，簇状分布，周围皮肤发红，疼痛剧烈，呈烧灼感。即在当地医院治疗，考虑为左侧三叉神经眼支带状疱疹，经治疗 2 周后，症状好转，局部疱疹结痂脱落后仍遗留有淡色红斑，烧灼感消失，自觉左侧前额部痒痛异常，昼夜均有发作，尤以夜间最为明显，严重影响工作休息。1 个月前来广州寻求针灸治疗，经予毫针、电针、火针及放血等多种疗法治疗 4 周后效果不明显，经友人介绍来门诊诊治。就诊时症见：患者情绪激动，左侧前额部痒痛剧烈，疼痛向左侧头顶部放射，局部皮肤仍有淡红色斑片样红斑，稍高于皮肤表面，拒按，夜间症状加重，难以入睡，大小便可。舌红，苔黄略腻，脉弦。

查体：左侧前额局部皮肤发红，肤温稍高，局部有广泛压痛。

中医诊断：蛇丹，湿热蕴结证。

西医诊断：左侧三叉神经眼支带状疱疹。

辨经筋：足太阳经筋。

选穴：左侧攒竹穴、承光穴。

刺法：输刺、合谷刺。

【针刺操作】

患者取平卧位，充分暴露侧面部，左手定位攒竹穴，穴位局部皮肤常规消毒。选用 BX-QH 0.5mm×40mm 规格岐黄针，右手持针垂直刺入皮下，攒竹穴针尖平刺向鱼腰穴，进针深度为 0.8～1.2 寸，轻轻摆动针柄向阳白穴、上明穴行合谷刺，然后迅速出针，用消毒干棉球按压针孔约 30 秒。左手定位承光穴，右手持针垂直刺入皮下，承光穴平刺向通天穴，针刺深度为 0.8～1.2 寸，针下酸胀感明显时，轻轻摆动针柄向前顶穴和正营穴行合谷刺，然后迅速出针，用消毒干棉球按压针孔约 30 秒。治疗后，自觉左侧前额部痒痛症状明显改善，好转 30%～40%。

医案三（张昆）

刘某，女，65 岁。2018 年 11 月 6 日首诊。主诉"右侧腰胁肋腹部刺痛半月余。"患者半个月前因劳累感冒后右侧腰胁肋腹部出现水疱伴有疼痛，在我院皮肤科就诊，诊断为带状疱疹，予常规抗病毒、止痛治疗，临床症状改善，但是患者服用 1 周乐瑞卡后不良反应明显，头晕、胀痛严重，停用乐瑞卡后症状反复，疼痛明显，遂到我科就诊。就诊时症见：右侧腰胁肋腹部可见片状红斑，水疱已结痂，触碰红斑处疼痛明显，

岐黄针疗法精选医案集

夜间疼痛明显，纳眠差，二便正常。舌红，苔稍黄腻，脉弦。

查体：右侧腰胁肋腹部有片状红斑，轻触即可引起疼痛。

中医诊断：腰缠火丹，肝胆湿热证。

西医诊断：带状疱疹神经痛。

辨经筋：足厥阴经筋、足太阳经筋。

选穴：第一次：右侧章门穴、气海俞穴。

　　　第二次：下脘穴、右侧天枢穴。

　　　第三次：右侧章门穴、气海俞穴。

刺法：输刺、合谷刺。

【针刺操作】

患者取左侧卧位，充分暴露侧腹部，左手定位章门穴，穴位局部皮肤常规消毒。选用 BX-QH 0.5mm×40mm 规格岐黄针，右手持针垂直刺入皮下，针刺深度为 0.8～1.2 寸，轻轻摆动针柄向同侧京门穴和第 10 肋下缘行合谷刺，然后迅速出针，用消毒干棉球按压针孔约 30 秒。左手定位气海俞穴，右手持针垂直刺入皮下，针刺深度为 0.8～1.2 寸，针下酸胀感明显时，轻轻摆动针柄沿身体纵轴脊柱方向成 15°～30° 行合谷刺，然后迅速出针，用消毒干棉球按压针孔约 30 秒。患者痛处诉无明显疼痛，仅自觉气海俞穴有少许酸痛感。

2018 年 11 月 7 日复诊，诉症状稍有反复，但疼痛较轻，出现在右腹部，不影响睡眠。查体发现天枢、下脘穴附近稍有压痛，取下脘穴、天枢穴。

2018年11月9日三诊，诉胁部轻微疼痛，取右侧气海俞穴、章门穴，治疗后无明显不适。

2018年11月16日电话随访，患者临床症状消失。

【岐黄针疗法三步法】

传统医学并无"带状疱疹"这一病名，根据患者临床症状的不同，可归属至中医学于"蛇串疮""蛇丹""缠腰火丹""缠腰龙"等范畴。中医认为本病多因饮食失节，脾失健运，致湿热内蕴或因情志不遂，肝郁气滞复外感毒邪，以致湿热火毒客于经脉、郁于肌肤，肌肤之营卫壅滞而发病等范畴。

案一： 患者不适问题主要位于侧腹部及后背部，涉及的经筋主要为厥阴经脉（侧腹部）和太阳经脉（后侧）。章门穴隶属足厥阴肝经，脾之募穴，也是八会穴之脏会，位于侧腹部，第11肋游离端的下方。从章门穴向同侧京门穴和第10肋下缘行合谷刺，可以促进局部气血运行以达到气血通而病痛止的效果。脾俞穴隶属足太阳膀胱经，脾的背俞穴，位于背部，当 T_{11} 棘突下，旁开1.5寸，可以疏通经络、调畅气血，使通则不痛，同时背俞穴临近脊神经后根，针刺可以改善相应神经节段的感觉障碍，兴奋交感神经节，调节周围自主神经，改善脊神经根处血液循环。二穴俞募合用，

岐黄针疗法精选医案集

可以加强健脾化湿、疏肝理气之效。

案二：患者不适问题主要位于前额部及头顶部，涉及的经筋主要为太阳经筋（前额部及头顶）。攒竹穴隶属于足太阳膀胱经，位于面部，在眉头陷中，眶上切迹处。《针灸甲乙经》载："眉头痛……攒竹主之。"《玉龙歌》云："眉间疼痛苦难当，攒竹沿皮刺不妨。"《灵枢·经脉》载："膀胱足太阳之脉，起于目内眦，上额，交巅……"从现代解剖学来看，攒竹穴位于眶上孔处，有眶上神经通过，此神经为痛觉敏感性神经，且此处为三叉神经眼支分布区。该穴可以疏通膀胱经气血，从而达到通则不痛的功效。承光穴隶属于足太阳膀胱经，位于头部，前发际正中直上 2.5 寸，旁开 1.5 寸。可以促进局部血液循环，调畅头部气血。

案三：患者不适问题主要位于侧腹部及腰部，涉及的经筋主要为厥阴经筋（侧腹部）和太阳经筋（腰部）。章门穴隶属足厥阴肝经，脾之募穴，也是八会穴之脏会，位于侧腹部，第 11 肋游离端的下方。从章门穴向同侧京门穴和第 10 肋下缘行合谷刺，可以促进局部气血运行以达到气血通而病痛止的效果。气海俞穴，隶属足太阳膀胱经，位于 L$_3$ 棘突下，旁开 1.5 寸，可补气行气，疏通经络，调畅气血。

岐黄针治疗带状疱疹主穴胸背部：厥阴俞、大包穴（患侧），腰腹部：脾俞、章门穴（患侧）；临床根据患者伴随症状不同而辨经增减穴位。厥阴俞位于背部，因"腧穴所过，主治所及"，对于侧腹部局部疼痛较明显，同时向肺俞与心俞方向进行合谷刺，可宁心、镇静安神。大包穴位于侧腹部，对胁肋局部疼痛较明显，且脾之大络，具有健脾除湿、通络行气、通则不痛的功效。脾俞位于背部，脾的背俞穴，可以健脾行气、疏通经络、调和气血。章门穴位于侧腹部，可以促进局部气血运行，通畅经络，改善局部血液循环。

本病多累及五体结构中的肉和骨，故在使用岐黄针时可以根据患者具体病位在肉或在骨，选择合谷刺或输刺。若患者病及骨、肉，亦可以两种刺法联合运用。针刺先输刺至骨，然后沿经络循行方向进行与直刺方向约30°合谷刺即可，以达到肌痹和骨痹同治的效果。输刺和合谷刺操作应当遵循岐黄针"轻""快"原则。

【调护养护】

带状疱疹典型的症状具有疼痛及相应神经节段的丘疱疹，但不同部位的带状疱疹需要跟一些内科疾病相鉴别，以免误诊。同时随着年龄的增长，发病率逐渐增高。尤其一些老年人及免疫力低下的人群容易发生，因此要注意健康生活方式，保持心情愉快，作息规律和饮食清淡营养，适度体育锻炼等以增加机体免疫力。

《素问·评热病论》有云："邪之所凑，其气必虚"。带状疱疹后遗神经痛是带状疱疹最容易发生的慢性并发症，也是临床上患者和医生最亟待解决的问题。因此在调养防护上要注意以下几个方面。

其一，注意对皮损的护理。勤换贴身衣物及被褥，保持皮损表面洁净；注意消毒护理，避免出现感染；给予宽松的棉质衣服，防止衣物摩擦，促进皮损早期愈合。

其二，增强免疫力。在本病发生发展过程中，鼓励通过对饮食、运动、情绪，以及作息时间的调整来增强自身免疫力。尤其是老年患者，因自身免疫力降低，以及神经系统修复能力降低，均容易导致病程的延长及恢复缓慢，因此通过各方面条件增强自身免疫力是关键。

其三，调整饮食结构。疾病期应当饮食清淡，忌食辛辣油腻刺激食物，如葱、姜、蒜、洋葱，以及鱼虾等海产品，防止瘙痒和疼痛加剧；恢复期适当补充营养，适当摄入高蛋白（如牛奶、鸡蛋、瘦肉）、高维生素（蔬菜、水果）、易消化食物。

其四，规律作息，调节情绪。减少熬夜，保证充分的睡眠；同时保持良好的心情，适当分散注意力，可以达到改善对疾病紧张焦虑的情绪。

第6章 内科疾病

一、失眠

医案一

患者，女，52岁，因"反复失眠发作6年"来诊。曾长期服用艾司唑仑治疗，但效果不理想。现症见：神清，时有头部晕沉感，易疲劳，入睡困难，睡而易醒，连续睡眠时间不超过2小时就会醒来，且夜梦多，自觉睡眠质量不高，汗出较多，时有心慌胸闷不适感，舌淡苔白，脉沉细。既往否认有其他特殊病史，已绝经3年。

中医诊断：不寐，心脾两虚证。

西医诊断：睡眠障碍。

辨脏腑：心脾两虚。

取穴：第一次：双侧厥阴俞。

第二次：双侧厥阴俞、脾俞。

【针刺操作】

患者取俯卧位，穴位局部皮肤常规消毒，取 BX-QH 0.5mm×40mm 规格岐黄针，左手拇食指置于厥阴俞穴的两侧，右手持针以飞针手法快速垂直刺入皮下，针刺深度 0.5～0.8 寸，轻轻摆动针柄，利用岐黄针针身硬度，沿纵轴方向，向肺俞和心俞成 15°～30°行合谷刺。然后将针退出，然后用消毒干棉球按压针孔 30 秒。每周治疗 1 次，嘱 1 周后复诊。

注意：在操作过程中，针刺的深度应参考患者的高矮、胖瘦情况而定，不能一概而论，以防针刺过深出现气胸等情况。

患者复诊述，针刺后睡眠状况明显改善，表现为入睡改善，基本能在 10 分钟内入睡，且睡眠持续时间明显延长至 5～6 小时，但夜梦仍多，醒后自觉疲劳感，考虑为脾运化失司，营血亏虚不能上奉于心所致。故第二次治疗加用脾俞，治疗操作过程同前。

患者第二次治疗后复诊述，夜梦减少，睡眠整体改善明显，继予岐黄针治疗操作 4 次，每周 1 次。治疗结束后 3 个月后因腰痛来诊，未述睡眠情况异常。

医案二（杨娟）

李某，女，56 岁，主诉"睡眠障碍半月"于 2020 年 11 月 6 日就诊。半个月前患者从珠海来广州后出现睡眠障碍。夜间难以入睡，每晚需 1/4 粒艾司唑仑片辅助睡眠，入睡后自觉梦多，次日稍有疲劳，无明显口干、口苦，无头晕、头痛。纳一般，平素稍多汗。舌淡红，苔薄，脉涩。

中医诊断：不寐，心血不足证。

西医诊断：睡眠障碍。

辨脏腑：心血不足。

选穴：双侧厥阴俞、印堂穴。

刺法：输刺、合谷刺。

【针刺操作】

患者取俯卧位，充分暴露上背部，左手定位厥阴俞，穴位局部皮肤常规消毒，选用规格为 BX-QH 0.5mm×40mm 岐黄针，右手持针垂直刺入皮下，向脊柱方向针刺深度为 0.8～1.0 寸，针下酸胀感明显时，轻轻摆动针柄沿脊柱纵轴方向成 15°～30° 行合谷刺，然后迅速出针，用消毒干棉球按压针孔约 30 秒。患者更换为仰卧位，左手定位印堂穴，右手持针平刺入皮下，针刺深度为 0.5～0.8 寸，针下酸胀感明显时，稍稍退针，并轻轻摆动针柄向左右精明方向行合谷刺，然后迅速出针，用消毒干棉球按压针孔约 30 秒。

针毕患者背部太阳经岐黄罐留罐 10 分钟。

11 月 11 日复诊，诉睡眠明显改善，已停用艾司唑仑片。

【岐黄针疗法三步法】

失眠是指经常不能获得正常睡眠为特征的一种病证，患者对睡眠时间和（或）质量不满足，并影响日间社会功能的一种主观体验。失眠表现为入睡困难（入睡时间超过 30 分钟）、睡眠维持障碍（整夜觉醒次数 ≥ 2 次）、早醒、睡眠质量下降和总睡眠时间减少（通常少于 6 小时），同时伴有日间功能障碍。长期的失眠不仅会对生活和工作产生严重的影响，并且使机体免疫力下降，抗病和康复的能力低下，并加重原有疾病或诱发其他的疾病的风险。

中医学将失眠症称为"不得卧""不得眠""目不瞑""不寐"等。张介宾在《景岳全书》云："盖寐本乎阴，神其主也，神安则寐，神不安则不寐"，认为心神不安为不寐症的主要病机。《类证治裁·不寐》中说："思虑伤脾，脾血亏损，经年不寐"，表明思虑劳倦太过，致脾伤运化失司，营血亏虚不能上奉于心，致心血失养，影响心神而致失眠。究其原因，失眠与心脾肝肾及阴血不足有关，病机与阳盛阴衰、阴阳失交有关。

内科疾病在治疗时不辨经筋，辨病所属脏腑。厥阴俞为心包之背俞穴，厥阴为阴之尽也，即指至阴之处，为心包之气转输于背部的地方，故名厥阴俞。针之可宁心安神，尚有从阳引阴，使阴阳调和，则睡眠正常。同时加用脾俞，可助脾运化，使气血化生有源，则营血充盈，心神得养。

【调养防护】

针对失眠疾病的调护，要注意以下几点：①定时睡眠，待有睡意才上床，按时起床，白天避免打盹，减少午睡时间；②避免睡前过于饥饿、过饱，不进行引起兴奋的活动，如看电视剧、小说，听流行音乐，上网等；③消除担心、紧张、焦虑的心理状态，保持平静放松的良好心情；④昼不精则夜不寐，平时坚持散步、游泳、瑜伽、太极拳等体育运动，对促进睡眠有帮助；⑤忌食辛辣温燥的食物及香烟、浓茶、咖啡等，睡觉前不吃巧克力、可可饮料、辣椒、大葱、胡椒、桂皮、芥末等。

二、膈肌痉挛（顽固性呃逆）

医案（偶鹰飞）

李某，男，52岁。患者为肾癌病人，癌细胞胸椎转移，放疗后出现呃逆不止，伴神经性呕吐。他医予以针刺结合穴位注射，内服丁香柿蒂方后症状加重，不得转侧，动则自觉气机不转，阻于胃中，则发呕吐，迁延1周有余，遂延余诊视。床边查见患者呃逆连声，伴胃反呕吐，低热，形体稍胖，语声有力。舌红，苔黄腻，脉细数。

中医诊断：呃逆，湿热蕴脾证。

西医诊断：膈肌痉挛。

辨脏腑：脾胃不和。

取穴：中脘、脾俞/膈俞（两组穴位交替，1周2次）。

刺法：合谷刺。

【针刺操作】

患者取俯卧位，穴位局部皮肤常规消毒，取BX-QH 0.5mm×40mm规格岐黄针，左手拇食指置于脾俞穴的两侧，右手持针以飞针手法快速垂直刺入皮下，针刺深度为0.5～0.8寸，轻轻摆动针柄，利用岐黄针针身硬度，沿纵轴方向，向上下成15°～30°行合谷刺。然后将针退出，用消毒干棉球按压针孔30秒。每周治疗1次，嘱1周后复诊。

经岐黄针治疗2次后，呃逆、呕吐均感好转，但仍有复发，4次治疗后白天几乎无症状，夜间偶发。遂于休息1周，拟生姜栀子豉汤3剂巩固治疗。后巩固治疗1次，呃逆、呕吐未再发作，继续岐黄针治疗以期拔除导尿管、恢复排便功能。

【岐黄针疗法三步法】

呃逆俗称"打嗝"，先秦至两汉时期称为"哕"，是由膈肌和其他呼吸肌突发的不自主强有力痉挛性收缩引起，继而出现声门突然关闭而终止，伴发短促而有特征性的"呃、呃"声。短时间呃逆大多可以自行缓解或通过物理方法终止，持续时间超过 48 小时的呃逆被称为顽固性或持续性呃逆。

《景岳全书·杂证谟》曰："凡杂证之呃……有因食滞而逆者，有因气滞而逆者，有因中气虚而逆者，有因阴气竭而逆者。"概括得出，呃逆的病因有饮食不当、情志不遂或正气亏虚，病理因素不外气郁、食滞、痰饮。病机以中焦脾胃升降失常，膈间气机不利，胃气上逆动膈为主，如《素问·宣明五气》曰："胃为气逆，为哕。"首先提出了呃逆病位在胃，病机为胃气上逆。《景岳全书·呃逆》云："然致呃之由，总由气逆。气逆于下，则直冲于上，无气则无呃……此病呃之源所以必由气也。"则进一步强调呃逆的病机在于气机上逆。人体三焦是有机的统一体，共主气化升降出入运动，三焦各部为病亦可相互影响。《伤寒论·平脉法》指出上焦气机不利可致呃逆。《医方考》曰："下焦呃逆其声长，虚邪相搏也。"则指出下焦为病可致呃逆。综上可知，呃逆关键在胃，与肝、脾、肺、肾诸脏腑有关，病可涉上、中、下三焦，病机为脾胃升降失常，胃气上逆动膈。

轻症、单纯呃逆常规针灸治疗即可立即取消，但久发或病情复杂之呃逆，如肿瘤、放化疗后、脑卒中后呃逆，则不可同日而语，医者当审视精详，取穴得当，方可有效。岐黄针治疗本病取穴精、少，操作时间短，更容易被患者接受，且治疗顽固性呃逆效果明显。

中脘穴为胃之募穴，属八会穴之腑会，手太阳、手少阳、足阳明与任脉之交会穴。《针灸大成》曰："主伤暑，及内伤脾胃，心脾痛，疟疾，痰晕，痞满，翻胃，能引胃中生气上行。"东垣曰："气在于肠胃者，取之足太阴、阳明；不下，取三里、章门、中脘。"故取中脘穴可治一切腑病，尤以胃的疾患为先，中脘具有疏导中焦气机、益气建中之功。膈俞为八会穴之血会。《灵枢·口问》："谷入于胃，胃气上注于肺，今有故寒气与新谷气，俱还入于胃，新故相乱，真邪相攻，气并相逆，复出于胃，故为哕。"《灵枢·经脉》："肺手太阴之脉……还循胃口，上膈属肺。"膈居于肺、胃之间，若肺失肃降或胃气上逆，皆可致膈间气机不畅，逆气动膈。故取膈俞调畅上下，疏导气机，活血化瘀，可用于顽固性呃逆，久病血络瘀滞者；脾俞为脾的背俞穴，脾气输注体表的部位，为三阴之关机，中焦升降之枢纽，营卫之气化生、补充的重要器官，穴在胆俞、胃俞之间，一穴而通二腑之气机。此穴为笔者喜用，使用率高于胆俞。治疗中具体用何穴，当临证详查患者，明确阴阳气机之变化。

治疗疗程：每周2次，每次1～2穴，主穴或主穴加配穴，4次为一个疗程，疗程间休息1周，一般1～2次即可控制。

【调养防护】

一般的呃逆经治疗后皆可好转。无基础病的顽固性呃逆需要注意勿进食过快，保持情志舒畅，以免再发。原有基础病的顽固性呃逆需要积极配合主管医师控制好原发病情。中医调护方面可以适当顺时针轻揉腹部，以顺胃气。

三、周围神经病变

医案（赵瑞斌）

患者刘某，男，54岁，因"反复双足底麻木2年，加重1周"来诊。患者2年前出现双侧足底麻木，行走时有踩棉花样感，近1周来双侧足底麻木感加重，并出现行走不稳，尤其下楼梯时怕摔倒，患者自我描述走路时像踩在棉花上不踏实，上述症状夜间更明显，严重时会影响睡眠，既往史：发现糖尿病2年余，平素血糖控制不理想，舌红，少苔，脉细。

查体：双侧膝腱反射、跟腱反射对称正常，双侧足底有触觉过敏，手指轻轻触碰患者足底时有明显回缩，麻木感加重，双足底深感觉减退，闭目难立征（＋）。

辅助检查：实验室检查：随机血糖 13.2mmol/L；腰椎 CT 示：$L_{3\sim4}$、$L_{4\sim5}$ 椎间盘膨隆，头颅 MRI 示：双侧大脑白质少量缺血灶。

中医诊断：痹证，气阴两虚证。

西医诊断：糖尿病周围神经病变。

选穴：双侧涌泉、阿是穴（触诊时患者感觉最麻木点）。

刺法：合谷刺。

【针刺操作】

操作：患者俯卧位，足底局部皮肤常规消毒，取BX-QH 0.5mm×40mm 规格岐黄针，飞针快速刺入皮下，先行输刺，刺入 0.8～1 寸（涌泉穴可深入 1.5 寸），得气后，轻轻摆动针柄，利用岐黄针针身硬度，沿纵轴方向成 15° 行合谷刺，然后出针，然后用消毒干棉球按压针孔 30 秒。每周治疗 1 次。

疗效：患者共治疗 3 次，第一次治疗后麻木症状好转 90%，患者行走轻松，有明显脚踏实地感；第二次治疗为第一次治疗 5 天后，患者诉麻木症状出现反复变为原先 50%，治疗后症状好转 80%；第三次治疗为第二次治疗 1 周后，经电话随访 2 周，患者足底麻木症状维持在原先 30%，未出现反复。

【岐黄针疗法三步法】

糖尿病周围神经病变是指糖尿病患者出现与周围神经功能障碍相关的症状。临床呈对称性疼痛和感觉异常，下肢症状较上肢多见。有麻木、蚁走、虫爬、发热、触电样感觉，往往从远端脚趾上行可达双膝上，患者有穿袜子与戴手套样感觉。感觉障碍严重的病例可出现下肢关节病及溃疡。痛呈刺痛、灼痛、钻凿痛，似乎在骨髓深部作痛，有时剧疼如截肢痛，呈昼轻夜重。有时有触觉过敏，甚则不忍棉被之压，需把被子支撑起来。当运动神经累及时，肌力常有不同程度的减退，晚期有营养不良性肌萎缩。周围神经病变可双侧、可单侧，可对称、可不对称，但以双侧对称性者多见。

涌泉穴是人体足底穴位，位于足前部凹陷处第2、3趾趾缝纹头端与足跟连线的前1/3处，为全身腧穴的最下部，乃是肾经的首穴。《黄帝内经》中说："肾出于涌泉，涌泉者足心也。"意思是说。肾经之气犹如源泉之水，来源于足下，涌出灌溉周身四肢各处。之所以选涌泉穴治疗，一方面是局部取穴，通过涌泉穴来疏通足底局部经络；另一方面考虑到本病原发病为糖尿病，中医称为消渴，此病绵长到后期均为耗气伤阴，通过刺激涌泉穴，激发肾经之水以濡养经脉，改善患者麻木症状。

按：岐黄针疗法选穴一般以经穴为主，不主张选用阿是穴，建议读者选用时以经穴为主，对于本例患者，可以先选用涌泉穴观察疗效。

【调养防护】

糖尿病周围神经病变主要是由高血糖对神经的损伤引起的，因而需要在平日控制好血糖，三餐定时定量，勿暴饮暴食，适当增加运动量。尽量穿舒适的运动鞋，避免足部受伤。可以适当予以中药沐足，如肉桂、吴茱萸、红花等（注意温度，预防烫伤）。

四、帕金森病

医案一（陈振虎）

患者，男，65岁，主诉：肢体不自主震颤6年，加重伴肢体僵硬，行动缓慢1年。曾在多家医院诊治，考虑为帕金森病，予美多芭（多巴丝肼）治疗。初期服用125mg，每日3次，开始症状改善较为明显，肢体震颤及活动障碍明显好转。近2年来患者症状呈进行性加重，当地医院予美多芭（多巴丝肼）改为250mg，每日3次，效果改善不明显，后加用泰舒达（吡贝地尔缓释片）50mg，每日2次，但病情仍呈逐渐加重。经病友介绍来诊，诉近1年来双下肢及右上肢僵硬、震颤，行走困难明显加重，仅能持杖辅助下平地短距离行走，生活不能自理，伴有言语欠清晰流利，饮水有呛咳，睡眠差，便秘。舌淡苔白腻，脉弦。既往史：既往体健，无烟酒等特殊嗜好。家族史：无特殊。

查体和辅助检查：神清，言语含混欠流利，眼球向各个方向转动未见明显受限，伸舌居中，咽反射存在。四肢肌力正常，双下肢及右上肢齿轮样肌张力增高，尤其是右侧肢体更为明显，腱反射双侧对称。浅深感觉未查。病理征未引出。曾在外院行头颅 MRI 检查，未见异常。（注：头颅 MRI 片及结果均未见）

中医诊断：颤病，风痰上扰证。

西医诊断：帕金森病。

辨经筋：手太阴经筋、手阳明经筋、足太阳经筋、足少阳经筋。

选穴：右侧尺泽、手三里，双侧气海俞、膝阳关。

刺法：合谷刺。

【针刺操作】

患者取俯卧位，充分暴露腰部，左手定位气海俞穴，穴位局部皮肤常规消毒。选用 BX-QH 0.5mm×40mm 规格岐黄针，右手持针垂直刺入皮下，针刺深度为 0.8～1.2 寸，轻轻摆动针柄沿身体纵轴脊柱方向成 15°～30° 行合谷刺，然后迅速出针，用消毒干棉球按压针孔约 30 秒。改变体位为仰卧位，左手定位膝阳关穴，局部常规消毒，右手持针垂直刺入皮下，针刺深度为 0.8～1.0 寸，轻轻摆动针柄沿身体纵轴股骨方向成 15°～30° 行合谷刺，然后迅速出针，用消毒干棉球按压针孔约 30 秒。左手定位尺泽穴，局部常规消毒，右手持针垂直刺入皮下，针刺深度为 0.8～1.0 寸，轻轻摆动针柄沿身体纵轴肱骨方向成 15°～30° 行合谷刺，然后迅速出针，用消毒干棉球按压针孔约 30 秒。

前臂旋前位，左手定位手三里穴，局部常规消毒，右手持针垂直刺入皮下，针刺深度为 0.8～1.0 寸，轻轻摆动针柄沿身体纵轴桡骨方向成 15°～30° 行合谷刺，然后迅速出针，用消毒干棉球按压针孔约 30 秒。针毕岐黄罐留罐并带罐活动 5～10 分钟，拔罐时注意避开针孔。

第一次治疗后患者症状改善明显，经过一个疗程 6 次治疗后，患者症状较治疗前缓解 80%，因本病病程较长，属于难治性疾病，因此在症状改善后进行长期治疗，治疗频次可逐渐调整为 1～2 周 1 次。

医案二（陈振虎）

患者，男，51 岁。主诉"自觉右侧肢体沉重、酸痛不适感进行性加重半年"。患者诉半年前无明显诱因出现右侧肢体沉重，伴酸痛感，无神志及言语不清，于外院住院治疗，头颅 CT 检查未见异常，颈、腰椎 CT 检查提示：腰椎间盘突出，颈椎退行性变。按颈腰椎病变进行诊治，效果不理想。为求针灸治疗，于我科就诊，症见：自觉右侧肢体沉重，酸痛感，用力活动后自觉症状减轻，就诊时见患者情绪激动和紧张时右手有不自主震颤，但幅度小，自己未发觉。行走时右侧肢体协调能力稍差，基本无摆动，纳眠可，二便正常。既往史：否认有其他特殊病史。家族史：无特殊。个人史：长期从事教育工作。舌红苔白，脉弦细。

查体：面部表情较呆板，言语清晰，咽反射灵敏，书写困难。四肢肌力未见异常，右侧肢体肌张力增高，呈齿轮样增高，尤以右上肢腕、肘关节被动活动时最为明显。腱反射双侧基本对称，病理征未引出。

中医诊断：颤病，肝肾亏虚证。

西医诊断：帕金森氏病（H-Y 分级 1.5 级）。

辨经筋：第一次：手阳明经筋、手太阴经筋、足少阳经筋。

第二次：手阳明经筋、手太阴经筋、足太阳经筋、足阳明经筋。

选穴：第一次：右侧肩前、手三里、居髎、膝阳关。

第二次：右侧臂臑、尺泽、肩髃、髀关、飞扬。

刺法：合谷刺。

【针刺操作】

患者取仰卧位，充分暴露上臂，左手定位肩前穴，穴位局部皮肤常规消毒。选用 BX-QH 0.5mm×40mm 规格岐黄针，右手持针垂直刺入皮下，针刺深度 0.8～1.2 寸，轻轻摆动针柄沿肱骨纵轴方向成 15°～30° 行合谷刺，然后迅速出针，用消毒干棉球按压针孔约 30 秒。前臂旋前位，改变患者体位为侧卧位，屈髋屈膝，左手定位居髎穴，穴位局部皮肤常规消毒，右手持针垂直刺入皮下，针刺深度 0.8～1.2 寸，针下酸胀感明显时，轻轻摆动针柄沿股骨纵轴方向成

15°～30°行合谷刺，然后迅速出针，用消毒干棉球按压针孔约30秒。其余穴位岐黄针常规操作，针毕岐黄罐留罐并带罐活动5～10分钟，拔罐时注意避开针孔。

第一次治疗后患者自觉右侧肢体沉重感及酸痛不适感消除，行走时灵活自如，观察其在整个行走活动中，肢体协调性明显改善，右侧肢体可自如摆动。嘱患者适当进行肢体功能锻炼，如原地踏步、跳舞或太极拳等训练，1周后复诊。

二诊：患者诉身体沉重感及灵活性明显改善，可与同事正常进行乒乓球运动，面部表情增多，但夜间仍有右肩背酸痛不适感。查体：患者右肩外展和背伸有轻度受限，局部肩背部有明显压痛。追问病史，诉右肩部疼痛已有几个月，穿脱衣服时均有受限。考虑合并有肩周炎。继予岐黄针治疗1次。

患者取俯卧位，充分暴露并外展肩关节，左手定位肩髃穴，穴位局部皮肤常规消毒。选用BX-QH 0.5mm×40mm规格岐黄针，右手持针垂直刺入皮下，针刺深度0.8～1.2寸，轻轻摆动针柄沿平行身体矢状面方向成15°～30°行合谷刺，然后迅速出针，用消毒干棉球按压针孔约30秒。改变体位为仰卧位，左手定位臂臑穴，局部常规消毒，右手持针垂直刺入皮下，针刺深度为0.8～1.0寸，轻轻摆动针柄沿身体纵轴肱骨方向成15°～30°行合谷刺，然后迅速出针，用消毒干棉球按压针孔约 30 秒。左手定位髀关穴，局部常规消毒，右手持针垂直刺入皮下，针刺深度为 1.0～1.2 寸，轻轻摆动针柄沿股骨纵轴方向成 15°～30° 行合谷刺，然后迅速出针，用消毒干棉球按压针孔约 30 秒。其余穴位岐黄针常规操作，针毕岐黄罐留罐并带罐活动 5～10 分钟，拔罐时注意避开针孔。

治疗结束后患者右肩部活动明显改善，自觉右侧肢体活动轻松自如，右肩背伸和外展改善。嘱回家后锻炼情况同前，1 周后复诊。

医案三

患者女，55 岁。主诉：自觉肢体僵硬、活动不灵活进行性加重 3 年。患者曾在外院诊治，外院头颅 CT 检查未见异常，考虑为帕金森病，建议使用美多芭（多巴丝肼）治疗，但患者因怕西药的副作用而拒绝使用，来诊寻求针灸治疗，症见：神志清晰，自觉全身僵硬感，身体沉重，以右侧肢体为重，患者激动和紧张时右手有不自主小幅度震颤，行走时肢体协调性差，双手无摆动，身体轻度前倾，纳眠可，二便正常。

查体：面部表情较呆板，言语清晰，咽反射灵敏，书写困难。四肢肌力未见异常，双侧肢体肌张力增高，呈齿轮样增高，尤以右侧肢体最为明显。腱反射双侧基本对称，病理征未引出。舌淡苔白，脉沉细。

既往否认有其他特殊病史，家族史无特殊。

中医诊断：颤病，肝肾亏虚证。

西医诊断：帕金森氏病（H-Y 分级 2 级）。

辨经筋：第一次：手阳明经筋、手太阴经筋、足
少阳经筋。

第二次：手阳明经筋、手太阴经筋、足
太阳经筋、足阳明经筋。

第三次：手厥阴经筋、足厥阴经筋、足
太阳经筋、督脉。

选穴：第一次：肩前（经外奇穴）、手三里、居
髎、膝阳关（双侧）。

第二次：厥阴俞、臂臑、尺泽、髀关、飞
扬（双侧）。

第三次：印堂、厥阴俞、曲泽、颈 4 夹脊、
足五里、曲泉、气海俞（双侧）。

刺法：合谷刺。

【针刺操作】

患者取仰卧位，充分暴露上臂，押手定位肩前穴，穴位局部皮肤常规消毒。选用 BX-QH 0.5mm×40mm 规格岐黄针，右手持针垂直刺入皮下，针刺深度 0.8～1.2 寸，轻轻摆动针柄沿肱骨纵轴方向成 15°～30° 行合谷刺，然后迅速出针，用消毒干棉球按压针孔约 30 秒。其余穴位岐黄针常规操作，针毕岐黄罐留罐并带罐活动 5～10 分钟，拔罐时注意避开针孔。

患者自觉肢体僵硬、沉重感明显减轻，行走时身体的灵活性和协调性改善，双臂灵活自主摆动。嘱适当进行肢体功能锻炼，如原地踏步、跳舞或太极拳等训练，一周后复诊。

二诊：患者诉身体沉重感及灵活性明显改善，但长距离行走时会再次出现肢体僵硬沉重感，且夜间睡眠差，表现为入睡困难，夜梦多。继予岐黄针治疗一次。

患者取俯卧位，充分暴露背部，押手定位厥阴俞穴，穴位局部皮肤常规消毒。选用 BX-QH 0.5mm×40mm 规格岐黄针，右手持针垂直刺入皮下，针刺深度 0.8～1.2 寸，轻轻摆动针柄沿平行身体纵轴脊柱方向成 15°～30° 行合谷刺，然后迅速出针，用消毒干棉球按压针孔约 30 秒。其余穴位岐黄针常规操作，针毕岐黄罐留罐并带罐活动 5～10 分钟，拔罐时注意避开针孔。

三诊：自诉经两次治疗后身体僵硬、沉重感及身体的灵活性、协调性均明显改善，入睡较前容易，梦多。继予岐黄针治疗一次。

患者取俯卧位，充分暴露背部，押手定位颈 4 夹脊穴，穴位局部皮肤常规消毒。选用 BX-QH 0.5mm×40mm 规格岐黄针，右手持针垂直刺入皮下，针刺深度 0.8～1.2 寸，轻轻摆动针柄沿平行身体纵轴脊柱方向成 15°～30° 行合谷刺，然后迅速出针，用消毒干棉球按压针孔约 30 秒。押手定位足五里穴，局部常规消毒，右手持针垂直刺入皮下，针刺深度 1.0～1.2 寸，轻轻摆动针柄沿股骨纵轴方向成 15°～30° 行合谷刺，然后迅速出针，用消毒干棉球按压针孔约 30 秒。其余穴位岐黄针常规操作，针毕岐黄罐留罐并带罐活动 5～10 分钟，拔罐时注意避开针孔。

治疗结束后患者自觉肢体活动灵活、轻松自如。嘱回家后锻炼情况同前，1 周后复诊。

操作方法参考前面。共治疗 3 次为一个疗程，结束后患者自觉肢体活动轻松自如，已无明显不适感。嘱回家后锻炼情况同前，每个月复诊 1 次。该例患者共治疗 6 次，目前已脱失。

医案四（赵瑞斌）

患者，女，79 岁，主诉：自觉肢体沉重，行动迟缓 5 年余。患者于外院神经内科确诊帕金森病，长期口服多巴丝肼等药物治疗，后期药物疗效逐渐减弱，肢体沉重、行动迟缓症状缓慢持续性加重。现症见：行动迟缓，面部表情呆板，行走时步态缓慢呈小碎步，双上肢无摆动，双上肢不灵活，患者诉不能用筷子夹小东西，偶有肢体震颤，就诊时不明显，睡眠差，纳可，二便调，舌淡，苔白，脉细。既往史：高血压病史 10 余年。

查体及辅助检查：面部表情较呆板，四肢肌张力稍增高，四肢肌力未见明显异常，病理征未引出。辅助检查暂缺。

中医诊断：颤病，肝肾亏虚证。

西医诊断：帕金森病。

辨经筋：第一次：手阳明经筋、足少阳经筋。

第二次：手太阴经筋、足阳明经筋、足太
阳经筋。

第三次：手厥阴经筋、手阳明经筋、足少
阳经筋。

第四次：手阳明经筋、足阳明经筋、足
少阳经筋、足太阳经筋。

第五次：手太阴经筋、手阳明经筋、足少
阳经筋、足少阴经筋。

选穴：第一次：双侧手三里、居髎、膝阳关。

第二次：双侧尺泽、气海俞、髀关、飞扬。

第三次：双侧曲泽、手三里、膝阳关、厥阴俞。

第四次：双侧手三里、居髎、气海俞、解溪。

第五次：双侧尺泽、合谷透劳宫、膝阳关、
曲泉。

刺法：合谷刺

【针刺操作】

第一次：患者取仰卧位，前臂旋前位，左手定位
手三里穴，穴位局部皮肤常规消毒，选用 BX-QH
0.5mm×40mm 规格岐黄针，右手持针垂直刺入皮下，

针刺深度为 0.8～1.0 寸，轻轻摆动针柄沿身体纵轴桡骨方向成 15°～30° 行合谷刺，然后迅速出针，用消毒干棉球按压针孔约 30 秒。其余穴位岐黄针常规操作，针毕岐黄罐留罐并带罐活动 5～10 分钟，拔罐时注意避开针孔。针毕岐黄罐留罐并带罐活动 5～10 分钟，拔罐时注意避开针孔。

第二次：患者取仰卧位，左手定位尺泽穴，穴位局部皮肤常规消毒，选用 BX-QH 0.5mm×40mm 规格岐黄针，右手持针垂直刺入皮下，针刺深度为 0.8～1.0 寸，轻轻摆动针柄沿身体纵轴肱骨方向成 15° 行合谷刺，然后迅速出针，用消毒干棉球按压针孔约 30 秒。其余穴位岐黄针常规操作，针毕岐黄罐留罐并带罐活动 5～10 分钟，拔罐时注意避开针孔。

第三次：患者取仰卧位，左手定位曲泽穴，穴位局部皮肤常规消毒，选用 BX-QH 0.5mm×40mm 规格岐黄针，右手持针垂直刺入皮下，针刺深度为 0.8～1.0 寸，轻轻摆动针柄沿身体纵轴肱骨方向成 15°～30° 行合谷刺，然后迅速出针，用消毒干棉球按压针孔约 30 秒。其余穴位岐黄针常规操作，针毕岐黄罐留罐并带罐活动 5～10 分钟，拔罐时注意避开针孔。

第四次：患者取仰卧位，左手定位解溪穴，局部常规消毒，右手持针垂直刺入皮下，针刺深度为 0.4～0.6 寸，轻轻摆动针柄沿身体纵轴胫骨方向成

15°～30° 行合谷刺，然后迅速出针，用消毒干棉球按压针孔约 30 秒。其余穴位岐黄针常规操作，针毕岐黄罐留罐并带罐活动 5～10 分钟，拔罐时注意避开针孔。

第五次：患者取仰卧位，左手定位合谷穴，穴位局部皮肤常规消毒，右手持针垂直刺入皮下后向劳宫穴方向透刺，针刺深度为 0.6～0.8 寸，然后沿第二掌骨上成 15°～30° 行合谷刺，随后出针，用消毒干棉球按压针孔约 30 秒。其余穴位岐黄针常规操作，针毕岐黄罐留罐并带罐活动5～10分钟,拔罐时注意避开针孔。

5 次治疗后，患者行动迟缓症状改善明显，行走时上肢有明显摆动，患者诉身体僵硬感明显减轻，上肢活动较前灵活，睡眠亦有明显改善。

医案五（偶鹰飞）

患者，男，79 岁，主诉：肢体不自主震颤 8 年余。8 年前无明显诱因出现肢体震颤，并且进行性加重，在广州某三甲医院神经内科确诊为"帕金森病"，长期服用美多芭（多巴丝肼）治疗，前期治疗效果较好，但是随着病程发展，后期疗效不佳，肢体震颤、行走困难等相关症状逐渐加重。

查体：患者呈面具脸，头部震颤明显，双手无静止性震颤,但意向性震颤明显,双下肢肌张力轻度增高，静止性震颤、运动性震颤均明显，步行缓慢，步履不稳，需借外物扶持,但无明显慌张步态,平素眠差。既往史：

高血压病史。2011年曾行肾囊肿手术。舌暗红，有瘀点，苔白腻，脉细弱。

中医诊断：颤病，肝肾亏虚证。

西医诊断：帕金森病。

辨经筋：第一次：手阳明经筋、足少阳经筋。

第二次：足太阳经筋。

第三次：足少阳经筋、足太阳经筋。

第四次：手阳明经筋、足少阳经筋。

第五次：足太阳经筋。

第六次：足少阳经筋、足太阳经筋

第七次：足少阳经筋

选穴：第一次：双侧风池、手三里。

第二次：双侧肾俞、飞扬。

第三次：双侧厥阴俞、居髎。

第四次：双侧风池、手三里。

第五次：双侧肾俞、飞扬。

第六次：双侧厥阴俞、居髎。

第七次：双侧风池、膝阳关。

刺法：合谷刺。

【针刺操作】

第一次（2020年7月13日）：患者俯卧位，选用BX-QH 0.5mm×40mm规格岐黄针，左手定位风池穴，穴位局部皮肤常规消毒，右手持针垂直刺入皮下，针刺深度为 0.8～1.0 寸，轻轻摆动针柄沿身体纵轴脊柱方向成 15°～30° 行合谷刺，然后迅速出针，用消毒干棉球按压针孔约 30 秒。其余穴位岐黄针常规操作，针毕岐黄罐留罐并带罐活动 5～10 分钟，拔罐时注意避开针孔。

第二次（2020 年 7 月 15 日）：患者取俯卧位，左手定位肾俞穴，穴位局部皮肤常规消毒，选用 BX-QH 0.5mm×40mm 规格岐黄针，右手持针垂直刺入皮下，针刺深度 0.8～1.2 寸，轻轻摆动针柄沿身体纵轴脊柱方向成 15°～30° 行合谷刺，然后迅速出针，用消毒干棉球按压针孔约 30 秒。其余穴位岐黄针常规操作，针毕岐黄罐留罐并带罐活动 5～10 分钟，拔罐时注意避开针孔。

第三次（2020 年 7 月 17 日）：相关穴位岐黄针常规操作，针毕岐黄罐留罐并带罐活动 5～10 分钟，拔罐时注意避开针孔。

完成第三次治疗后，双上肢意向性震颤已消失，下肢症状也明显改善。

第四次（2020 年 7 月 19 日）、第五次（2020 年 7 月 21 日）、第六次（2020 年 7 月 23 日）针刺方法分别与第一次、第二次、第三次相同。

患者休息 1 周后复诊（期间以中药补益肝肾维持），诉膝关节感活动欠利，头部稍感震颤，其余症状无反复，予第七次治疗。

第七次（2020 年 7 月 30 日）：相关穴位岐黄针常规操作，针毕岐黄罐留罐并带罐活动 5～10 分钟，拔罐时注意避开针孔。

完成七次治疗后患者头部震颤明显缓解，步行稳健。至笔者整理此病案时，患者仍在治疗中，准备予以停服美多芭（多巴丝肼），针灸改每月 1 次。

【岐黄针疗法三步法】

帕金森病是一种常见的中老年神经系统退行性疾病，临床以静止性震颤、肢体僵硬、行动徐缓和姿势步态异常为四大主症，可合并有精神抑郁、情绪低落、认知障碍，以及排尿不便、便秘、吞咽困难等自主神经功能障碍的表现。帕金森病属于中医"颤证"和"震颤"范畴，明代王肯堂《杂病证治准绳·诸风门·颤振》："颤，摇也；振，动也。筋脉约束不住而莫能任持，风之象也。"

在帕金森病的岐黄针治疗中，运动症状和非运动症状的辨证思路不同，对于运动症状以辨经筋选穴为主，非运动症状则辨脏腑，选择背俞穴和募穴来调理脏腑气血。

帕金森病患者屈肌和伸肌的肌力同时增高，多表现为"铅管样强直"和"齿轮样强直"。以中医角度思考问题，阴阳同病，病变均不是单一的经筋病变，亦会配合阴阳两部经筋选穴，但具体应该辨何经，陈振虎教授认为，可以通过查体仔细感知患者主要受累的或者张力增高的部位侧重于哪一条经脉，抓住主要矛盾，首选此经穴位，而非面面俱到。以病案二和病案三为例，上肢主要问题在于阳明、太阴经筋，一经选一穴，极其精简。除辨明经筋外，还应明确重点是上臂或是前臂，病变部位不同，选穴亦不同，同是阳明经筋的病变，若是累及上臂，可选臂臑；若是前臂症状较重，可选手三里。若患者出现躯干前倾的症状，多责之足太阳经筋，可取气海俞，调腰背部经气，气血畅则脊筋受濡养，从而缓筋急，改善前倾症状。若出现起步转身困难甚至慌张步态，辨为足少阳经筋的病变，《黄帝内经》有言："少阳为枢……枢折，即骨繇而不安于地。故骨繇者，取之少阳，视有余不足"，可取居髎穴和膝阳关穴。若出现下肢的拖曳症状可辨为足阳明经筋病变，阳明为合，"合折，则气无所止息而痿疾起矣"，取髀关治之。

对于非运动症状，近半数的帕金森病人合并有焦虑、抑郁及睡眠障碍，针灸治疗重在调神。《灵枢·邪客》有言："心者……邪弗能容也，容之则伤心，心伤则神去，神去则死矣。故诸邪之在于心者，皆在于心之包络。"即心包代心受邪，故可取心包背俞穴厥阴俞。气血和则邪去，邪去则心神安。常见的非运动症状还包括便秘，可取大肠募穴天枢穴。"枢"，是枢纽、转输之意，天枢位于腹部中部，有通降上部浊气而下行之功效，故可治疗便秘。

【调养防护】

帕金森病人的调养防护分三个方面。首先是防跌倒。居家可以在室内尤其是洗手间加装扶手；常用的物品应该摆在易取放的位置；柜子的尖角用毛巾、胶纸包起，使家居环境更安全，减少跌倒风险。第二是肌肉的力量和协调训练，太极拳、简单的舞蹈动作可以训练患者的肢体协调能力，面部表情肌和吞咽训练可以改善面容僵硬。第三是心理的调节，除家人关怀外，还需接触社会，增加社交，如有需要可以寻求心理治疗师的帮助。

五、中风

医案一（张昆）

患者，男，86岁，主诉：右下肢乏力伴活动受限12年。患者12年前因脑梗死出现右下肢乏力，在医院治疗后症状改善，出院后未予系统治疗，现求诊于针灸科，神清，精神尚可，右下肢乏力，靠拐杖助力，行走缓慢，右下肢屈膝屈髋无力，上下楼梯时只能两脚并拢后才能抬脚上下楼梯。

查体：右下肢肌力3级，肌张力轻度增高，感觉功能正常，经络触诊，足太阴脾经之冲门穴附近压痛（++），足少阳胆经之居髎穴压痛（+），足太阳膀胱经之气海俞压痛（+），舌淡红，苔稍黄腻，脉沉细。

中医诊断：中风病，肝肾亏虚证、气虚血瘀证。

西医诊断：脑梗死后遗症期。

辨经筋：足太阳经筋、足太阴经筋、足少阳经筋。

选穴：右侧冲门、居髎、气海俞穴。

刺法：合谷刺。

【针刺操作】

患者取仰卧位，充分暴露右下肢及右腹股沟处，左手定位冲门穴，穴位局部皮肤常规消毒。选用BX-QH 0.5mm×50mm规格岐黄针，右手持针垂直皮肤快速飞针入穴，直刺0.8～1.2寸，轻轻摆动针柄沿身体纵轴上下成15°～30°行合谷刺，然后出针，以无菌干棉球按压针孔30秒。患者取俯卧位，左手定位气海俞、居髎穴，重复上述操作步骤。

治疗疗程：每次根据患者实际情况选择2～3穴，一般不超过3个穴位，每周2次，2周共计4次为一个疗程。

第一次治疗3天后复诊。患者及其家属很开心，因为患者上下楼梯时可以一步一个台阶，不用像以前只能两只脚并在一起，然后再上下楼梯。

治疗 6 次后肌力 3⁺ 级，行走时屈膝屈髋动作较前改善明显。

医案二（陈振虎）

患者男，65 岁。主诉：突发左侧肢体乏力 5 天。患者 5 天前散步后开始自觉左侧肢体麻痹乏力，以为劳累，休息后无缓解。至晚间乏力症状加重，行走困难。即由家人送入医院急诊，查头颅 MRI 示：右侧基底节区脑梗死，后收入内科住院治疗。入院后症状仍呈进行性加重，左侧肢体完全不能活动，经予改善循环、活血通络，及营养神经等治疗，2 天前左下肢可稍抬离床面。今来门诊寻求针灸治疗，现神清，精神尚可，情绪激动，言语清晰，答对合理，左下肢可自行回缩，左上肢及左下肢远端在疼痛刺激下无肢体收缩，纳眠可，二便正常。舌红，苔黄厚腻，脉弦。

查体：左上肢肌力 0 级，左下肢近端肌力 3⁻ 级，左下肢远端肌力 0 级。左侧肢体肌张力降低，腱反射消失，病理征未引出。

中医诊断：中风病，痰热瘀阻证。

西医诊断：脑梗死。

辨经筋：手阳明经筋、足少阳经筋、足阳明经筋、足厥阴经筋。

选穴：上肢：左侧肩前、手三里、阳溪。

下肢：左侧髀关、膝阳关、中封。

刺法：合谷刺。

【针刺操作】

患者取平卧位,取左侧阳溪穴,局部穴位常规消毒,选用 BX-QH 0.5mm×50mm 规格岐黄针,飞针手法快速刺入皮下,平刺进针,深度 0.5～0.8 寸,然后利用针体的硬度沿经脉循行方向成 15°～30° 行合谷刺,随后出针,以无菌干棉球按压针孔 30 秒。其余穴位岐黄针常规操作,针毕岐黄罐留罐并带罐活动 5～10 分钟,拔罐时注意避开针孔。

患者经治后,左上肢可抬离床面,左肩可小幅度做耸肩动作,左下肢活动改善情况明显,可多次轻松反复上抬,左侧肢体远端仍改善不明显。嘱患者返回病区后,加强肢体功能活动,积极配合康复训练,2 日后复诊。

医案三（余小江）

患者,男,59 岁。2020 年 11 月 17 日首诊。主诉：左侧肢体麻木 2 个月余。患者于 2 个月前无明显诱因出现左侧肢体乏力、麻木,于当地医院就诊,头颅 MRI 提示右侧丘脑、基底节区急性脑梗,经治疗后左侧肢体乏力症状好转,遗留左侧肢体麻木。为求进一步治疗,来我科就诊。经治疗后,患者左侧肢体麻木症状改善,下肢已无麻木,但左手拇指、食指、中指麻木仍较明显。既往有高血压病、糖尿病、肾病综合征病史，目前控制尚可。舌淡红，苔稍腻，脉弦。

查体：两侧肢体肌力正常，左侧拇指、食指、中指的触觉、痛觉减弱，垂腕试验、叩诊试验（＋）。病理征未引出。

中医诊断：中风病，气滞血瘀证。

西医诊断：脑梗死。

辨经筋：手太阴经筋和手厥阴经筋。

选穴：第一次治疗：左侧大陵穴、孔最穴。

第二次治疗：左侧大陵穴、孔最穴。

刺法：合谷刺。

【针刺操作】

患者取平卧位，取左侧大陵穴，穴位局部皮肤常规消毒，取 0.5mm×40mm 规格岐黄针，飞针手法快速刺入皮下，向手指方向平刺进针，深度 0.5～0.8 寸，从腕横韧带下方穿过，然后利用针体的硬度向两侧成 15°～30° 行合谷刺，然后出针，以无菌干棉球按压针孔 30 秒。其余穴位岐黄针常规操作，针毕岐黄罐留罐并带罐活动 5～10 分钟，拔罐时注意避开针孔。

治疗后情况：2020 年 11 月 17 日第一次治疗后，患者诉手指麻木症状较前明显减轻，麻木感明显下降。2020 年 11 月 25 日第二次治疗后，患者诉手指麻木症状改善，遗留 10%～20% 症状。后随访询问患者情况，已无麻木。

医案四（黄丽娟）

患者李某，男，55岁，主诉：左侧肢体乏力伴活动受限2年余。患者2年前开车时突然出现左侧肢体乏力、麻木，伴头晕，左眼视力模糊，无头痛、视物旋转、恶心、呕吐等，遂立即呼叫朋友送至当地中医院急诊就诊，诊断为急性脑梗死（右侧基底节－放射冠区脑梗死），并于该院行阿替普酶溶栓治疗。经治疗后，患者生命体征平稳，但遗留有左侧肢体乏力，肌张力增高，活动受限，长期住院康复，效果不佳。现为求进一步治疗来诊。刻下见：患者神清，精神可，左侧肢体肌力下降，张力增高，左手、足活动受限，无法完成屈曲、抓握、背伸等动作，左下肢行走欠稳，偏瘫步态，可独自站立，长距离步行、上下楼梯需帮助。患者要求改善步态。

查体：左上肢近端肌力1级，远端0级；左下肢近端肌力3级，远端1级；左侧上肢屈肘肌张力MAS分级约1级，左侧下肢伸膝肌张力MAS分级约1^+级，步行摆动期屈髋、屈膝受限，髋外旋。左侧肱二头肌、肱三头肌、桡骨膜、踝反射较右侧活跃。坐位平衡2级，站位平衡1级。

中医诊断：中风病，肝肾亏虚证、气虚血瘀证。

西医诊断：脑梗死后遗症期（左侧痉挛性偏瘫）。

辨经筋：足阳明经筋、足少阳经筋。

选穴：左侧膝阳关、足阳明经筋结聚点 1、足阳明经筋结聚点 2。

刺法：合谷刺、关刺。

【针刺操作】

患者取仰卧位，充分暴露左下肢及左腹股沟处，由坐骨结节外侧循足阳明经筋往下触按，于患者股动脉外侧约 2 指、腹股沟韧带下方 1 指处找到明显条索状结节，为结聚点 1，同理于股直肌中点找到结聚点 2，局部皮肤常规消毒。选用 BX-QH 0.5mm×50mm 规格岐黄针，右手持针垂直皮肤快速飞针刺入，进针深度约 1.5 寸，然后沿长骨纵轴成 30° 行合谷刺，随后出针，以无菌干棉球按压针孔 30 秒。选取左侧膝阳关穴，重复上述操作步骤，刺法用关刺。针毕岐黄罐 10 分钟，拔罐时注意避开针孔。

每次治疗以上述三处为主穴，每周治疗 3 次，2 周共计 6 次为一个疗程。

治疗结束后：左下肢近端肌力 4 级，远端 2⁻ 级；左侧下肢伸膝肌张力 MAS 分级约 1 级。左坐位平衡 3 级，站位平衡 2 级。左下肢屈髋、屈膝运动增强，髋外旋改善，走路步态已接近正常，可独自长距离步行，快速步行偶见少许停顿。

医案五（黄丽娟）

患者甘某，男，56 岁。主诉：左侧肢体无力近 8

个月。患者 8 个月前早晨被家属发现卧床不起，意识减退，左侧肢体麻木无力，左上肢无法抬离床面，左下肢可屈曲，无法抬离床面，伴有前额部头胀痛，阵发性发作，头晕，呈昏沉感，颈部酸胀不适，遂送至附近医院就诊，诊断为"急性脑梗死"（脑桥多发梗死）。经溶栓、支架植入、留置胃管、气管切开、抗感染、降脂、抗血小板聚集、脑营养、护胃等治疗后，患者头晕症状改善，但仍有左侧肢体无力，不能坐立，下肢被动活动后可见不自主抖动，遂来就诊。刻下见：患者左侧肢体活动障碍，左上肢不能抬举，左下肢可稍抬举，肌张力增高，被动活动后伴不自主抖动最长达 5 小时，左踝关节不能背屈，无法独立站立及行走，饮水、进食偶有呛咳，日常生活需依赖。

查体：左上肢肌力近端肌力 1 级，远端肌力 0 级，肌张力不高，MAS 分级 0 级；左下肢近端肌力 3^+ 级，远端肌力 0 级，肌张力增高，MAS 分级 1^+ 级。左侧肱二头肌肌腱反射、肱三头肌肌腱反射、桡骨膜反射、膝反射较右侧活跃，踝阵挛（+）。穿衣、步行、转移需他人帮助，如厕、上下楼梯、洗澡依赖，坐位平衡 1 级，站位平衡 0 级，日常生活大部分依赖。

中医诊断：中风病，肝肾亏虚证。

西医诊断：脑梗死支架植入术后（左侧痉挛性偏瘫）。

辨经筋：足太阳经筋、足阳明经筋、足少阳经筋。

选穴：左侧气海俞、膝阳关，足阳明经筋结点。

刺法：合谷刺、关刺。

【针刺操作】

患者取平卧位，充分暴露左下肢及左腹股沟处，从腹股沟外侧沿患者足阳明经筋循按，于股直肌中点找到结聚点，穴位局部皮肤常规消毒，选用 BX-QH 0.5mm×50mm 规格岐黄针，飞针手法快速刺入皮肤，进针深度约 1.5 寸，然后沿长骨纵轴 30° 行合谷刺，随后出针，以无菌干棉球按压针孔 30 秒。余穴位均按上述岐黄针常规操作进针，膝阳关穴用关刺、气海俞穴用合谷刺。针毕岐黄罐 10 分钟，拔罐时注意避开针孔。每周治疗 2 次，共治疗 4 次。

治疗后情况：一诊后当晚，患者左下肢抖动时间明显缩减至几分钟；5 次诊治后，患者左下肢抖动已无再发，同时查左下肢近端肌力 3$^+$ 级，远端肌力 1$^+$ 级，肌张力 MAS 分级 0 级。坐位平衡 3 级，站位平衡 1 级。

医案六（郑立夫）

患者巫某，男，45 岁。主诉：右侧肢体乏力近 6 个月。缘患者 6 个月前外出散步时突发右侧肢体乏力、麻木，无头晕、头痛、恶心、呕吐、饮水呛咳等不适，就诊于当地人民医院急诊科，诊断为急性脑梗死（左侧放射冠区）。后经多次康复治疗，患者右侧肢体乏力逐渐好转，现能独立平地步行及上下楼梯，但稳定性欠佳，步态异常，右上肢能上举过头，右肩活动痛，右手手指屈曲僵硬不能抓握及伸展，无法完成精细动作，前来求诊。

查体：右上肢肩屈曲肌群肌力 5⁻ 级，屈肘伸肘肌力 4 级，屈腕肌力 3 级，屈指肌力 3 级，右下肢肌力 4 级，右上肢屈肘肌张力 MAS 分级 1 级，屈腕肌张力 MAS 分级 1⁺ 级，屈指肌张力 MAS 分级 1 级，屈拇及拇内收肌张力正常。坐位平衡 3 级，站位平衡 3 级。

中医诊断：中风病，气滞血瘀证。

西医诊断：脑梗死恢复期（右侧痉挛性偏瘫）。

辨经筋：手太阳经筋、手阳明经筋、手少阳经筋。

选穴：右侧后溪、三间、外关。

刺法：合谷刺、关刺。

【针刺操作】

患者取平卧位，取右侧后溪，局部穴位常规消毒，取 0.5mm×40mm 规格岐黄针，以飞针手法快速刺入皮肤，进针深度约 1.5 寸，然后沿身体纵轴成 30° 行关刺，随后出针，以无菌干棉球按压针孔 30 秒。其余穴位岐黄针常规操作进针。外关穴用合谷刺，三间穴用关刺。

1 周治疗 2 次为一个疗程，共治疗 3 个疗程。

治疗后情况：首个疗程后患者右侧掌指关节即较

前舒展；第二个疗程后患侧掌指、指间关节即可完全舒展。三个疗程后右侧手功能活动除使用筷子尚不能完成外，一般的抓握、对指等活动均可完成。

【岐黄针疗法三步法】

本病属于传统医学"中风病"的范畴，中风病是因气血逆乱，产生风、火、痰、瘀，导致脑脉痹阻或血溢于脑之外而发病，本病病位在脑，涉及肝肾。依据脑髓神经受损程度的不同，有中经络、中脏腑之分，临床表现为不同证候。因其发病骤然，变化迅速，又名"卒中"。

案一：患者右下肢乏力伴活动受限问题主要位于右下肢，表现为右下肢屈膝屈髋无力，涉及的经筋主要为足三阳经脉。气海俞为足太阳膀胱经的要穴，与腹部任脉的气海穴相应，为脏腑诸气转输的重要部位，属于腰背部气血汇聚之处，刺之可以改善腰背部及下肢气血运行，加强行气活血止痛效果，故针刺气海俞具有调和气血、强壮腰脊的功效。居髎穴是足少阳经、阳跷脉的交会穴，因"少阳主枢"，是气机升降之枢纽，针刺此穴气通血行，自有通痹之效。腰腿痛转侧不利乃"枢"之功能受损，且腰腿为胆经脉所过，根据"经脉所过，主治所及"，故针刺居髎穴可以疏通经络，达到治疗腰腿病症的目的。冲门穴属于足太阴脾经，为肝脾两经的交会穴，肝主筋、脾主肌肉，故冲门穴健脾调肝、兼顾两经，因此治疗下肢疾患恰如其分。张景岳在《类经》中注解"脾有邪，其气留于两髀"时说："脾与胃合，其脉皆自胫股上出冲门、气冲之间，故邪气留于髀跨间者，知为脾经之病"。同时，冲门是躯体与四肢气血贯通的重要门户。

案二：患者不适问题主要位于左侧肢体完全不能活动，主要涉及手足三阳经筋。肩前穴为经外奇穴，是陈振虎教授的经验要穴，治疗肩关节疼痛及功能受限具有很好的效果。手三里穴是手阳明大肠经的穴位，手三里穴疏通经络、清泻郁热、消肿止痛的作用强，可治疗手阳明大肠经循行部位的各种疾患，如上肢的手臂麻痛、肘挛不伸，亦能补上半身诸虚证。阳溪穴为大肠经之经穴，手背为阳，有舒筋利节的作用。髀关穴为足阳明胃经之要穴，《灵枢·经脉》指出："胃足阳明之脉……其支者……以下髀关，抵伏兔，下膝膑中"，足阳明胃经乃多气多血之经，髀关穴可鼓动下肢气血运行，助气下行，气行则血行，故可改善下肢痹阻之疾。

案三：患者不适问题主要位于左手拇指、食指、中指麻木，肢体乏力情况基本消失，涉及的经筋主要为手太阴经筋和手厥阴经筋。大陵穴为手厥阴心包经输穴和原穴，《针灸甲乙经》载："两手挛不收伸，及腋偏枯不仁，手瘈偏小筋急，大陵主之"。故大陵主治手腕麻木疼痛及心痛，以发挥温经散寒、活血通络的作用。孔最穴为手太阴肺经郄穴，为肺经气血汇聚之处，明代《针灸聚英》中记载："主热病汗不出，咳逆，肘臂厥痛……吐血，失音……"，明朝《普济方·针灸》中提到："穴中渚、孔最、支正治臂痿不仁"，孔最具有通窍、活血化瘀之效。

案四：患者处于脑梗死后遗症期，出现左侧肢体痉挛，偏瘫步态，问题主要位于左下肢，表现为左下肢屈膝、屈髋无力，局部肌肉挛缩，涉及的经筋主要为足三阳经筋，尤以足阳明、足少阳为主。针刺时，通过局部经筋循按，明显能找到阳明经筋两处结聚点，按压此两处，患者亦表示酸胀感明显。此外，此两处结聚点下分别有髂腰肌肌束和股直肌肌束通过，两块肌肉均是协助患者完成屈髋、屈膝动作的重要肌块。于此两处下针，行合谷刺手法，可以激发局部经气，缓解患者髂腰肌、股直肌等肌肉的挛缩。膝阳关穴位于股骨外上髁上方的凹陷处，为足少阳胆经穴位，其下有髂胫束、股二头肌肌腱经过，行关刺以取"筋痹"，能达到通利局部关节的效果。

案五：患者为老年男性，起病病势较重，体质偏虚。起病后，左下肢肌张力增高，被动活动后伴不自主抖动最长达 5 小时，左踝关节不能背屈，无法独立站立及行走。查体示 MAS 分级 1^+ 级。涉及的经筋主要为足太阳经筋、足阳明经筋、足少阳经筋。因脉气虚弱不能输布精液濡润三阳经筋，出现下肢被动活动后不自主抖动。气海俞位于足太阳经上，为强壮腰脊的常用穴，其下有腰背筋膜、最长肌、髂肋肌和第3、4腰神经后支的外侧支通过，行合谷刺可激发足太阳膀胱经经气，增强患者腰部及左下肢力量。据"痿病独取阳明"，于患者足阳明经筋找到结聚点，该点下为股直肌所过，行合谷刺可以激发经气，濡润局部筋脉，缓解肌肉挛缩。膝阳关为足少阳胆经穴位，胆为肝之表，代其行宗筋而利机关，于此处关刺，从而使局部关节通利。三穴合用，使左下肢三阳经气通行，则三阳经筋得以濡润而抖动自止。

案六：患者为中年男性，发病以来整体康复情况良好，来诊时主要诉求为解决右手挛缩及部分手功能问题。通过查体发现，患者右上肢屈肘肌张力 MAS 分级1级，屈腕肌张力 MAS 分级 1^+ 级，屈指肌张力 MAS 分级1级，屈拇及拇内收肌张力正常。可以确定患者发病牵涉的经筋主要为手太阳经筋、手阳明经筋和手少阳经筋。于三条经筋上分别确定主治穴位后溪、三间及外关。其中后溪为手太阳与督脉相通的八脉交会穴，可以疏发阳气、通筋活络，远可通督醒脑，近可缓解局部掌指肌腱、屈腕肌群的挛缩，针刺时以刺筋的关刺为主。三间为手阳明经输穴，五行属木，具有木疏发调达的特性，用关刺刺之同样可以对掌指肌腱松解。外关为手少阳通阳维脉的八脉交会穴，对维系肢体活动发挥极为重要的作用，通过对外关行合谷刺，可以激发局部经气，增强腕伸肌的肌力。故三穴合用，能帮助患者松解手部痉挛，恢复手的功能活动。

岐黄针治疗脑血管意外疾病主穴选肩前、手三里、阳溪、气海俞、髀关、膝阳关等；临床根据患者伴随症状不同而辨经增减穴位。《素问·痿论》说："宗筋主束骨而利机关"，指出经筋具有约束骨骼、通利关节运动的生理作用；同时"筋为刚，肉为墙"强调经筋的强健而有力，对人体正常功能活动具有重要意义。《灵枢·根结》中说："阖折则气无所止息而痿疾起矣，故痿疾者取之阳明，视有余不足。"治疗多取三阳经穴为主，选穴也以经筋循行所经过的肘、膝、腕、踝等关节处的穴位为主。

十二经筋是十二经脉之气结、聚、散、络于筋肉关节的体系，具有联络百骸，维络周身的作用，主要是约束骨骼，维络关节的功能，决定了其在病理上具有疼痛、拘挛、麻木、弛纵不收、活动障碍等表现。中风患者在早期可出现肌张力低下的情况，在脊髓休克期过后，出现张力增高，腱反射活跃，及病理征等，与筋病中的筋缓和筋急相似，故在早期张力低时以"关刺"法为主，后期张力增高时以合谷刺结合关刺法，既可以舒筋活血、养血通络，又可以清泻肌肉中邪气、降低张力。

【调养防护】

脑血管意外疾病会严重影响患者的生活质量，通过规范化与对症治疗后，可降低不良事件发生率。从目前临床研究报道看来，瘫痪患者肢体功能自主恢复的可能性很小，必须配合康复治疗，在康复过程中，应根据患者情况灵活进行，而不是机械的进行程序操作。另外，积极主动康复训练很多医患都知道，但是过度的活动反而容易导致症状加重，如过度剧烈的被动或主动训练，反易导致肢体功能障碍加剧。此外心理功能的康复多被忽视，而集中于肢体或言语功能的康复。在临床中积极主动的心理康复干预对于肢体及言语功能的康复会起到事半功倍的效果。

急性期患者病程短，可积极介入针灸治疗，配合以各项功能康复锻炼，有助于恢复患者的肢体功能，改善临床症状及日常生活质量。后遗症期若出现持续的肌张力增高，可导致永久的关节挛缩，从而使患者终生残疾。因此，及时地控制肌张力异常增高是提高疗效的关键，除了定期进行针灸治疗外，还要配合康复运动的锻炼，并且告知患者家属，该病是一个长期斗争的过程，家属应帮助患者积极地面对现实，改善不良心态，建立治疗信心，培养早期自我肢体康复的主动性，预防继发残疾；同时加强对家属的心理疏导，解除家属焦虑不安、悲观失望、抱怨等情绪，以免刺激患者。

案一：患者病程长，进入后遗症期，患侧肢体出现痉挛性偏瘫改变，如果出现持续的肌张力增高状态，可导致永久的关节挛缩，从而使患者终生残疾。因此，及时地控制肌张力异常增高是提高疗效的关键，除了定期进行针灸治疗外，还要配合康复运动的锻炼，并且告知家属，该病是一个长期斗争的过程，家属应帮助患者积极地面对现实，改善不良心态，建立治疗信心，培养早期自我肢体康复的主动性，预防继发残疾；同时加强对患者家属的心理疏导，解除家属焦虑不安、悲观失望、抱怨等情绪，以免刺激患者。

案二：患者急性起病，病程短，嘱患者积极介入针灸治疗，充分发挥各项针灸特色疗法，医者要加强与患者及其家属的沟通及宣教，使其明白中风后遗症治疗的艰辛及漫长，给予患者信心及鼓励。

案三：患者处于脑梗死恢复期，慢性病程，肢体功能恢复情况可，以肢体麻木为主，在采用西药、中药、针灸等方法治疗的同时，应该注意保持积极乐观的生活态度，改变不良生活习惯及爱好，可以听音乐、养鸟、种花、欣赏书画等，同时还应该适当的参加一些运动锻炼，这样也可以促进病情的逐步好转，减少和避免其他后遗症的发生。

案四：患者病程长，进入后遗症期，左侧肢体出现痉挛性偏瘫改变,影响患者的步态和日常生活活动，如果肌张力长期处于增高状态，可能会导致永久的关节挛缩，从而使患者终生残疾。因此，及时地控制肌张力异常增高是提高疗效的关键，除了定期进行针灸治疗外，还要配合康复运动锻炼，加强营养。并且告知家属，该病是一个长期斗争的过程，家属应帮助患者正确地面对现实，改善不良心态，积极配合治疗，预防继发残疾;同时加强对患者的看护,避免操之过急,造成意外的损伤。

案五:患者起病重，病程短，现处于脑梗死恢复期，应积极介入针灸治疗，充分发挥各项针灸特色疗法，同时加强对患者及家属的心理疏导和宣教，使其明白中风后遗症治疗路途的艰辛及漫长，给予患者信心及鼓励，并要注意患者的营养支持。

案六：患者病程短，起病较缓，现处于脑梗死恢复期，肢体功能恢复情况可，遗留部分精细动作欠佳，应在治疗的同时,增强患者康复的信心,继续坚持治疗，鼓励平时多注意精细动作的锻炼，及对相关关节的自我按摩，亦可以培养一些日常有益的活动爱好以将功能锻炼融入日常生活中。

六、周围性面瘫

医案一（偶鹰飞）

患者女，26岁，2018年8月29日就诊，主诉：左侧口眼㖞斜2天，孕37周。初起鼻塞、流涕、咳嗽、汗出，未予重视，2天前面部麻木不适，而后口眼㖞斜，眼无法闭合露白3mm，人中沟、下唇右㖞，口角下垂明显。舌边尖红，苔薄白，脉右微微浮数，左脉细弱。患者经常规针灸治疗、中药疏通少阳，清热散风，炎症反应旋即控制，但终因气血养胎，恢复缓慢，又因产后哺乳，休息欠佳，直至2018年10月24日，经治2个月，虽人中沟居中，但仍闭目不全，露白1mm，鼓腮漏气，下唇㖞斜明显，舌淡，苔薄白，脉沉细弱。诊断：面瘫（后遗症期）气血不足，筋脉失养。予暂停针灸，予以服用八珍汤补气养血治疗，共计21剂，脉由沉转浮，脉力增强，进而转用岐黄针治疗。

中医诊断：面瘫，风寒证。

西医诊断：周围性面瘫。

辨经筋：足阳明经筋、足少阳经筋。

选穴：印堂，左侧夹承浆/瞳子髎、牵正、地仓。

刺法：合谷刺。

【针刺操作】

患者取仰卧位，充分暴露面部，选用BX-QH

0.5mm×40mm 规格岐黄针，左手定位取印堂穴，平刺进针 0.8～1.2 寸，进针后向左侧睛明穴方向针刺，用左手轻抵睛明穴，感知针尖方向，避免针刺过深，然后迅速出针，用消毒干棉球按压针孔约 30 秒。其余穴位岐黄针常规操作。局部用岐黄罐闪罐 3～5 分钟。

岐黄针操作过程中，针刺面部穴位要注意针刺角度和方向，切记避免针刺角度过大或针刺过深。若发现针柄端有回血，则即刻出针用消毒干棉球按压针孔约 3～5 分钟，避免出血。面部穴位针刺后较易出血，形成血肿，出针后注意按压针孔。

每周 2 次，两组穴位交替，经治 8 次，诸症悉愈。

医案二（陈雨婷）

秦某，男，30 岁，2019 年 12 月 24 日首诊。主诉：左眼闭合不全 3 天。现病史：患者诉近日较劳累，3 天前无明显诱因出现左眼闭合不全，口角㖞斜等症状，自行在社区门诊进行艾灸治疗，症状缓解不明显，现为系统治疗，遂前来就诊。现症见：左眼闭合不全，口角偏向右侧，左侧额纹变浅，左侧鼻唇沟变浅，鼓腮漏气，伴少许耳鸣，耳后乳突部无压痛，无疱疹、无头晕等不适，味觉正常，肌力正常，纳眠可，二便调，舌鲜红，苔薄白，脉弦数。

查体：左侧额纹变浅，鼓腮漏气试验（＋），四肢肌力正常，病理反射未引出。

辅助检查：暂缺。患者于 2019 年 12 月 24 日开始行普通针刺共 4 次，配合甲钴胺等营养神经药物及祛风通络等中药，转入恢复期后，由于临近过年，工作忙，时间仓促，因为普通针刺时间长，疗效较慢，为加速康复，节约就诊治疗时间，于 2020 年 1 月 2 日更改针刺治疗方案，采用岐黄针疗法。

中医诊断：面瘫，风寒证。

西医诊断：周围性面瘫。

辨经筋：足阳明经筋、足少阳经筋。

取穴：第一次：左侧瞳子髎、地仓。

第二次：左侧牵正、印堂。

刺法：合谷刺。

【针刺操作】

患者取仰卧位，充分暴露面部，穴位局部皮肤常规消毒，选用 BX-QH 0.5mm×55mm 规格岐黄针，左手定位左侧瞳子髎穴，向鱼腰方向平刺 0.8～1.0 寸，轻轻摆动针柄沿身体纵轴方向成 15°～30° 行浅表合谷刺，然后迅速出针，用消毒干棉球按压针孔约 30 秒。地仓穴、牵正穴等穴位岐黄针常规操作，针毕岐黄罐留罐并带罐活动 5～10 分钟，拔罐时注意避开针孔。

每组穴位交替使用，3 天 1 次，共治疗 3 次。

疗效：第一次岐黄针治疗，患者诉眼睑闭合较前明显改善，3 次就诊后，眼睑闭合正常，口角对称，面肌功能恢复良好，皱额、耸鼻、鼓腮正常。

【岐黄针疗法三步法】

本病属于中医学中"面瘫"范畴，中医学认为面瘫是由于过劳、情志所伤、素体亏虚等因素导致络脉空虚，又因感受风寒、引风热，侵袭阳明、少阳经络致其气血阻滞，面络失养，筋肌纵缓不收而发病。

《灵枢·经脉》："胆足少阳之脉，起于目锐眦，上抵头角，下耳后……其支者，从耳后入耳中，出走耳前，至目锐眦后。"《灵枢·经筋》曰："足阳明之筋……卒口僻，急者目不合，热则筋纵，目不开。"《灵枢·经脉》："胃足阳明之脉。起于鼻，交颏中……下循鼻外，入上齿中，还出挟口，环唇，下交承浆。"周围性面瘫患者出现口眼㖞斜，甚至蹙眉不能，涉及的经筋主要为足少阳经筋和足阳明经筋。瞳子髎归属于足少阳胆经，在面部，目外眦旁，当眶外侧缘处。该穴可改善眼睑局部经络，疏调气血。印堂归属于督脉，位于额部两眉中间。《素问·生气通天论》："阳气者，精则养神，柔则养筋。"督脉为阳脉之海，总督一身阳气，针刺督脉上的穴位，可以振奋阳气，温煦面部经筋，同时腧穴具有近治作用，该穴还可改善眼睑局部周围气血。地仓归属于足阳明胃经，在面部，口角外侧，上直瞳孔，由于阳明经多气多血，针刺足阳明经上的穴位可滋养面部筋肉，调节气血。牵正归属于经外奇穴，在面部，耳垂前 0.5～1 寸，牵正穴为治疗面瘫经验要穴，改善口角㖞斜。

岐黄针治疗周围性面瘫主穴选瞳子髎、地仓、牵正、印堂等；临床根据患者伴随症状不同而辨经增减穴位。《灵枢·终始》："在筋守筋"，基于腧穴近治作用，岐黄针疗法以局部取穴为主，疏调经筋、调畅气血。主穴均在面部，眼睑及口角周围，体现中医的近治作用，可以疏调关节局部筋络气血。阳明经、少阳经及督脉循行面部，根据"腧穴所在，主治所及"理论下选取瞳子髎、地仓、牵正、印堂等局部穴位进行治疗。

临床上周围性面瘫患者有急性期、恢复期、后遗症期，多病在分肉，可选合谷刺以疏通分肉经气。合谷刺操作应当遵循岐黄针"轻""快"原则。

【调养防护】

面瘫患者可以配合自我康复锻炼促进疾病康复，如抬眉（患侧眉毛向上抬，皱额头）；闭眼（用力闭上眼睛，使眼裂闭合）；耸鼻（向上牵拉鼻部皮肤）；示齿（做龇牙状示齿，微笑）；嘟嘴（尽量做嘟嘟嘴形）；鼓腮（双唇尽力紧闭，使双侧颊部充气呈膨胀状）；每做一组动作，可保持 10 秒左右，每组 5～10 次。

急性期患者，由于发病时间短，早期积极干预治疗，预后良好。嘱患者应坚持按医嘱服药及针灸治疗干预，日常生活上注意面部保暖，出门戴口罩，避免风寒侵袭，同时可以用热毛巾湿敷患侧。注意避免强光的照射，外出时佩戴墨镜，防止风沙刺激；睡觉时可于患眼覆盖无菌纱布，防止眼部感染，必要时可涂金霉素眼膏或使用抗生素滴眼液。在饮食上，宜清淡、少油脂及易消化食物为主，忌甜腻煎炸之品及生冷瓜果。后遗症期患者病程长，久病入络，耗伤气血，面部经脉失于濡养，治疗颇为棘手，除了积极配合治疗外，医者当积极与患者沟通，并适当鼓励患者，舒缓患者焦虑情绪。

案一：患者发病后未经过规范的治疗，致病程长，久病入络，耗伤气血，面部经脉失于濡养，治疗颇为棘手，由于口眼㖞斜等症状，形象受损，生活不便，容易带来生理、心理不适，易产生紧张、焦虑、恐惧的情绪。可以适当听舒缓情绪的音乐，放松心情。同时积极与医生沟通，明确具体病情，医者应告诉患者仍有恢复希望，消除恐惧及担忧。

案二：患者发病时间短，嘱患者应坚持按医嘱服药及针灸治疗干预，日常生活上注意面部保暖，出门戴口罩，避免风寒侵袭，同时可以用热毛巾湿敷患侧。注意避免强光的照射，外出时佩戴墨镜，防止风沙刺激；睡觉时可于患眼覆盖无菌纱布，防止眼部感染，必要时可涂金霉素眼膏或使用抗生素滴眼。在饮食上，宜清淡、少油脂及易消化食物为主，忌甜腻煎炸之品及生冷瓜果。

七、消化不良

医案一（杨娟）

王某,女,71岁,2020年11月2日首诊。主诉"胃脘部胀满不适2日"。2日前患者进食水果后出现胃脘部胀满不适,剑突以下肚脐以上为主,且无明显饥饿感,不欲进食。无反酸、嗳气,无腹痛、腹泻。就诊时症见上腹部胀满感,无反酸、胃灼热（烧心）,无嗳气,无腹痛、腹泻,口干不欲饮水,二便正常。舌淡胖,苔白稍厚,脉弦紧。

查体:腹部柔软,无刺激征,上腹部轻压痛,无反跳痛。

中医诊断:痞满,脾胃不和证。

西医诊断:消化不良。

辨脏腑:脾胃不和。

选穴:第一次:上脘、双侧脾俞。

第二次:中脘。

刺法:合谷刺。

【针刺操作】

患者取仰卧位,充分暴露腹部,左手定位上脘穴,局部常规消毒,选用规格为 BX-QH 0.5mm×40mm

岐黄针,右手持针垂直刺入皮下,进针深度约 0.8 寸（根据患者胖瘦体质而定）,针下有酸胀感时,稍稍退针并轻轻摆动针柄向巨阙和中脘方向行合谷刺。然后迅速出针,用消毒干棉球按压针孔约 30 秒。患者换俯卧位,左手定位脾俞穴,局部常规消毒,右手持针垂直刺入皮下,向脊柱方向进针深度 0.8～1.2 寸,针下有酸胀感时,轻轻摆动针柄沿脊柱纵轴方向成 15°～30° 行合谷刺。然后迅速出针,用消毒干棉球按压针孔约 30 秒。针毕避开针孔在足阳明经以拔岐黄罐,并留罐 10 分钟。11 月 3 日微信随访,诉针后上腹部胀满感明显缓解。嘱咐避免生冷饮食。

　　11 月 5 日复诊,患者诉胃脘部胀满感改善明显,取穴中脘。左手定位腧穴,穴位局部皮肤常规消毒,选用规格为 BX-QH 0.5mm×40mm 岐黄针,右手持针垂直刺入皮下,进针深度约 0.8 寸,中脘穴针下有酸胀感时,稍稍退针并轻轻摆动针柄向上脘和建里穴方向合谷刺。11 月 9 日通过微信随访,无腹胀不适,能正常饮食。

医案二（杨娟）

　　谭某,女,65 岁,2020 年 11 月 11 日首诊。主诉"胃脘部胀满不适 1 周"。1 周前患者开始出现胃脘部胀满不适,肚脐以上腹部为主,进食后胃脘部胀满感明显,自行散步等慢慢活动后症状无明显缓解。无腹痛,无反酸、嗳气，无腹泻。就诊时症见：腹部胀满感，无反酸、胃灼热（烧心），无嗳气，无腹痛、腹泻，无明显口干、口苦，舌淡稍暗、苔薄白，脉细弦。

查体：腹部柔软，无刺激征，腹部无明显压痛。

中医诊断：痞满，脾胃不和证。

西医诊断：消化不良。

辨脏腑：脾胃不和。

选穴：第一次：中脘、双侧脾俞。

第二次：中脘、双侧肝俞。

刺法：合谷刺。

【针刺操作】

患者取仰卧位，充分暴露腹部，左手定位中脘穴，局部常规消毒，选用规格为 BX-QH 0.5mm×40mm 岐黄针，右手持针垂直刺入皮下，进针深度约 0.8 寸（根据患者胖瘦体质而定），针下有酸胀感时，稍稍退针并轻轻摆动针柄向上脘和建里方向行合谷刺。然后迅速出针，用消毒干棉球按压针孔约 30 秒。患者换俯卧位，左手定位脾俞穴，局部常规消毒，右手持针垂直刺入皮下，向脊柱方向进针深度 0.8～1.2 寸，针下有酸胀感时，轻轻摆动针柄沿脊柱纵轴方向成 15°～30° 行合谷刺。然后迅速出针，用消毒干棉球按压针孔约 30 秒。针毕避开针孔在足阳明经以拔岐黄罐，并留罐 10 分钟。

11 月 13 日随访，诉针后上腹部胀满感缓解，进食后稍有饱胀，活动后可缓解。嘱咐避免生冷饮食，定时定量饮食。11月18日复诊，患者补充1个月前由于其他疾病曾做造影检查，自觉造影剂对身体有不良影响，后不久开始出现腹胀等不适，患者稍有焦虑表现。故取穴中脘，配以肝俞，岐黄针操作同前。

11月20日随访，现无腹胀等不适。

【岐黄针疗法三部曲】

临床常见的消化不良（主要指功能性消化不良）与饮食结构与饮食规律变化相关。胃肠运动障碍是本病发病的主要机制。本病根据临床表现在传统中医学中多归属"痞满"范畴。中医学认为本病病位在胃，脾胃失和，中焦气机不调是发病的关键。

岐黄针疗法治疗内科系统疾病，采用辨脏腑的思路。本病病位在中焦，中焦如沤，主司腐熟和运化，辨脏腑多归属脾胃或肝胆。

案一：患者腹胀为主要表现，且偏上腹部，故取上脘穴，上脘穴是足阳明和任脉的交会穴，具有宽中理气的作用；同时取脾之背俞穴脾俞，以协调脾胃功能。

案二：首选中脘穴，因其腹胀部位较广，故选中脘穴，中脘穴不仅是足阳明和任脉的交会穴，而且是八会穴之腑会，能有效调理中焦气机。临床根据患者具体情况，辨证配穴，如病案二中患者情志因素明显，故配以肝俞，疏肝理气。若患者偏大肠传到功能障碍，兼有便秘等，也可配伍天枢穴。

岐黄针疗法治疗本病，主要在于调节经络之气，通过腧穴对经气的激发而达到协调脏腑功能的目的。刺法多选用合谷刺，若需要向邻近腧穴方向做合谷刺，则可稍增加合谷刺角度，以30°进行操作。

【调养防护】

注重消化不良的调护，对于本病的治疗大有裨益。首先饮食调护是本病的关键。患者应当进食容易消化的食物，且定时定量，食量宜较正常量偏少。避免进食容易导致腹胀的食物，如豆浆、豆奶等。避免进食生冷食物，尤其是水果，消化不良的患者，胃腑腐败熟功能减弱，应当减少寒凉的水果摄入，并鼓励患者饭后适当运动。同时生活中多给予患者理解和照顾，保持稳定的情绪和良好的精神状态。此外，消化不良的患者应当完善相关检查，排除继发性因素的影响。

八、便秘

医案（闫兵）

患者，女，12岁，2020年10月13日首诊。主诉：大便难解10余年，加重10余天。患者家属代诉10余年前无明显诱因出现排便困难，干硬，起初2~3日1行，后逐渐4~5日1行。曾多次就诊于中医馆及医院，予口服中药及双歧杆菌等治疗，疗效不佳。10天前上述症状加重，予外院行灌肠排便治疗，治疗后排便1次。现症见：5天未解大便，无腹胀、腹痛，无恶寒发热，自诉平日嗜食冷饮雪糕，纳少，眠差，小便调，舌淡红，苔薄白，脉沉实。

中医诊断：便秘，寒湿困脾证。

西医诊断：便秘。

辨经：足阳明经筋。

选穴：双侧天枢穴。

刺法：合谷刺。

【针刺操作】

患者取平卧位，充分暴露腹部，左手定位天枢穴，穴位局部皮肤常规消毒。选用规格为BX-QH 0.5mm×45mm岐黄针，右手持针垂直刺入皮下，针刺深度1~1.2寸，针下酸胀感明显时，轻轻摆动针柄沿身体纵轴方向成15°~30°行合谷刺，然后迅速出针，用消毒干棉球按压针孔约30秒。随后在以肚脐为中心置放30cm×20cm艾灸盒，行艾灸30分钟。

10月13日首诊，诉治疗后当晚即可排便，15日又自行排便。

10月17日复诊，复取天枢穴进行合谷刺。针刺后予腹部艾灸30分钟。

10月24日三诊，治疗同前，诉2日排便1次，便已不硬，排便速度较前明显提升。

11月3日四诊，治疗同前，患者诉24日至今大便可每日1行，便软易排，睡眠质量较前显著改善。

11月8日，其母亲诉大便已经能很轻松排出，脸色也红润了，肠道不堵，心情也愉快。

【岐黄针疗法三步法】

第一步辨经筋，第二步选穴，第三步论刺法。

便秘的病因是多方面的，其中主要的有外感寒热之邪，内伤饮食，情志刺激，病后体虚，阴阳气血不足等。本病病位在大肠，并与脾胃、肺、肝、肾密切相关。阴寒积滞恣食生冷，凝滞胃肠；或外感寒邪，直中肠胃；或过服寒凉，阴寒内结，均可导致阴寒内盛，凝滞胃肠，传导失常，糟粕不行，而成冷秘。如《金匮翼·便秘》曰："冷秘者，寒冷之气，横于肠胃，凝阴固结，阳气不行，津液不通。"《灵枢·根结》载："用针之要，在于知调阴与阳。"天枢穴位于足阳明胃经，又为该经之募穴，阳明者两阳合明，募者，汇聚也，故天枢最喜阳且聚阳。天地，指人之上下半身而言；枢，枢机，枢纽喻穴居人身上下枢要之处。故天枢穴可调通阴阳气机，聚阳而散阴。另加以腹部艾灸，则更增温阳之力，壮哉天枢穴。阳至阴散，故津液可行，胃肠得津液可下之。古人言"胃不和则卧不安"，故通调胃肠后患者睡眠亦改善。下通然可上受，而后五谷纳入。

岐黄针治疗便秘主穴可选用天枢穴；临床根据患者伴随症状不同而辨经增减穴位。本病多累及五体结构中的肌，故在使用岐黄针时可以根据患者具体病位在肌，选择合谷刺或输刺。针刺先输刺至肌，然后沿经络循行方向进行与直刺方向约成30°行合谷刺即可，以达到通经的效果。输刺和合谷刺操作应当遵循岐黄针"轻""快"原则。

【调养养护】

俗语有云"凡病三分治，七分养"，针灸治疗的目的是调理气血阴阳，从而达到"阴平阳秘，气血畅行"的作用。但临床上很多患者只注重"治"，而忽略了"养"。岐黄针治疗便秘病能够及时有效的缓解临床症状，但需要跟患者强调的是，针刺可刺激经络，加强胃肠蠕动，但不能根治由胃肠炎症、溃疡或癌变引起的便秘。中医理论认为便秘跟脾、胃、肺、肝、肾密切相关，健康饮食可不伤脾胃，身心舒畅可使肝木平和，保暖避寒可护肺娇脏，劳逸结合保肾强身，因此本病患者应调理生活作息习惯，饮食应有节，避免过饱、过饥，少食生冷。除了饮食的调整，还需加强运动锻炼，尤其是蹦跳类活动，以促进胃肠蠕动。在饮食上，忌服生冷水果及饮品，少喝绿茶，冰箱拿出来的水果不可直接食用。日常饭菜可适当加入生姜、紫苏行气温经，还可服用胡椒猪肚汤，暖胃又好喝。

小结：本病发病从外因分析，多为寒、湿邪侵袭，寒湿凝聚胃肠。从内因上分析，脾肾阳虚是本病的根本。岐黄针疗法通过腧穴的近治作用推动局部经络气血运行，且岐黄针通过针尖圆弧形结构加强针刺后穴位得气感，且有"得气而不伤气"的作用。针刺手法选用合谷刺及输刺，加强针感传导，促进气血运行以达到气血通而病痛止的效果。

针灸足阳明胃经穴治疗便秘，从阳气入手，查其虚实，调和阳气；阴病治阳，从阳引阴，达到阴阳平衡的效果，津液通而二便自下。陈振虎教授总结出的天枢穴治疗该病疗效显著，患者痛苦少，便于接受，很值得临床推广。

九、放射性口腔黏膜炎

医案一（张昆）

患者区某，男，40岁，因"发现双侧颈肿物3个月余，鼻咽肿物化疗后16天"于2020年11月16日入院，诊断为鼻咽癌，T2N3M0，IVA期，在我院行化疗及放疗，症状改善。

11月24日第6次放疗后出现咽喉部不适，无咽痛、咳嗽、咳痰，无恶心、呕吐等不适，一般情况尚可。查体：KPS 90分，NRS 0分，双颈部未及肿大淋巴结，颅神经正常，口腔黏膜稍红肿，无明显溃疡糜烂等，病房予布地奈德雾化治疗。

11月27日，化疗第9次后出现咽痛，NRS评分（疼痛数字评价量表用0～10代表不同程度的疼痛。询问患者疼痛的程度，做出标记，或者让患者自己画出一个最能代表自身疼痛程度的数字。此方法在临床上较为常用）4分，考虑为放射性口腔黏膜炎，继续予布地奈德吸入，请我科会诊。

查看患者神清，精神疲倦，诉口干、口苦、咽喉部疼痛，饮水及进食时疼痛明显，干咳、有少量黏痰，无头晕、头痛，无心慌、胸闷，无肢体麻木乏力，纳寐差，大小便正常。

查体及辅助检查：NRS评分4分，查看咽喉部，根据NCI-CTCAEv5.0，对患者的急性放射性口腔黏膜炎进行临床评价分为5级：1级，黏膜红斑；2级，斑片状溃疡或假膜反应；3级，融合成片的溃疡或假膜反应，轻度擦伤性出血；4级，组织坏死，显著自发性出血或危及生命；5级，死亡。在放疗过程中只要出现3级或以上黏膜反应的即归为重度口腔黏膜炎，出现1和2级黏膜反应的归为轻度口腔黏膜炎。慢性口腔黏膜炎定义：排除其他致病因素，在放射治疗后新发或持续存在3个月以上的口腔黏膜病变，如萎缩、肿胀、红斑或溃疡）可评为2级。舌淡红，苔少，脉弦细。9月15日,我院鼻咽部MRI:双侧鼻咽顶后壁黏膜增厚、强化,考虑鼻咽癌可能;双侧咽旁间隙稍大淋巴结,考虑转移可能;颈部MRI:双侧II-V区,左颈VII区多发肿大淋巴结,不除外转移瘤,建议病理学检查。

中医诊断:咽痛,气阴两虚证。

西医诊断:放射性口腔黏膜炎 鼻咽恶性肿瘤(左侧顶后壁,未分化型非角化型癌,T_2N_3M0,IVA期第八版AJCC分期)。

辨经:任督二脉。

选穴:第一次:廉泉穴、风府穴,双侧少商穴点刺放血。

第二次:天突穴、哑门穴,双侧少商穴点刺放血。

第三次:双侧风池穴、厥阴俞穴,双侧商阳穴点刺放血。

刺法:合谷刺、豹文刺。

【针刺操作】

患者取仰卧位,左手定位廉泉,穴位局部皮肤常规消毒,选用规格为BX-QH 0.5mm×40mm岐黄针,右手持针垂直刺入皮下,进针深度为0.8～1.2寸(根据患者胖瘦、体质而定),针下有酸胀感时,稍稍退针并轻轻摆动针柄沿身体纵轴,即任脉循行方向成

15°～30° 行合谷刺。然后迅速出针，用消毒干棉球按压针孔约 30 秒。患者换俯卧位，左手定位风府穴，穴位局部皮肤常规消毒，右手持针垂直刺入皮下，向下颌方向缓慢进针 0.5～1 寸，针尖不可向上，针下有酸胀感时，轻轻摆动针柄沿纵轴，即督脉循行方向成 15°～30° 行合谷刺。然后迅速出针，用消毒干棉球按压针孔约 30 秒。患者平卧位取天突穴，局部常规消毒，右手持针垂直刺入皮下约 0.2 寸，当针尖超过胸骨柄内缘后，即向下沿胸骨柄后缘、气管前缘慢慢向下刺入 0.5～1 寸，可轻轻摆动针柄沿横轴方向成 15°～30° 行合谷刺，然后出针，用消毒干棉球按压针孔约 30 秒。左手定位哑门穴，向下颌方向缓慢进针 0.5～1 寸，针尖不可向上，针下有酸胀感时，轻轻摆动针柄沿纵轴，即督脉循行方向成 15°～30° 行合谷刺。针毕避开针孔在颈部拔岐黄罐，并留罐 10 分钟。风池穴和厥阴俞穴按照岐黄针针刺法常规操作。

疗程疗效：3 次一个疗程，第一次 11 月 27 日治疗后，疼痛当时缓解一半，NRS 评分 2 分，但是因为赶上周末，停了 2 天，症状有反复。

11 月 30 日二诊，诉咽喉部疼痛，NRS 评分 3 分，饮水时稍有疼痛，治疗后疼痛缓解一半，放疗继续。

12 月 2 日三诊，诉咽喉部疼痛较前缓解，饮水时稍疼痛，进食半流质饮食时疼痛较明显，治疗后 NRS

评分2分。

12月4日四诊，放疗结束，按第一次治疗方案，治疗后NRS评分1分。饮水时无明显疼痛。

患者返回当地，嘱其在当地医院继续进行针灸治疗。

医案二（张昆）

何某，女，37岁，因"鼻咽癌化疗后19天"于2020年11月26日入院，患者2020年8月在外院诊断为鼻咽癌，在我院行PET/CT检查，行化疗及放疗，症状改善。患者11月1日第5次放疗后出现咽喉部不适，无咽痛、咳嗽、咳痰，无恶心、呕吐等不适，一般情况尚可。查体：KPS 90分，NRS 0分，双颈部未及肿大淋巴结，颅神经正常，口腔黏膜稍红肿，无明显溃疡糜烂等，病房予布地奈德雾化治疗，症状好转。11月11日，化疗第9次后出现咽痛，NRS评分4分，考虑为放射性口腔黏膜炎，继续予布地奈德吸入，症状稍缓解。11月23日，已经化疗23次，咽喉部疼痛明显，NRS评分4分，不能饮水，声音嘶哑，难以发声。

查看患者，神清，精神疲倦，声音嘶哑，家属代诉口干、口苦、咽喉部疼痛，饮水时疼痛明显，不能进食半流质食物，时有头晕头痛，偶有心慌、胸闷，自觉全身乏力，无肢体麻木，纳寐差，大小便正常。

查体及辅助检查：NRS评分4分，查看咽喉部，根据 NCI-CTCAEv5.0,可评为 2 级。舌淡红,苔少,脉沉细。2020 年 9 月 15 日,我院 PET/CT 检查:鼻咽右侧壁、右侧顶后壁黏膜增厚,代谢活跃,考虑鼻咽癌;双侧咽后间隙多发淋巴结转移瘤;颈部 MRI:鼻咽部右侧壁肿物,考虑鼻咽癌。

中医诊断:咽痛,气阴两虚证。

西医诊断:放射性口腔黏膜炎,鼻咽未分化型非角化型癌,T2N3M0,Ⅲ期。

辨经:任督二脉。

选穴:第一次:廉泉穴、风府穴,双侧少商穴点刺放血。

第二次:天突穴、哑门穴,双侧少商穴点刺放血。

刺法:合谷刺、豹文刺。

【针刺操作】

岐黄针操作同病案一。

疗程疗效:3 次一个疗程,第一次 11 月 26 日治疗后,疼痛当时缓解约 30%,声音嘶哑稍改善,NRS 评分 3 分。

11 月 27 日复诊:声音嘶哑明显改善,饮水稍有疼痛,可以进食少量半流质食物,NRS 评分 2 分。

11 月 29 日,病友代诉其症状缓解明显,但是因为怕痛不愿继续针灸,因为患者比较敏感,前 2 次治疗时针刺反应较大,虽然手法已经很轻,也正因为如此,疗效也非常明显,介绍了好几位病友来治疗。

患者放疗疗程结束后嘱其回当地治疗,如果不能接受针灸,可考虑中药治疗。

医案三(张昆)

朱某,男,44岁,因"鼻咽癌化疗后1个月余"于2020年12月7日入院,患者2020年5月在我院行颈椎MRI:考虑鼻咽癌,行鼻咽穿刺活检,符合未分化型非角化性癌,在我院行化疗及放疗,症状改善。

患者12月9日第8次放疗后出现咽喉部咽痛,NRS评分4分,考虑诊断为放射性口腔黏膜炎,继续予布地奈德吸入,症状稍缓解。11月23日,已经化疗23次,咽喉部疼痛明显,NRS评分4分,不能饮水,声音嘶哑。放疗科病房予布地奈德雾化和止痛药治疗,症状稍好转。

查看患者,神清,精神疲倦,诉口干、咽喉部疼痛,饮水时疼痛明显,不能进食半流质食物,畏寒怕冷,无头晕、头痛,偶有心慌、胸闷,自觉全身乏力,无肢体麻木,纳寐差,大小便正常。

查体及辅助检查:NRS评分6分,查看咽喉部,根据NCI-CTCAEv5.0,可评为2级。舌红,苔少,脉沉细。2020年11月13日,我院PET/CT检查:鼻咽顶后壁、双侧壁明显增厚,代谢活跃,符合鼻咽癌表现；双颈及咽后多发淋巴结代谢活跃，考虑淋巴结转移瘤；颈 7 椎体代谢活跃，考虑骨转移瘤。

中医诊断：咽痛，阴阳两虚证。

西医诊断：放射性口腔黏膜炎。鼻咽未分化型非角化型癌，T3N2M1，IVB 期。

辨经：任督二脉。

选穴：第一次：廉泉穴、风府穴，双侧少商穴点刺放血。

第二次：天突穴、哑门穴，双侧少商穴刺放血。

第三次：双侧风池穴、中脘穴，双侧商阳穴点刺放血。

刺法：合谷刺、豹文刺。

【针刺操作】

患者取仰卧位，左手定位中脘穴，穴位局部皮肤常规消毒，选用规格为 BX-QH 0.5mm×40mm 岐黄针，右手持针垂直刺入皮下，进针深度 0.8～1.2 寸（根据患者胖瘦、体质而定），针下有酸胀感时，稍稍退针并轻轻摆动针柄沿身体纵轴，即任脉循行方向成 15°～30° 行合谷刺。然后迅速出针，用消毒干棉球按压针孔约 30 秒。左手定位风池穴，局部常规消毒，选用规格为 BX-QH 0.5mm×40mm 岐黄针，右手持针垂直刺入皮下，然后向鼻尖方向斜刺 0.8～1.2 寸（根据患者胖瘦、体质而定），针下有酸胀感时，稍稍退针并轻轻摆动针柄沿身体纵轴，即足少阳循行方向成15°～30°行合谷刺。然后迅速出针，用消毒干棉球按压针孔约30秒。针毕避开针孔在颈部拔岐黄罐，并留罐10分钟。余穴位操作同前。

疗程疗效：3次一个疗程，第一次12月11日治疗后，疼痛当时缓解约50%，NRS评分3分。

12月12日复诊：饮水疼痛明显，不能进食少量半流质食物，NRS评分5分，因为继续放疗，症状有反复，加上化疗后，胃肠道反应较大，恶心、干呕，治疗后疼痛缓解50%，NRS评分5分，予艾灸盒灸中脘穴改善胃肠道症状。

12月14日三诊：饮水时疼痛，不能进食少量半流质食物，NRS评分4分，治疗后疼痛缓解50%，NRS评分2分，予艾灸盒灸中脘穴改善胃肠道症状。

12月16日、18日又治疗2次，疼痛继续缓解，饮水稍疼痛，可以进食少量半流质食物。

患者放疗疗程结束后嘱其回当地治疗，如果不能接受针灸，可考虑中药治疗。

【岐黄针疗法三步法】

案一：男性，40岁，因"发现双侧颈肿物3个月余，鼻咽肿物化疗后16天"入院，会诊的主诉为放疗后咽喉部疼痛，根据患者的实际情况把辨证和辨经筋相结合，辨证为上焦病证，辨经为任督二脉，选穴以局部为主，高式国在《针灸穴名解》中注解廉泉穴为："舌下孔窍，名曰：'海泉'，人口津液出此，本穴在结喉上缘凹陷处，内通舌下'海泉'，刺本穴，口可生津，故喻之为'濂'，'濂'为潮水最盛之词。"《针灸大成》谓本穴治咳嗽、上气、吐沫、难言、舌下肿、舌根缩急、口疮、舌强涎出、不能食诸症。均取其功用在舌与水也，故名"廉泉"。高式国在《针灸穴名解》中注解天突为："突，奔冲也；又烟囱也。"取名天突，比喻胸腔之囱突也。术者下针卧之，循胸骨内缘向下探刺，导引滞塞之气上通，使郁气瘀痰之在胸者，得以爽利涌出，故名天突。哑门穴内应舌咽，主治喑症，刺之可使发音，故称"哑门"，为回阳九针之一，凡诸喑症俱可取此。厥阴俞穴隶属足太阳膀胱经，为手厥阴心包经的背俞穴，位于背部，T_4 棘突下，旁开 1.5 寸。根据"腧穴所在，主治所及"，对于局部胸背部具有疏通经络，调畅气机，活血止痛之功效，同时向肺俞与心俞方向进行合谷刺，可以通调上焦之气，既能宣肺止咳，又可宁心安神，缓解患者紧张焦虑的情绪。肺，属金，金在音为商，在时为秋，少商穴为手太阴经之末穴，交传手阳明之初，出阴经而入阳经，功能通瘀解热。以其具金气肃清之力也。商阳穴穴为手阳明之始，承肺金清肃之气，递接而来，籍"少商"之金气，由臂阴侧转入阳侧，故名"商阳"。

以上诸穴，共奏利咽散结、清热祛瘀止痛、宣肺化痰止咳之用。

案二：患者女，37岁，因"鼻咽癌化疗后19天"于2020年11月23日入院，患者化疗第9次后出现咽痛，NRS评分4分，舌淡红，苔少，脉沉细。根据患者的实际情况把辨证和辨经筋相结合，辨证为上焦病证，辨经为任督二脉，选穴以局部选穴为主，疗效明显超出预期，具体选穴穴解同病案一。

案三：患者男性，44岁，因"鼻咽癌化疗后1个月余"于2020年12月7日入院，患者第8次放疗后出现咽喉部咽痛，舌红，苔少，脉沉细。根据患者的实际情况把辨证和辨经筋相结合，辨证为上焦病证，辨经为任督二脉，选穴以局部选穴为主，患者同时进行化疗，胃肠道不良反应明显，高式国在《针灸穴名解》中注解中脘穴为："本穴内应胃中，即近于胃小弯处也，因穴位所在，故名'中脘'，为胃之募穴，故治胃府诸病以此为主。"《难经·四十五难》谓"胃会太仓"。滑伯仁曰："'太仓'一名'中脘'"。按太仓为纳谷之器，在人身唯胃为然。

虽然中医治疗方法很多，内服含漱，但是查询中国知网和万方数据库没有发现针灸治疗放射性口腔黏膜炎的文献报道，可以推导出对于这种病症，针灸疗法应该很少涉及，究其原因应该是疗效欠佳，但是根据近期的临床实践，发现针灸也有不错的效果，特别是以岐黄针疗法为主治疗，特此整理以上三个病例供参考。

【调养防护】

1. 保持口腔清洁

放疗开始前，先请口腔医生会诊，检查患者口腔，清洗牙斑和牙垢，治疗龋齿，修复破损的牙齿或义齿。放疗开始后，为避免感染频发，口腔卫生患者应时刻注意保持，定期清洁口腔，有效地清除食物残渣和口腔内的细菌。

2. 饮食护理

多数患者在放疗后会出现食欲缺乏、胃部不适感。因此，在放疗前向病人讲解饮食的重要性，鼓励病人进食，应进高蛋白、高热量、高维生素、清淡、易消化的食物，少食多餐。忌烟酒，保持室内空气新鲜、适度的温度及湿度。

3. 心情调节

多数患者因为肿瘤带来的心理负担较重，加上放化疗的不良反应，因此保持一个良好的心态非常重要，和家人、医生、患友经常沟通交流，多听舒缓的音乐，可以缓解焦虑紧张的情绪。

十、面肌痉挛

医案（余小江）

患者李某，60岁，2019年9月24日首诊。主诉"左面部抽动10年余"。患者于10余年前无明显诱因开始出现左侧面部抽动，说话时或紧张时明显，无麻木、疼痛等不适，未予系统诊治，后遗留左侧面部抽动症状。既往有股骨头坏死、高血压病病史，目前病情稳定。

查体：左侧面部肌肉抽动，频率为10～20次/分，面部感觉正常，鼓腮无漏气，双侧鼻唇沟对称，无口角㖞斜。

中医诊断：瘛疭，风痰阻络证。

西医诊断：面肌痉挛。

辨经筋：手少阳经筋、足阳明经筋和足少阳经筋。

选穴：第一次：左侧四白穴、地仓穴、风池穴。

第二次：左侧翳风穴、颊车穴、瞳子髎穴。

刺法：合谷刺。

【针刺操作】

患者取平卧位，取左侧四白穴，穴位局部皮肤常规消毒，采用提捏进针法，选用BX-QH 0.5mm×

40mm 规格岐黄针，快速刺入皮下，向鼻根方向透刺，进针 0.5～0.8 寸，得气后，沿身体横轴成 15°～30° 行合谷刺，然后迅速出针，用消毒干棉球按压针孔约 30 秒。地仓穴提捏进针，快速刺入皮下，进针后向左侧颊车穴方向透刺，进针 1.2～1.5 寸，得气后，沿身体横轴成 15°～30° 行合谷刺，然后迅速出针，用消毒干棉球按压针孔约 30 秒。风池穴、瞳子髎穴、颊车穴、翳风穴等穴位岐黄针常规操作，针毕岐黄罐留罐并带罐活动 5～10 分钟，拔罐时注意避开针孔。

2019 年 9 月 29 日复诊，面肌痉挛已明显改善，发作频率降为 5 分钟 1 次，不紧张时可 1～2 小时发作 1 次。复诊取穴：左侧翳风穴、颊车穴、瞳子髎穴。

患者因事未能继续治疗，1 个月后随访，疗效维持尚可。

【岐黄针疗法三步法】

本病属于中医学"瘛疭"范畴。《黄帝内经》曰："病筋脉相引而急，病名曰瘛疭。"成无己《伤寒明理论》："瘛者筋脉急也，疭者筋脉缓也，急者则引而缩，缓者则纵而伸，或缩或伸，动而不止者，名曰瘛疭。俗谓之搐者是也。瘛疭即抽搐。"《张氏医通·瘛疭》说："瘛者，筋脉拘急也，疭者，筋脉弛纵也，俗谓之抽。"《温病条辨·痉病瘛疭总论》又说："瘛者，蠕动引缩之谓，后人所谓抽掣，搐搦，古人所谓瘛也。"可因风寒之邪入侵筋脉，阻滞气血运行；或人体脾胃虚，气血化源不足，筋脉肌肉失于濡养；或肝肾阴虚，阳亢风动等内外因素而发病。

临床上根据患者瘛疭的不同分型及具体症状表现而灵活选择穴位，患者目前不适问题主要是左侧面部抽动，病程日久，影响日常生活，根据"经络所过，主治所及"理论，手足少阳经和足阳明经的经脉、络脉、经筋等皆经面颊部，可治疗面颊部掣强、收引等症状。其次《标幽赋》："气多血少者，少阳之分；气盛血多者，阳明之位。"阳明经和少阳经皆为多气之经。且阳明燥金，金曰从革，以降为顺；少阳相火，火曰炎上，气机以升发为强，故阳明经和少阳经穴位合用可增强经气运行，通调气机，一升一降，气机自运，阴阳调和。岐黄针治疗瘛疭病：主穴选用瞳子髎穴、翳风穴、四白穴、地仓穴、颊车穴等；临床根据患者伴随症状不同而辨经增减穴位。

翳风穴是手少阳三焦经穴，同时是手足少阳之交会穴，其位于耳垂下缘后方的凹陷中，在《针灸甲乙经》一书中首次记载，其作用为祛风、调气、开窍、通络等，可还通耳窍和利头面。瞳子髎为手太阳与手足少阳的交会穴，可振奋太阳、少阳经经气，足少阳经起于目外眦，根据近治作用，针刺瞳子髎可改善颜面部的运动障碍。地仓穴别名"会维""胃维"，是足阳明胃经的穴位，也是阳跷脉、手足阳明经的交会穴，具有祛风止痛、舒筋活络、疏风通络、开关通窍的作用。针刺地仓穴可以牵拉肌群，以缓解肌群僵硬而导致的活动受限，达到缓解患侧面肌麻木不适感，从而促进血液循环、疏通经络。

临床上面肌痉挛患者以面部肌肉不自主抽动为主，多病在分肉，可选合谷刺以疏通分肉经气。

【调养防护】

面肌痉挛多在中年起病，报道最小的年龄为 2 岁。以往认为女性好发，近几年统计表明，发病与性别无关，少数病例可出现轻度的面瘫。在接受正规面肌痉挛治疗的同时，正确的保健方法也有助于面肌痉挛患者康复，如果保健与科学的治疗相结合，就会得到意想不到的效果。

面肌痉挛的保健应该注意头面部的保暖，避免局部受潮、受冻，不宜激动、疲劳、熬夜，常听柔和音乐，心情平和，保持充足睡眠；不用太冷、太热的水洗脸。在说话、刷牙、洗脸、漱口的时候动作应该轻柔。这也是面肌痉挛的保健要点，能有效避免诱发扳机点引发三叉神经痛。

面肌痉挛患者应该避免精神刺激，保持精神愉快；尽量避免触及"触发点"；起居规律，室内环境应安静、整洁，空气新鲜。同时卧室不受风寒侵袭。适当的锻炼身体，增强体质。

十一、多发性硬化

医案（王叶青）

范某，女，46岁，2020年11月9日首诊。主诉："反复左下肢无力、行走困难10余年"。患者于10余年前开始出现左下肢无力，行走困难，初起于外院门诊治疗，效果较微，症状呈缓解－复发－缓解样，后入住神经科确诊为"多发性硬化复发缓解型"，间断行激素冲击治疗，病情相对稳定，生活基本能自理；此次于我科组织的义诊活动时，因大便秘结难解，求助膏方调治而接诊。刻诊：左下肢无力，拄拐到诊，平地行走时左下肢晃动不稳、拖步明显、抬足困难，上下台阶尤其困难，下蹲不能，自觉左下肢沉重紧束如灌铅，双小腿胀痛、腰酸痛，无肢体麻木或关节疼痛不适，言语顿挫不利，纳眠正常，大便干结如羊屎样，2～3天1行，小便平，舌淡尖偏红，苔白腻微黄，脉寸尺沉关滑。

中医诊断：痿病，肾虚精亏证、湿热浸淫证。

西医诊断：多发性硬化（复发缓解型）。

辨经筋：足三阳经筋。

选穴：第一次：双侧气海俞、天枢，左侧膝阳关、飞扬。

第二次：双侧肾俞、天枢，左侧丘墟、膝
阳关。

刺法：合谷刺。

【针刺操作】

患者取平卧或俯卧舒适体位，充分暴露穴位，腘
窝下垫小枕，穴位周围皮肤常规消毒，左手食指或
中指揗按穴位以确定进针点，右手持选用 BX-QH
0.5mm×50mm 规格岐黄针，快速进针法进针，进针
深度为 1.5 寸，针下酸胀感明显时，轻摇针柄，沿躯
干纵轴成 15°～30° 行合谷刺，再行轻颤法数秒并快出
针；以上穴位出针后均以干棉球按压针孔约 30 秒。

2020 年 11 月 9 日首诊：针毕于穴位局部留置岐
黄罐 8 分钟。结束治疗时觉左小腿胀痛、腰痛缓解约
30%，行走仍困难。嘱 11 月 12 日复诊。

2020 年 11 月 12 日二诊：诉一诊治疗后小腿胀痛、
腰痛无反复，且继续有改善，行走改善不明显。但大
便已通，基本每日 1 次，较前软，成条型。予岐黄针
治疗后继续予穴位周围留置岐黄罐 8 分钟。治疗结束
后患者惊讶地发现左下肢较前明显轻松，较容易抬足、
抬腿，并可以弃拐走路了，甚是欢喜，希望以后能真
正弃杖生活。1 周后复诊，下肢无力症状稍有反复，
11 月 24 日第四次治疗，下肢无力好转，上肢麻木、

腰部酸痛基本消失。

【岐黄针疗法三步法】

中医学中并无"多发性硬化"病名，根据其主要的临床症状肢体乏力归属于"痿证""风痱""喑痱"等，结合现代医学，该病病灶在脑髓，病位主要在肢体，与肾、肝、胆、脾、胃密切相关，病机为五脏失衡，核心在肾虚，总因肾精不足、督脉亏虚、痰瘀内阻、湿热浸淫。

病案中患者主要问题以肢体乏力，行走困难，大便秘结为主，按照经筋循行当归属于足三阳筋。《灵枢·根结》言："用针之要，在于知调阴与阳。"《灵枢·刺节真邪》又言："用针之类，在于调气。"《灵枢·终始》曰："凡刺之道，气调而止。"故针刺之道，全在调气血阴阳，直至阴平阳秘、五脏通调，以平为期。气海俞为岐黄针治疗腰部及以下疾病或调五脏气机最常用穴位之一，为膀胱经腧穴，与任脉气海穴相内应，是人身原气输注之处，是化生原气之海。且膀胱经背抵腰，布下肢，故有补肾培元、强壮腰膝、调理气机的作用。肾俞穴亦为膀胱经腧穴，同样具有调节肾气、培元补肾、壮骨生髓的功效。

《灵枢·根结》言："太阳为开，少阳为枢，阳明为阖，故开折则肉节渎而暴病起矣；阖折则气无所止息，而痿疾起矣；枢折则骨繇而不安于地也。"膝阳关穴，别名寒府、阳陵、关陵，属足少阳胆经，岐黄针常用要穴。膝，指本穴所在为膝部；阳，阳气也；关，关卡也。该穴名意指膝以下胆经各穴升发的阳气上行至此时受到格阻，胆经下部经脉的阳气至此后不得上行。针刺该穴可助胆经之气过膝上行，能修枢之折，而使骨不摇能安于地。《灵枢·九针十二原》载："五脏之有疾，应取之十二原。"丘墟穴为胆经原穴，乃胆经风气生发之源，为少阳之枢的功能发挥提供物质基础。飞扬穴为膀胱经之络穴，名意指膀胱经气血在此吸热上行，针刺之可调节膀胱经郁积于小腿之气，使其经气畅达，甚则可轻舞飞扬。天枢穴可通调阴阳，聚阳散阴，通脏腑畅气机，胃肠阳明之气适时而阖则痿病可治。目前两组穴位均能协同调节脏腑、经络和气血，使气血阴阳调和，病症得缓。临床上根据患者痿证的不同分型及具体症状表现而灵活选择穴位。另外，也可根据症状部位辨经筋，或归属于阳明经筋或太阳经筋亦或少阳经筋，根据经筋循行同时结合穴位的近治作用，而选择该经局部腧穴以疏通局部经络气血，促进气血运行以达到气血通而病痛止的效果。岐黄针治疗痿证主穴选用肾俞、气海俞、膝阳关、飞扬、丘墟穴；临床根据患者伴随症状不同而辨经增减穴位。

临床上多发性硬化患者以肢体乏力为主，多病在分肉，可选合谷刺以疏通分肉经气。多发性硬化属于慢性疾病，病情复杂难治，岐黄针疗法短期可以起到不错的效果，病情稳定后可以坚持长期治疗，希望以后能治疗更多相关病例。

【调养防护】

多发性硬化是一种终身、进行性、高致残的中枢神经系统免疫性疾病，给患者带来躯体残疾、情感受损等多方面的功能障碍和并发症，患者将长期面临渐进性残疾、心理社会适应和社会重返等一系列问题。因此，我们可以根据患者的实际情况，指导其于疾病早期正确开展康复锻炼，改善活动能力。根据患者躯体残疾程度适当选用辅助训练工具（如助行器、弹力带、瑜伽球等），以提高患者锻炼的积极性，促进其肌力及肢体功能的恢复，进而改善其社会参与能力，促进康复。

第7章　泌尿系统疾病

膀胱炎、膀胱过度活动症

医案一（偶鹰飞）

患者周某，女，主诉"小便频数1年余"。患者1年来自觉小便频数，白天每小时1次，夜尿4～5次，伴腰部酸痛，不伴双下肢放射痛，无尿急、尿痛。舌淡红，苔少，脉弦细。

查体及辅助检查：右侧肋腰部压痛（＋）。多次查尿常规无异常。

中医诊断：淋病 肝肾亏虚证。

西医诊断：膀胱炎（慢性期）。

辨经筋：任脉、督脉、足少阳经筋。

选穴：第一次：关元、双侧京门穴。

　　　　第二次：中极、命门穴。

刺法：合谷刺。

【针刺操作】

患者取仰卧位，充分暴露腹部，左手定位关元穴，穴位局部皮肤常规消毒。选用 BX-QH 0.5mm × 40mm 规格岐黄针，右手持针垂直刺入皮下，针刺深度 0.8～1.2 寸，针下酸胀感明显时，轻轻摆动针柄沿身体纵轴任脉循行方向成 15°～30° 行合谷刺，然后迅速出针，用消毒干棉球按压针孔约 30 秒。改变体位为侧卧位，左手定位京门穴，右手持针平斜刺入皮下，针尖方向沿第 12 肋骨上下缘行合谷刺（均为平刺），然后迅速出针，用消毒干棉球按压针孔约 30 秒。针毕岐黄罐留罐并带罐活动 5～10 分钟，拔罐时注意避开针孔。

首次针刺后患者周身汗出，考虑为津液得通，营卫调和，邪从毛窍而去，尿频数当缓解。3 日后复诊，患者诉小便症状明显缓解，夜尿 1～2 次。予针刺中极、命门。嘱患者针刺前排尿，取仰卧位，充分暴露腹部，左手定位中极穴，穴位局部皮肤常规消毒，选用 BX-QH 0.5mm × 40mm 规格岐黄针，右手持针垂直刺入皮下，针刺深度 0.8～1.0 寸，针下酸胀感明显时，针尖朝向会阴方向，轻轻摆动针柄沿身体纵轴任脉循行方向成 15°～30° 行合谷刺，然后迅速出针，用消毒干棉球按压针孔约 30 秒。改变体位为俯卧位，暴露腰部，左手定位命门穴，穴位局部皮肤常规消毒。选用 BX-

QH 0.5mm×40mm 规格岐黄针，右手持针斜刺入皮下，针刺深度 0.8～1.0 寸，针下酸胀感明显时，轻轻摆动针柄沿身体纵轴脊柱循行方向成 15°～30° 行合谷刺，然后迅速出针，用消毒干棉球按压针孔约 30 秒。针毕岐黄罐留罐并带罐活动 5～10 分钟，拔罐时注意避开针孔。

1 周后随访，夜尿 1 次，余无明显不适。

医案二（偶鹰飞）

患者苏某，女，因"尿频涩痛 20 余日"就诊，前已口服抗生素，但因疗程满而遵医停药，诉症状较前已明显好转，但仍有涩痛不适，劳则明显，舌红，苔白腻，脉沉细。

查体：BP 125/80mmHg，中极、骶尾部正中区域压痛（＋），局部皮温较低。

中医诊断：淋病，膀胱湿热证。

西医诊断：膀胱炎（亚急性期）。

辨经筋：任脉、督脉、足太阳经筋。

选穴：第一次：中极穴、次髎穴。

第二次：关元穴、双侧气海俞穴。

第三次：命门穴、双侧肾俞穴。

刺法：合谷刺。

【针刺操作】

嘱患者针刺前排尿，取仰卧位，充分暴露腹部，左手定位中极穴，穴位局部皮肤常规消毒。选用 BX-QH 0.5mm×40mm 规格岐黄针，右手持针垂直刺入皮下，针刺深度 0.8～1.0 寸，针下酸胀感明显时，针尖朝向会阴方向，轻轻摆动针柄沿身体纵轴任脉循行方向成 15°～30° 行合谷刺，然后迅速出针，用消毒干棉球按压针孔约 30 秒。患者取俯卧位，左手定位次髎穴，右手持针垂直刺入皮下，针刺深度 0.8～1.2 寸，轻轻摆动针柄沿足太阳膀胱经筋循行方向即身体纵轴方向成 15°～30° 行合谷刺，然后迅速出针，用消毒干棉球按压针孔约 30 秒。二诊取穴关元、气海俞，岐黄针针刺操作同前。

第三次复诊，患者诉涩痛已无，但出现腰部、双下肢酸软无力，此乃带脉为病。《难经·二十九难》："带之为病，腹满，腰溶溶若坐水中。"王叔和曰："带脉为病，左右绕脐，腰脊痛，冲阴股也。"故选穴去气海俞、次髎，加命门穴、肾俞穴。再予针灸 2 次。

五诊复查尿常规正常，予巩固治疗 1 次。1 周后随访，无明显不适。

医案三（偶鹰飞）

患者女，56 岁。主诉"小腹坠胀 3 年余"。患者尿路感染 3 年有余，口服左氧氟沙星片治疗有效，但仍反复感染，复查尿常规均有较多白细胞、细菌及隐血，常觉小腹酸痛、坠胀，夜尿 3～4 次，近来又加下腰部酸冷疼痛，得热可缓，舌暗红，苔白腻，脉沉细。

查体：BP 140/90mmHg，关元、中极、骶尾部正中区域、L_4棘突下压痛（+），局部皮温较低。

中医诊断：淋病，肾气不足证。

西医诊断：尿路感染。

辨经筋：任脉、督脉。

选穴：第一次：腰俞、百会。

第二次：关元、腰阳关。

第三次：腰俞、百会。

第四次：关元、腰阳关。

刺法：合谷刺、输刺。

【针刺操作】

患者取仰卧位，充分暴露腹部，左手定位关元穴，穴位局部皮肤常规消毒。选用 BX-QH 0.5mm×40mm 规格岐黄针，右手持针垂直刺入皮下，针刺深度 0.8～1.2 寸，针下酸胀感明显时，轻轻摆动针柄沿身体纵轴任脉循行方向成 15°～30° 行合谷刺，然后迅速出针，用消毒干棉球按压针孔约 30 秒。针刺命门穴时改变体位为俯卧位，暴露腰部，左手定位命门穴，穴位局部皮肤常规消毒。选用 BX-QH 0.5mm×40mm 规格岐黄针，右手持针斜刺入皮下，针刺深度为 0.8～1.0 寸，针下酸胀感明显时，轻轻摆动针柄沿身体纵轴督脉循行方向成 15°～30° 行合谷刺，然后迅速出针，用消毒干棉球按压针孔约30秒。针毕岐黄罐留罐并带罐活动5～10分钟，拔罐时注意避开针孔。

针刺腰俞穴时改变体位为俯卧位，暴露腰部，左手定位腰俞穴，穴位局部皮肤常规消毒。选用BX-QH 0.5mm×40mm规格岐黄针，右手持针斜刺入皮下，针刺深度为0.8～1.0寸，针下酸胀感明显时，轻轻摆动针柄沿身体纵轴督脉循行方向成30°行合谷刺，然后迅速出针，用消毒干棉球按压针孔约30秒。针刺百会可取仰卧位或坐位，左手定位，穴位局部皮肤常规消毒。选用BX-QH 0.5mm×40mm规格岐黄针，右手持针斜刺或平刺入皮下，针尖朝神庭穴，针刺深度为0.8～1.0寸，后轻轻摆动针柄沿身体纵轴督脉循行方向成15°～30°行合谷刺，然后迅速出针，用消毒干棉球按压针孔约30秒。加拔岐黄罐5～10分钟，带罐活动。

患者遵医嘱顺利完成一个疗程（4次）岐黄针治疗，小腹、腰骶症状均消除，夜尿1次。

医案四（陈振虎）

患者，女，41岁，职业为老师，初诊时间2019年8月3日。主诉"排尿困难11天"。患者11天前外出旅游长时间坐车后出现排尿困难，点滴难出，即于当天晚上在旅游所在地医院行插尿管导尿术，术后通过尿管排出尿液600ml。第二日晨起后拔除尿管，期间小便困难,呈点滴样排出,热敷后可排出少许尿液。于4天后返回广州即去某医院行插尿管导尿术,术后通过尿管排出尿液600ml。现一直维持尿管,每半小时即通过尿管排尿1次。既往史:既往多年即有小便频数史,未予重视。舌淡暗,苔白,脉沉细。

辅助检查:查泌尿系彩超:肾脏未见明显异常,肾脏血流分裂为I型。输尿管未见明显扩张。膀胱尿液稍混浊,膀胱内有内置管。腹部彩超:腹腔可显示区域未见明显积液和肿块。肝、胆、脾、胰彩超未见异常。小便常规和沉渣计数:潜血0.6mg/L。尿动力检测结果:膀胱感觉正常,逼尿肌收缩力弱,最大尿道压力降低。

中医诊断:癃闭,膀胱气化失司。

西医诊断:膀胱过度活动症。

辨经筋:督脉、任脉。

选穴:第一次:会阳、中极。

第二次:腰俞、关元。

刺法:合谷刺。

【针刺操作】

患者取仰卧位,充分暴露腹部,左手定位中极穴,穴位局部皮肤常规消毒。选用BX-QH 0.5mm×40mm规格岐黄针,右手持针垂直刺入皮下,然后将针尖向曲骨穴方向透刺,深度约1.5寸,轻轻摆动针柄沿身体纵轴督脉循行方向成 15°～30° 行合谷刺，然后迅速出针，用消毒干棉球按压针孔约 30 秒。患者取俯卧位，暴露臀部，左手定位会阳穴，穴位局部皮肤常规消毒，右手持针垂直刺入会阳穴，深度约 0.5 寸，然后将针尖方向向长强穴透刺，深度约 1 寸，得气后即可将针取出，并用消毒干棉球按压针孔片刻，然后在腰骶局部加拔岐黄罐 10 分钟左右即完成操作。

2019 年 8 月 6 日复诊，患者诉经治后自觉小便较前明显有力，余无不适，予第二次岐黄针治疗。治疗操作方法参照初诊时。电话随访患者，诉 2 次针刺治疗后，排尿时明显感觉有力，即于第二日来我院泌尿外科门诊行尿管拔除术，术后当天即可正常排尿。

【岐黄针疗法三步法】

对于反复发作的泌尿道感染，根据症状，可归为中医"劳淋""癃闭"范畴。中医认为"正气存内，邪不可干，邪之所凑，其气必虚"。疾病发生的内在因素是正气不足。《诸病源候论·诸淋病候》谓："肾虚膀胱热。""劳淋者，谓劳伤肾气而生热成淋也，其状尿留茎中，数起不出，引小腹痛，小便不利，劳倦即发也。"历代医家认为劳淋的病机以正气不足为本，膀胱湿热为标，本虚标实，虚实错杂。以此治疗当顾及肾气不足为本、膀胱湿热为标。

案一：患者病史较长，主要症状为小便频数，疼痛部位主要是右侧肋腰部，故辨为任脉、督脉及足少阳经筋病变，第一次针刺选择"关元"及"京门"有标本兼治之意，关元穴是人体阴阳元气交关之处，灸之有补益之功，针之可调下焦气血，患者病久伤正，正虚邪恋，故针关元意在扶正，另关元下一寸即为中极，行合谷刺时可一针三穴，刺关元亦可针至中极，中极作为膀胱募穴，可通膀胱之气，治膀胱之病。京门属足少阳，位于第12肋游离端下缘，属肾募穴。肾气化关乎膀胱开阖，若气化失司，则膀胱约束无权，出现小便困难或尿崩等，故有肾主水之说。故针京门既疏通肋腰部经气以止痛，亦助肾精气化通下焦水道。命门属督脉穴位，当肾间动气处，为元气之根本，生命之门户，一身阳气之所在，阳化气阴成形，温补阳气即是助气化，助通调水道。

案二：患者为膀胱炎亚急性期，主要症状为小便涩痛不适，劳则明显，平时舌红，苔白腻，脉弦。根据舌脉等考虑为膀胱湿热证，辨经为任督二脉为主，选穴、刺法基本同上。患者症状改善后，出现腰部、双下肢酸软无力，考虑素体偏虚，予以补肾调气为主，所以取命门穴、肾俞穴。

案三：患者病史有3年余，主要症状有小腹酸痛、坠胀，腰部酸冷疼痛，得热可缓。辨为任督二脉病变，患者疼痛得温可减，故以督脉为主。其中"百会"穴位于人体最高处，是手足三阳经及督脉的交汇之处，可统摄一身之阳气，针之有提升阳气之效，减轻小腹坠胀感。腰阳关与腰俞均位于腰骶部，其中骶尾部痛加腰俞，腰部下段痛加腰阳关，若是腰部上段痛或双下肢酸软加命门，大腿内侧痛加箕门。

案四：癃闭是以小便量少，点滴而出，甚至小便闭塞不通为主要临床表现的病证。关于取穴以任、督脉经穴为主，两者与冲脉均起于会阴部，有"一源三歧"之说，善治泌尿生殖系疾病。针刺选穴时常以任脉和督脉配伍选穴，如中极配会阳，腰俞配关元，有"从阴引阳"之意，有助膀胱气化。腰俞与会阳均在骶尾部，有激发阳经经气助膀胱气化之意，《备急千金要方》有云："月闭溺赤，脊强，互引反折，汗不出，刺腰俞。"针刺时均要向长强方向透刺。

【调养防护】

以上病案中患者病史均较长，经治疗后症状明显改善，但不排除再次发生可能，应嘱患者平素注意个人卫生，同时还应注意加强膀胱功能的锻炼，才能更好地实现功能最大程度恢复。除此以外，可以适当增加户外活动，注意保暖，接触阳光，提升阳气。

第8章 妇科疾病

一、痛经

医案（闫兵）

患者，女，28 岁。2020 年 4 月 7 日首诊。主诉"行经腹痛 10 余年"。患者诉 10 余年前因洗冷水澡后出现行经腹痛，月经初日疼痛较为明显，持续性隐痛，约持续 3 天，热敷后缓解，严重时呈绞痛，需口服止痛药。既往月经周期规律，月经初潮 14 岁，行经 6～7 天，周期 28～30 天，经量适中，经色暗红，伴黑红色血块，末次月经：2020 年 3 月 7 日。曾于外院就诊，诊断为"痛经"，予口服中药汤剂治疗，疗效不佳。平素四肢畏寒，不喜冷饮。纳眠可，二便调。舌淡红，苔薄白，脉弦滑。

中医诊断：痛经，寒湿阻络证。

西医诊断：继发性痛经。

辨经筋：督脉。

选穴：腰阳关。

刺法：合谷刺。

【针刺操作】

患者取俯卧位，充分暴露腰部，左手定位腰阳关穴，穴位局部皮肤常规消毒。选用规格为 BX-QH 0.5mm×40mm 岐黄针，右手持针垂直刺入皮下，针刺深度为 0.8～1.0 寸，针下酸胀感明显时，轻轻摆动针柄沿身体纵轴方向成 15°～30° 行合谷刺，然后迅速出针，用消毒干棉球按压针孔约 30 秒。

4 月 9 日复诊，诉首次治疗后次日行经，腹痛症状较前明显改善。复取腰阳关穴进一步改善腹痛症状。针刺完毕后于腹部艾灸治疗，治疗结束后患者自觉腹痛好转明显。

4 月 16 日和 28 日三诊，均选取腰阳关穴进行合谷刺，嘱患者注意保暖。

5 月 15 日电话随访，患者诉 8 日行经，本次痛经明显好转，疼痛时间由 3 天缩短至半天，疼痛程度明显缓解，少许隐痛，不影响生活和工作。

6 月 4 日四诊，继续选取腰阳关穴进行合谷刺，嘱患者注意保暖。

6 月 15 日电话随访，患者诉 6 月 8 日行经，本次行经无腹痛。临床治愈。

岐黄针操作过程中，针刺腰阳关穴要注意针刺角度和方向，切记避免针刺角度过大或针刺过深。若针下有弹性阻力感，应稍微调整针尖方向，避免刺中血管；若发现针柄端有回血，则即刻出针用消毒干棉球按压针孔 3～5 分钟，避免出血。

岐黄针疗法治疗痛经 2 个月经周期为一个疗程，每次月经来之前针 2 次，具体疗程根据患者病情而定。治疗疗程结束后，可随访观察 1 个月经周期。

【岐黄针疗法三步法】

岐黄针疗法临床分三步：第一步辨经筋，第二步选穴，第三步论刺法。女子痛经的病因病机可总括为气血阴阳的失调。《灵枢·根结》载："用针之要，在于知调阴与阳。"督脉行于人身后背正中，为阳脉之海，总督诸阳，在其穴位上施以针灸等刺激可治疗各种虚实寒热病证。腰阳关为督脉穴位，位于腰部，当后正中线上，L_4 棘突下凹陷中。本穴是督脉经气出入之所，为下焦关藏元气之窟宅与腰部运动之机关。本穴两旁为足太阳之大肠俞，由大肠俞直通连及足太阳其他各腧穴，故针腰阳关可觉针感直入腹中，分布通达各脏腑。另外，其为关元穴对应背部穴位，为元阳交汇之处，且处"阳脉之海"督脉之内，为阳气最充足之处，其有温阳、助阳、护阳之功。临床用于调治痛经。

岐黄针疗法精选医案集

岐黄针治疗痛经主穴可选用腰阳关穴；临床根据患者伴随症状不同而辨经增减穴位。选择合谷刺或输刺，然后沿经络循行方向进行与直刺方向约30°合谷刺即可，以达到通经的效果。输刺和合谷刺操作应当遵循岐黄针"轻""快"原则。

【调养防护】

俗语有云"凡病三分治，七分养"，针灸治疗的目的是疏通经络之气，从而达到气血通而病痛止的功效。但临床上很多患者只注重"治"，而忽略了"养"。岐黄针治疗痛经病能够及时有效的缓解临床症状，但需要跟患者强调的是，针刺并不能即刻改变由盆腔子宫病变引起的继发性痛经，因此女性日常预防保健是最根本、最有力的健康保障。中医理论认为"寒湿阻络"可致经脉气血运行不畅，不利阳气升发，且"寒主收引"，可致筋收缩挛急，阻碍宫缩排出经血的过程，从而加重或诱发局部症状，因此本病患者应注意腹部和腰膝保暖，应避风、避冷水，除了外在衣被保暖，同时艾灸和温水足浴也能增进经脉流通。在饮食上，忌服生冷水果及饮品，尤其是刚从冰箱拿出来的，日常可服用红糖姜水温养脾胃，枸杞子泡水健脾补肾。此外，女性应当注意作息，工作压力过大或夜间休息不当均会导致肝郁脾虚，易引发或加重行经期间的腹痛症状。

岐黄针疗法——痛经病小结

本病发病从外因分析，多为寒、湿邪侵袭，寒湿凝聚胞宫。从内因上分析，脾肾阳虚、肝气不舒是本病的根本。岐黄针疗法通过腧穴的近治作用而推动局部经络气血运行，且岐黄针通过针尖圆弧形结构加强针刺后穴位得气感，有"得气而不伤气"的作用。针刺手法选用合谷刺及输刺，加强针感传导，促进气血运行以达到气血通而病痛止的效果。

针灸督脉腰阳关穴治疗痛经，从阳气入手，查其虚实，调和阳气；阴病治阳，从阳引阴，达到阴阳平衡、阴平阳秘的效果，从而调节冲任带脉及十二经脉气血而疾病乃愈。

二、乳腺病（乳腺结节）

医案一（陈雨婷）

黄某，女，43岁。2020年5月24日首诊。主诉"反复双乳房胀痛1年余"。患者诉1年前无明显诱因出现双乳房胀痛，痛不可触，经前加重，经后减轻，曾于2019年8月24日当地医院就诊治疗，诊断：①乳腺纤维瘤；②双乳结节。住院手术治疗，切除左乳7点肿物1个。病理：乳腺纤维瘤局灶及乳囊肿形成。出院后，乳房胀痛较前稍缓解，现为系统治疗，遂前来就诊。平素易焦虑，月经规律，量少，色暗红，乳房胀痛，腰酸，G2P2A0，末次月经：23/4。就诊时症见：情绪较烦躁，双乳房胀痛，疼痛较甚，痛不可触，偶伴刺痛，腰酸，无头晕，无乳头溢液等不适，纳眠可，二便调。舌暗红，舌边有瘀点，苔薄白，脉弦。

查体及辅助检查：双乳局部压痛，双侧乳房有若干散在局限性肿块，最大为右乳可触及一圆形钱币状大小的肿块，边缘较清晰，活动度好，与周围组织无粘连。2019 年 8 月 24 日广东省中医院行钼靶彩超提示：①双乳呈致密腺体型（纤维囊性增生）；②双乳结节，考虑良性可能性大；③右乳外上限多发钙化，对比 2018 年 1 月 19 日检查结果，较前增多，请结合临床；BI-RADS：双乳Ⅲ。

中医诊断：乳癖，气滞血瘀证。

西医诊断：双乳结节。

辨经筋：手太阳经筋、足太阳经筋。

选穴：双侧天宗穴、厥阴俞穴。

刺法：输刺及合谷刺。

【针刺操作】

患者取俯卧位，充分暴露背部，左手定位天宗穴，穴位局部皮肤常规消毒。选用 BX-QH 0.5mm×50mm 规格岐黄针，右手持针垂直刺入皮下，针刺深度为 0.8～1.2 寸抵到肩胛骨，轻轻摆动针柄沿身体纵轴脊柱方向成 15°～30° 行合谷刺，然后迅速出针，用消毒干棉球按压针孔约 30 秒。左手定位厥阴俞，穴位局部皮肤常规消毒，右手持针垂直刺入皮下，针刺深度 0.8～1.0 寸，轻轻摆动针柄沿身体纵轴方向成 15°～30° 行合谷刺，然后迅速出针，用消毒干棉球按压针孔约 30 秒。仅 1 次治疗后疼痛好转，半年后随访，疼痛未见复发。

岐黄针疗法治疗，2 次为一个疗程，共治疗两个疗程，每个疗程均最好在经前 1～2 周进行。治疗疗程结束后，可随访观察 1 个月。

医案二（陈雨婷）

刘某，女，48 岁。2020 年 9 月 8 日首诊。主诉"反复乳房疼痛 4 年，加重 1 年余。"患者 4 年前无明显诱因出现双乳房疼痛，几乎每日都痛，近 1 年症状加重，不随经期的变化而疼痛，未进行系统治疗。就诊时症见：双乳房疼痛，乳房上缘及下缘疼痛较明显，无头晕等不适，纳眠可，二便调。舌红，苔薄白，脉弦。

查体及辅助检查：双乳房局部压痛，未触及肿物，乳头无溢液及凹陷。外院乳腺彩超提示乳腺囊性增生（具体报告未见）。

中医诊断：乳癖，肝郁气滞证。

西医诊断：乳腺增生。

辨经筋:足少阳经筋、足太阳经筋、手太阳经筋、任脉。

选穴:第一次:双侧肩井穴、厥阴俞穴。

第二次:双侧膻中穴、天宗穴。

刺法:输刺、合谷刺。

【针刺操作】

患者取俯卧位,充分暴露背部,左手定位肩井穴,穴位局部皮肤常规消毒。选用规格为 BX-QH 0.5mm×40mm 岐黄针,右手持针在肩井穴斜刺刺入皮下,针尖方向向肩胛内上角,针刺深度 0.8～1.2 寸(注:内为肺尖,不可深刺),轻轻摆动针柄沿身体纵轴成 15°～30° 行合谷刺,然后迅速出针,用消毒干棉球按压针孔约 30 秒。左手定位厥阴俞穴,穴位局部皮肤常规消毒,右手持针稍向脊柱方向刺入皮下,针刺深度为 0.8～1.0 寸,轻轻摆动针柄沿身体纵轴方向成 15°～30° 行合谷刺,然后迅速出针,用消毒干棉球按压针孔约 30 秒。

2020 年 9 月 14 日复诊,诉首次治疗后至复诊期间,乳房疼痛明显好转。取双侧膻中穴、天宗穴岐黄针常规刺法。

2020 年 10 月 13 日随访,患者双乳房偶伴轻微疼痛,无其他不适。

岐黄针操作过程中,针刺肩井穴要注意针刺角度和方向，切记避免针刺角度过大或针刺过深。若针下有弹性阻力感，应稍微调整针尖方向，避免刺中血管；若发现针柄端有回血，则即刻出针用消毒干棉球按压针孔3～5分钟，避免出血。

【岐黄针疗法三步法】

传统医学并无"乳腺增生""乳腺结节"这一病名，根据患者临床症状的不同，可归属至中医学"乳癖""乳中结核"等范畴，该病发病多与患者情志不畅有关，肝失疏泄，气机不畅，气血凝滞乳络，故不通则痛；或思虑伤脾或肝病犯脾，脾主运化，进而痰饮水湿无法运化，则痰湿内蕴，聚于乳络，故形成肿块；或冲任失调则气血不荣，不荣则痛。

案一：患者不适问题主要位于乳房，涉及的经筋主要为太阳经筋。天宗穴隶属手太阳小肠经，位于肩胛部，肩胛冈中点与肩胛骨下角连线上1/3与下2/3交点凹陷中。本病病变部位在乳房，而天宗位于肩胛骨冈下窝中，与乳房前后相对，同属于胸中之气街，因此针刺天宗穴可以使胸中气机通畅，进而疏通乳房局部经络气血；其次天宗穴浅层由第3～5胸神经后支的外侧皮神经重叠分布，针刺天宗穴可以直接刺激乳房部位，促进了增生的乳腺组织恢复正常；再者天宗为小肠经穴，小肠经入缺盆，络心，"诸痛痒疮，皆属于心"，因心与小肠相表里，所以天宗穴具有消瘀散结、理气通络功效，治疗乳腺病。厥阴俞穴隶属足太阳膀胱经，为心包的背俞穴，位于背部，T_4棘突下，旁开1.5寸。根据"腧穴所在，主治所及"，对于胸背部局部具有疏通经络、调畅气机、活血止痛之功效，同时向肺俞与心俞方向进行合谷刺，可宁心、镇静安神功效。患者情绪不畅，病程长，其病本为气血运行不畅，刺法上选用输刺与合谷刺，从而调畅气血、行气活血止痛。

案二：患者不适问题主要位于乳房，涉及的经筋主要为少阳经筋。肩井穴隶属足少阳胆经，为手少阳、足少阳、足阳明、阳维的交会穴，位于肩胛区，第7颈椎棘突与肩峰最外侧点连线的中点。高式国注："古有井田之法，井开四道，而分八宅，即四通八达也。古者日中为市，交易者汇集于井，故后人称通衢为市井。"因此，肩井穴具有良好的调和并疏通经脉气血的作用。膻中穴为任脉经穴，在胸部，高式国注："盖古时称君主所居为宫室，故由中庭再进而臣使在焉。在人身而喻臣使者，即心脏外卫充盈之气，俗称心气，又名中气。倘中气有所减损，则人体各部之气，均来填补。犹诸侯之会师勤王者，故称'膻中'为气会，又称为'上气海'，以诸气有时来归也。有因此中气之伤，致人体全局之气，因之消弱，即此理也。故本穴能治一切气分之病。"厥阴俞穴注解同上。患者情绪不畅，病程日久，其病本为气血运行不畅，刺法上选用输刺与合谷刺，从而调畅气血，行气活血止痛。

岐黄针治疗乳腺病主穴第一次取厥阴俞、肩井；第二次取天宗、膻中；临床根据患者伴随症状不同而辨经增减穴位。厥阴俞位于背部，具有疏通经络、调畅气机、活血止痛、宁心、镇静安神功效；肩井穴位于肩上，具有良好的调和并疏通经脉气血的作用；天宗位于肩胛区，具有消瘀结，理气通络功效；膻中位于胸中，具有宽胸理气、调畅气机功效。

本病多累及五体结构中的肉和骨，故在使用岐黄针时可以根据患者具体病位在肉或在骨，选择合谷刺或输刺。若患者病及骨肉，亦可以两种刺法联合运用。针刺先输刺至骨，然后沿经络循行方向进行与直刺方向成 15～30° 行合谷刺即可，以达到肌痹和骨痹同治的效果。输刺和合谷刺操作应当遵循岐黄针"轻""快"原则。

【调养防护】

乳腺增生、乳腺结节、乳痛症等乳腺病，乳腺疼痛、乳腺肿物和乳头溢液是乳腺疾病患者最常见的门诊就诊原因，其中乳痛就诊占 1/3。目前针对乳腺疼痛可以保守治疗，4.6% 的乳腺癌是以乳腺疼痛为首发症状，故乳痛症的诊断主要是排除乳腺癌可能。临床上还需要排除由胸壁或者其他疾病引起的乳腺疼痛，如外伤、单纯疱疹病毒感染、肋软骨炎及胸椎相关疾病等。

案一：患者长时间的情绪不畅，肝失疏泄，气机不畅，气血凝滞，结于乳络，不通则痛形成疼痛及包块，因而患者在平日应当注意调畅情志，平素注意情绪开朗、心气调和，忌生气、发怒、情绪紧张等；改变生活习惯，如戒烟酒、减少咖啡因摄取、低脂清淡饮食可以明显减轻患者乳腺疼痛；该患者乳腺有包块，尽量避免过多进食豆制品，蜂蜜，维生素 E 等含雌激素高的食品。

案二：患者病程日久，久则情绪不畅，肝失疏泄，气血不调，经络不通，故不通则痛，因而患者在平日应当注意调畅情志，平素注意情绪开朗、心气调和，忌生气、发怒、情绪紧张等；通过成功病例的现身说法，让患者看到希望，增强其战胜疾病的信心，通过交流，找出患者焦虑的原因，舒缓紧张的心情；平素可以自己适当地做乳腺按摩和热敷，佩戴运动内衣或者合适胸罩，过紧的内衣或胸椎会导致血液循环不通畅；饮食上可以适当饮用玫瑰花茶疏肝理气。

第9章　儿科疾病

一、小儿抽动障碍

医案（金炳旭）

患者，男，10岁，2020年7月23日首次就诊。主诉：不自主眨眼2年。现病史：2年前无明显诱因出现不自主眨眼，在广州某儿童中心诊断为"抽动障碍"，予服用硫必利和肌酐片，辅助用可乐定贴片，症状反复，随着病程时间加长，发作部位逐渐下移，发作形式逐渐增多，多种发作形式叠加，因西药不良反应大，加之疗效欠佳，遂转求中医治疗，在广东某中医院服用中药半年，症状未见明显好转。遂至我科门诊就诊。表现为频繁眨眼、吸鼻子，嘴角抽动，行走时不自主抬脚和用手拍阴部，睡眠可，纳可，舌红苔少，脉弦细。

查体：神经系统查体无明显异常。

辅助检查：视频脑电图正常，微量元素、血铅、铜蓝蛋白及风湿四项结果均正常。

中医诊断：脏躁，心脾两虚证、肝肾阴虚证。

西医诊断：抽动障碍。

辨脏腑：心脾两虚、肝肾阴虚。

选穴：第一、二次：百会、印堂、厥阴俞（每周1次）。

第三至五次：百会、印堂、风池、心俞、肝俞、复溜（每周1次）。

刺法：合谷刺。

【针刺操作】

初诊时继续给予口服硫必利和肌酐片，辅助用可乐定贴片，加服维生素 B_6 片和小儿智力糖浆2周。二诊时症状仍未见明显好转，遂予常规针刺治疗10次，隔日1次，取穴：智九针、百会、风池、太冲，每次留针2小时，隔日1次。三诊时，诉症状较前好转，予停服硫必利和肌酐片，休息2周后继续针刺治疗，方案同前，每周1次（学校开学，仅能周末治疗1次）。四诊患儿症状出现反复，家长诉眨眼、用手拍阴部较前增多，遂加用重复经颅磁刺激（rTMS）治疗10次，每日1次。五诊症状未见好转。予岐黄针治疗。

首次岐黄针治疗取穴：百会、印堂、厥阴俞。针具：BX-QH 0.3mm×25mm，针刺方法：左手拇食指轻轻捏起皮肤，使针刺部位稍隆起，右手持针垂直刺入皮下，针下酸胀感明显时，轻轻摆动针柄沿身体纵轴方向成 15°～30° 行合谷刺，然后迅速出针，用消毒干棉球按压针孔约 30 秒。

一周后复诊（六诊），家长诉症状显著减轻，继续岐黄针治疗，方案同前。

七诊：患儿症状未再进一步好转，予调整选穴为百会、印堂、风池、心俞、肝俞、复溜，岐黄针疗法常规操作。

八诊：症状进一步缓解，继续原方案治疗，同时停服维生素 B_6 和小儿智力糖浆。

九诊：症状完全消失，目前症状未见复发，继续随访中。

【岐黄针疗法三步法】

抽动障碍是一种常见的精神心理疾病，我国儿童的患病率逐年增加，成为危害儿童健康的常见严重慢性疾病之一。抽动障碍多见于学龄儿童和学龄前儿童，以 5～10 岁儿童最多见，男女比例（3～4）：1。中医古代文献中对于本病症状有"瘛疭""筋惕肉瞤"的相关记载，根据其临床症状，现多将其归于"慢惊风""肝风证"的范畴。中医认为，其病因为患儿先天脾肾不足，加之后天饮食失节，环境刺激等多种因素致心肝阴虚、虚风内动而致病。故本病病位主要在心、肝、肾、脾等脏。

岐黄针疗法精选医案集

患儿以面部抽动症状为主要表现，故首诊选百会、印堂，以及有调神作用的厥阴俞穴。百会穴穴居巅顶，乃六阳经与督脉的交会穴，同时也是与足厥阴的交会穴，穴性属阳，又于阳中寓阴，故能通达阴阳脉络，连贯周身经穴，对于调节机体的阴阳平衡起着重要的作用。印堂是经外奇穴，有宁心安神的作用。厥阴俞乃心包之背俞穴。心主神明，精神之所舍，其脏坚固，弗能受邪，而由心包代之，故调神选用厥阴俞。

　　连续选用百会、印堂、厥阴俞穴进行2次后，患儿症状未再进一步好转，故而调整选穴。由于本病为全身系统性疾病，临床表现复杂，涉及脏腑较多，且患儿1周治疗1次，故增加选穴。"诸风掉眩，皆属于肝"，"风"一方面体现在患儿不自主抽动的表现，一方面又是本病病因所在，故而增加具有祛风功效之风池穴；心主神明，精神之所舍，肝主疏泄，能调畅情志，所以选用五脏背俞穴之心俞和肝俞；复溜穴归属足少阴肾经，穴具有滋补肾阴的作用。

　　本病以辨脏腑为法，治疗重在调节脏腑之气，所以本病刺法以合谷刺为主，以疏通调节经络之气，通过对经络之气的疏通，而内调脏腑，达到改善脏腑机能的目的。

【调养防护】

　　小儿抽动症的发生与生理、心理、环境等因素都有不同程度的相关性。早期给予患儿及家长健康宣传教育也非常重要。在患儿方面，积极安慰和鼓励患儿，根据患儿的理解能力，进行有效的交流，培养患儿的自信心有助于本病的治疗；在家长方面，让患儿家长对本病有一个正确的认知和对待方式，并与医护和患儿之间建立良好的信任关系。建立患儿－家长－医护之间的协调合作关系是治疗本病的有效保障。

中医学认为，"小儿脾常不足"，一方面由于小儿脾胃功能尚未发育完善，另一方面由于小儿饮食不知自节，部分家长给患儿饮食过于滋补，更容易导致小儿脾胃损伤。因此饮食方面，注意荤素搭配，合理饮食结构，不吃或少吃零食，增强孩子的脾胃消化吸收功能，也是防治本病的有效方法。

中医理论提出，"小儿肝常有余"，临床上小儿抽动症的患儿多在学龄前或学龄期，是思维变化活跃的时刻，不能单纯以训斥方式解决问题，应当注重消除患儿的心理困扰，缓解患儿的焦虑紧张情绪。因此，适当的增加户外活动，为孩子营造一个轻松的生活环境及和谐的亲子氛围也是非常重要的。

二、痉挛性偏侧脑瘫

医案（金炳旭）

患儿陈某，男，2岁。主诉：发现运动、智力发育落后1年余。现病史：患儿8月龄时家长发现其不能独坐及四爬，反应稍迟钝，曾先后于肇庆市当地医院行康复治疗（包括PT、按摩、药物等治疗），后于我院由门诊拟"痉挛性偏侧脑瘫"收入院行康复治疗，入院时患儿竖头稳，能翻身、独坐、四爬及独站独行，独行时右下肢拖沓步态，右膝过伸，可扶行上下楼梯，可蹲起；左手能伸手抓物，能用食指指物，可对指捏物，右上肢常后伸，可高举至头，右手拇指内收，可大把抓物，灵活性较左手差，反应尚可，追视、追声灵活，叫名字有反应，能指认家庭成员，能理解日常简单生活指令，能说3～4字短句，构音尚清晰。出生史：患儿系第1胎第1产（双胎之大），胎龄35周4天，剖宫产，出生体重2.10kg，生后有窒息抢救史，有吸氧病史，有病理性黄疸病史，于当地医院新生儿科住院治疗2周，病情稳定后出院。

查体：右侧肢体肌张力1^+级（MAS），左侧肢体肌张力0级（MAS），左侧肢体肌力Ⅳ级，右侧肢体肌力$Ⅳ^-$级；左上肢关节活动正常，右上肢关节活动度欠佳，下肢关节活动度：内收肌角140°，左侧腘窝角110°，右侧腘窝角90°，左侧足背屈角90°，右侧足背屈角90°。降落伞反射可引出。左侧膝腱反射、跟腱正常，右侧膝腱反射、跟腱反射活跃，踝阵挛阴性，双侧巴氏征（－），脑膜刺激征（－）。

辅助检查：头颅 MRI：①左侧丘脑及内囊后肢片状异常信号影，考虑陈旧性脑出血，请结合临床；②双侧额叶斑点状异常信号影，意义待定，考虑小血管周围病变，建议随访复查；③双侧侧脑室稍丰满，第五、第六脑室可见。

视频脑电图：正常幼儿脑电图。智力测试：社会适应 DQ=61.2，相当于 14.9 月，大动作 DQ=62.6，相当于 15.2 月，精细动作 DQ=65.5（左），相当于 16 月，精细动作 DQ=14.3（右），相当于 3.5 月，语言 DQ=76，相当于 18.5 月，个人社交 DQ=82.9，相当于 20.2 月。SM 粗分 =28，标准分 =9 分，边缘。

中医诊断：五迟、五软病，肝旺脾虚证。

西医诊断：痉挛性偏侧脑瘫（GMFCS：Ⅰ）。

辨经筋：手阳明经筋、手太阴经筋、手太阳经筋。

选穴：右侧手三里、鱼际、后溪、肩髃穴。

刺法：合谷刺。

【针刺操作】

患儿取仰卧位，前臂旋前位，左手定位右侧手三里穴，穴位局部皮肤常规消毒，选用 BX-QH 0.3mm×25mm 规格岐黄针，右手持针垂直刺入皮下，针刺深度约 0.5 寸，针下酸胀感明显时，轻轻摆动针柄沿桡骨方向成 15° 行合谷刺。左手定位右侧鱼际穴，局部常规消毒，右手持针垂直刺入皮下，针刺深度约 0.3

寸，针下酸胀感明显时，轻轻摆动针柄沿掌骨纵轴方向成 15° 行合谷刺，然后迅速出针，用消毒干棉球按压针孔约 30 秒。左手定位右侧后溪穴，局部常规消毒，右手持针垂直刺入皮下，针刺深度约 0.3 寸，针下酸胀感明显时，轻轻摆动针柄沿掌骨纵轴方向成 15° 行合谷刺，然后迅速出针，用消毒干棉球按压针孔约 30秒。左手定位右侧肩髃穴，局部常规消毒，右手持针垂直刺入皮下，针刺深度约 0.5 寸，针下酸胀感明显时，轻轻摆动针柄沿肱骨纵轴方向成 15° 行合谷刺，然后迅速出针，用消毒干棉球按压针孔约 30 秒。

患儿按上述方案每周治疗 1 次，共治疗 3 次后，右上肢体肌张力 1 级（MAS），关节活动度较前改善，右手拇指内收及精细动作显著改善。

【岐黄针疗法三步法】

痉挛性脑瘫是由于锥体束损伤后，出现的一组持续存在的中枢性运动和姿势发育障碍、活动受限综合征，常伴有感觉、知觉、认知、交流和行为障碍，以及癫痫和继发性肌肉、骨骼问题。临床上多以运动障碍和肌张力增高为主要表现。本病在中医学中，归属于"五迟""五软""五硬"范畴。本病或为患儿先天禀赋不足，或为产前孕母将养失宜，损及胎儿；或为产时产后因素导致瘀阻脑络所致。肝藏血且主筋，肾藏精而主骨生髓，脾乃后天之本且主肌肉四肢，故认为本病的发病与肝、脾、肾关系密切。

本病案针对患儿的上肢功能障碍，选用岐黄针疗法，以辨经筋为理论基础。患儿右侧肢体肌力 4‾ 级，故选取右上肢阳明经穴。且右手拇指内收，选太阴经穴；右侧手指灵活性较，搭配以手太阳经穴。手三里、肩髃穴归属手阳明经，是岐黄针疗法治疗上肢疾病常用选穴。《素问·痿论》认为，痿证由于津液气血亏少而导致筋脉痿废不用，故取阳明调气血之源而治痿之证。鱼际为手太阴荥穴，可主肘挛指痛；后溪为手太阳之输穴，主"手足拘挛颤抖"，两穴合用可调节手指的精细动作。

本病案主要针对患儿上肢功能进行干预治疗，刺法选用合谷刺法，一方面合谷刺法相对轻柔，患儿容易平稳接受；另一方面合谷刺手法在分肉之间，而"入分肉之间，则谷气出"，既能治疗肌痹，又能够有效地激发经络之气。

痉挛性脑瘫临床表现较多，针对肢体功能障碍可以辨经筋为法，若同时调节患者认知发育等多系统功能，可结合辨脏腑进行综合治疗。

【调养防护】

痉挛性脑瘫患儿的调养防护是一个长期的过程。首先患儿家长需要对本病进行认知学习，并尽可能的认识早期干预的重要性；同时家长必要时也可以进行心理疏导，缓解心理压力，以积极心态配合康复治疗。

其次，痉挛性脑瘫的康复是多系统的康复过程。家长可通过专业康复人员学习适用于不同阶段的家庭康复训练，如早期的翻身训练、爬行训练；以及坐位训练、立位姿势，甚至后期的步行转移训练、起立动作练习等等。通过主动和被动的康复训练，以维持关节活动度，防止肌肉萎缩，降低肌张力。在饮食生活方面，需要根据患儿的具体情况制定个性化的护理措施。心理方面，也应当随着患儿年龄的增长，帮助其进行心理建设。

对于脑瘫患儿的康复，各种治疗干预目的在于帮助其积极恢复肢体功能，而最终治疗目的是帮助他们获得生活自理能力，提高患儿长远的生活质量，让其能够更好地适应社会。

参考文献

[1] 刘晨光．物理疗法配合运动康复治疗急性肩袖损伤的临床疗效评价 [J].中国实用医药，2020，15(13)：186-188.

[2] 岳晓雯．浅谈"鼠标手"的防治和康复 [J].当代体育科技，2020，10(10)：22-23，25.

[3] 张银娟，杨志新．"相对穴"阴陵泉与阳陵泉治疗关节疾病特异性研究概况 [J].河南中医，2016，36(7)：1263-1265.

[4] 王婷婷，陈朝晖，胡荣庭，等．理筋正骨手法联合消瘀接骨散治疗膝骨性关节炎的临床观察 [J/OL].海南医学院学报：

1-10.

[5] 姜欣，袁青.《针灸大成》中照海穴的临床运用 [J].中医药导报，2019，25(11)：120-121，131.

[6] 戴琛，张春红，王杰，等.武连仲教授大钟穴新解 [J].时珍国医国药，2016，27(8)：2004-2005.

[7] 曾益新.肿瘤学 [M].北京：人民卫生出版社，1999 年.

[8] 殷蔚伯，谷铣之.肿瘤放射治疗学 [M].北京：中国协和医科大学出版社，2002 年.

[9] 招敏虹，刘鑫，谢晓燕，等.庄礼兴教授针药结合治疗面肌痉挛临证经验总结 [J].中医药学报，2020，48(12)：34-37.

[10] 晓玲，刘长云.儿童抽动障碍 Logistic 相关因素分析 [J].中华妇幼临床医学杂志，2011，12(6)：93-94.

[11] 吕爱华.浅析腰椎间盘突出症的护理与健康指导 [J].现代医学与健康研究.2017(1)，4：126.

[12] 朱静华，丛林.腕关节扭伤及其防治 [J].田径，2015(01)：54-55.

附录　岐黄针疗法操作规范

1. 岐黄针的简介和特点

岐黄针：集圆针、大针、毫针、圆利针等针具特点为一体的一次性无菌穴位针，岐黄针针尖圆弧，进针后疏利分肉且不易损伤组织；针体中空，增加针身硬度有助于手法操作；具有容易得气，且经气容易传导的特点。

2. 岐黄针疗法的定义和功效

在中医基础理论指导下，以辨经／筋或辨脏腑为法则，选择相应腧穴，使用一次性无菌穴位针——岐黄针，并结合《灵枢》五刺法治疗疾病的一种针刺疗法。

功效：决渎壅塞，通调经脉，调畅血气，平复阴阳。

3. 施术前准备

(1) 岐黄针针具的选择：要求针尖圆利，针体光滑，针柄稳固。一次性无菌穴位针，一穴一针。

(2) 治疗体位的选择：根据病情选择患者放松且便于医者操作的体位，比如仰卧位、俯卧位、侧卧位等体位。

(3) 施术环境：空气流通、光线充足、温度适宜、环境安静。

(4) 消毒：常规消毒。0.5% 碘伏或 75% 的酒精均可。

4. 施术步骤

(1) 定位：押手定位，通过押手感知穴位所在的缝隙凹陷之处，并避开局部血脉。

(2) 进针：飞针快速进入皮下，以指间虚力推针进入相应部位，若遇针下阻力则稍稍调整针刺方向，不可强行进针。根据患者的体型胖瘦及穴位的特殊要求选择进针的深度，0.5～1.5 寸。

(3) 手法：以《灵枢·官针》所载的五刺法为依据，根据病情选择相应刺法，如肌痹、脾病——合谷刺；皮肤病、肺病——半刺；急性软组织损伤、心病——豹文刺；筋痹、肝病——关刺；骨痹、肾病——输刺。

(4) 出针：做完针刺手法后，即可出针，并按压针孔约 30 秒，防止出血。

(5) 拔罐：针刺结束后，根据病变选择相应经络循行部位拔岐黄罐，注意避开针孔，并留罐 5～10 分钟，部分患者可带罐适当活动。

注：施术的要求是，刺激手法"轻"，选穴"少"，操作时间短"快"。

合谷刺的角度一般 15°～30°，根据病变部位范围，选择相应的角度。

5. 注意事项和禁忌

(1) 注意事项：①施术时应注意安全。②针刺要避开重要动静脉及神经干，切勿刺伤内脏和重要器官。③孕妇、产妇及婴幼儿慎用。④精神过于紧张、饥饿、疲劳的患者不宜用。⑤施术后，医者应向患者说明术后针刺部位的维护事项，包括：局部轻微酸胀感或轻度疼痛等属正常现象，局部按压后即可消失；针孔皮下有瘀肿，可予适当冰敷。

(2) 禁忌：生命体征不稳定、意识不清、大失血或凝血功能障碍的患者。

6. 岐黄针疗法的补充说明

(1) 关于穴位：局灶性病症取穴 1～3 个，全身性或系统性疾病取穴 4～6 个。

(2) 关于针刺的频率：2~3 天针刺 1 次，同一穴位 4~6 天针刺 1 次。

(3) 关于疗程：一般局灶性病证 2~3 次；全身性疾病或系统性疾病 4~6 次为一个疗程。

(4) 关于针感：岐黄针针刺后少数患者穴位会有少许酸胀或胀痛不适感，可局部按压，或者避开针口加拔岐黄罐即可消除针感。

(5) 关于疗效：取穴越少，刺激越轻，疗效越好。

(6) 关于术后康养：俗话说，"凡病三分治，七分养"，针后应针对不同的病情，进行相应的康养宣教。《灵枢经》说："常食方食，无食他食""养之和之，静以待时。"